第2版

老年医学速查手册

主　审　冷　晓

副主编　闫雪莲

主　编　刘晓红　朱鸣雷

人民卫生出版社

图书在版编目（CIP）数据

老年医学速查手册 / 刘晓红，朱鸣雷主编 . —2 版
. —北京：人民卫生出版社，2019

ISBN 978-7-117-28458-5

Ⅰ. ①老… Ⅱ. ①刘…②朱… Ⅲ. ①老年病学 – 手
册 Ⅳ. ①R592-62

中国版本图书馆 CIP 数据核字（2019）第 084335 号

| 人卫智网 | www.ipmph.com | 医学教育、学术、考试、健康，
购书智慧智能综合服务平台 |
| 人卫官网 | www.pmph.com | 人卫官方资讯发布平台 |

ISBN 978-7-117-28458-5

老年医学速查手册
第 2 版

主　　编：刘晓红　朱鸣雷
出版发行：人民卫生出版社（中继线 010-59780011）
地　　址：北京市朝阳区潘家园南里 19 号
邮　　编：100021
E - mail：pmph @ pmph.com
购书热线：010-59787592　010-59787584　010-65264830
印　　刷：北京铭成印刷有限公司
经　　销：新华书店
开　　本：889 × 1194　1/32　印张：15
字　　数：342 千字
版　　次：2014 年 5 月第 1 版　　2019 年 6 月第 2 版
　　　　　2023 年 12 月第 2 版第 3 次印刷（总第 7 次印刷）
标准书号：ISBN 978-7-117-28458-5
定　　价：60.00 元

编 者（按姓氏笔画排序）

王秋梅 （北京协和医院老年医学科）

宁晓红 （北京协和医院老年医学科）

曲　璇 （北京协和医院老年医学科）

朱鸣雷 （北京协和医院老年医学科）

刘晓红 （北京协和医院老年医学科）

刘淑芬 （北京协和医院物理治疗康复科）

闫雪莲 （北京协和医院药剂科）

吴　瑾 （北京协和医院老年医学科）

张　悦 （北京协和医院护理部）

陈　伟 （北京协和医院肠内肠外营养科）

姜　珊 （北京协和医院老年医学科）

洪　霞 （北京协和医院心理医学科）

郭欣颖 （北京协和医院护理部）

黄　蓉 （北京协和医院呼吸科）

康　琳 （北京协和医院老年医学科）

葛　楠 （北京协和医院老年医学科）

曾　平 （北京协和医院老年医学科）

谢海雁 （北京协和医院保健医疗部）

审阅者（按姓氏笔画排序）

于 淼 （北京协和医院内分泌科）

王 含 （北京协和医院神经科）

卢 强 （北京协和医院神经科）

叶俊杰 （北京协和医院眼科）

朱文玲 （北京协和医院心内科）

孙秋宁 （北京协和医院皮肤科）

冷 晓 （约翰·霍普金斯医学院
老年学与老年医学系）

林 进 （北京协和医院骨科）

周立新 （北京协和医院神经科）

高金明 （北京协和医院呼吸科）

第2版前言

老年医学临床工作既需要理论及理念更新,也需要掌握核心技能、诊疗原则及方法。对于繁忙的一线工作人员,难以从阐述理论进展的文献及相关书籍中快速获取所需要的知识和技能,而实用手册刚好可填补这一不足。《老年医学速查手册》是北京协和医院老年医学团队结合多年临床实践经验所撰写的,一经出版发行,即受到广大老年医学工作者的欢迎。

5年后的再版反映了老年医学的新进展,根据近几年国内外指南的更新,以及我们临床工作体会,将原有部分内容进行了调整,并增加了一些新药物或新剂型,删去了一些不常用的药物,使得本书的内容更加丰富和实用,将对老年医学医务工作人员起到更好的指导作用。

刘晓红　朱鸣雷

2019 年 4 月 15 日

第1版序一

我国老龄化快速进展的国情,迫切需要加快老年医学的发展。可以预测,今后几年内我国将迎来老年医学机构建设和学科人才培养高速发展的新局面,中国老年医学机构及从业人员将大幅度增加。目前,我国尚缺乏规范化老年医学专科培训教材;未来老年医学科医生资格准入制度,以及对已经从事老年医学工作但没有经过规范化老年医学培训的医生的资质培训,都迫切需要标准化教材的出版。中华医学会老年医学分会将充分发挥学术优势和行业影响力,不遗余力地推动这项工作的开展。

学会组织全国的老年医学专家编写专科培训系列教材,包括《老年医学住院医师规范化培训教材》和《老年医学专科医师规范化培训教材》,作为3年住院医师培训中在老年科轮转期间的培训教材以及后续2年专科培训教材。并同时组织编写中华医学系列丛书之一——《中华老年医学》,以及《老年医学速查手册》,作为正在从事老年医学的各级医师的临床辅助用书。

我很高兴地看到由北京协和医院老年医学科编写的《老年医学速查手册》首先出版了。北京协和医院老年医学科是与美国约翰·霍普金斯医学院老年学与老年医学系合作,参照发达国家的老年医学模式建立的,具有丰富的老年医学实践经验。本书立足于临床实用,涵盖了常见老年疾病的特点和处理,以及老年综合征的处理,简明扼要,方便携带,推荐作为老年医学工作者临床实践的工具书。

李小鹰

2014 年 3 月

第1版序二

北京协和医院在中华医学基金会(Chinese Medical Board, CMB)基金的支持下,于2006年与美国约翰·霍普金斯医学院(Johns Hopkins Medical Institute)的老年学与老年医学系合作,旨在在中国推广现代老年医学,以适应人口老龄化的需要。经过6年的努力,已经在北京协和医院建立老年医学科,培养了一支老年医学多学科协作的工作团队,通过"协和—霍普金斯老年医学论坛"、《中国医学论坛报》老年医学专栏,向国内进一步推广老年医学的理念与知识、分享经验。

在中美双方的交流中,北京协和医院发现由美国老年医学会(American Geriatric Society, AGS)出版的 *Geriatrics at your fingertips* 一书简洁、实用,是美国老年科医师必备的口袋书。在2010年8月,他们将该书翻译并由中国协和医科大学出版社出版,书名为《老年病综合评估与速查手册》,印刷后很快销售一空。但是这本书是按照美国的医疗情况和条件来编写的,很多内容,包括常见疾病的种类、疾病分类、药物品种和剂量、常用的辅助检查和数值以及相关的配套服务等,不符合中国国情;而且有些内科和老年医学的问题仍需更详细的阐述,以便国内的不同层次医务人员能更好地使用。因此,北京协和医院老年医学团队在积累了他们的临床实践经验后,撰写了一本符合中国实际需要的《老年医学速查手册》。该手册仍本着简洁、实用的原则,融合了现代老年医学的理念、进展,以及国内的临床经验。希望该书能够成为适合中国老年医学工作者使用的"口袋书"。

冷　晓

2014 年 4 月 11 日

于美国约翰·霍普金斯医学院

第1版前言

老年医学的宗旨是预防和治疗与老年相关的疾病及问题,最大限度地维持和恢复老年人的功能状态,提高其生活质量。老年医学包括老年人的疾病诊疗、评估、康复、预防保健、心理健康、社会支持、法律伦理等方面的内容。在医疗方面,除了处理老年人常见慢性病、感染性疾病以及急性病外,还要关注诊治老年问题或综合征、共病的处理,以及维持躯体功能和认知功能。因此,在诊断和处理上不能采用简单的"一元论",需要通过老年综合评估,分析疾病、功能、老年问题之间的关系,采取以患者为中心的个体化的诊治,连续性的医护照料,以多学科团队的方式来工作,这正是老年医学与内科其他专科的区别。

这本《老年医学速查手册》是北京协和医院老年医学团队成员结合 6 年的临床实践经验撰写的,目的是为医务工作者在老年患者临床诊治中提供便捷的查询。《老年医学速查手册》包括了老年综合评估与管理、老年综合征、老年人常见疾病的诊治特点三部分内容,突出老年医学理念、突出老年患者的诊治特点;与专科重叠的部分,如某种疾病的定义、诊断、治疗等则略去或简单带过;药物选择对老年人有效的、不良反应少的、国家基本药物目录覆盖的品种。由于国内的现代老年医学刚刚起步,书中所列举的一些统计数据、建议的指标和参考数值中,少部分仍参考了国外相关数据;由于我们的学识和经验积累不足,手册还有不准确、遗漏等遗憾之处,希望读者指正;在以后的定期再版中不断修订完善、与时俱进。手册中涉及一些专科内容均得到了我院相关专科医师的指正,在此,对作者和审阅者表示衷心的感谢。最后,特别感谢对全文数次审校的朱鸣雷医师、闫雪莲药师,感谢美国约翰·霍普金斯医学院老年学与老年医学系冷晓教授的指正。

刘晓红

2014 年 3 月 16 日

目　录

上篇　老年医学重要问题 / 老年综合征

下篇 老年常见疾病

上 篇

老年医学重要问题 / 老年综合征

第1章

健康生活方式

重要性

健康生活方式(healthy lifestyle)对于人类寿命的影响最大,在影响寿命的诸多因素中,生活方式占60%,遗传因素15%,社会因素10%,医疗8%,环境因素7%。可见生活方式对于健康长寿起到的作用远超过医疗。多项科学研究证实,健康生活方式可以降低常见慢性病的发病率,延缓慢性病并发症的发展,提高生活质量并延长寿命。已经证实,无论从任何年龄开始,健康生活方式均可使人类获益;行动越早,获益越大。为此,特将老年人健康生活方式专辟一章撰写,在慢性病管理各章节中不再分述。

定义与内容

● 指个体或团体在日常生活中表现为有利于自身和他人的健康行为。

● 早在1992年世界卫生组织维多利亚宣言即提出健康四大基石,即合理膳食、适量运动、戒烟限酒、心理平衡。在老年健康生活中尤为重要。

合理膳食

能提供全面、均衡营养、易咀嚼和消化的膳食。食物多样化才能满足人体各种营养需求并达到促进健康的目的。由中国营养学会编著的《中国居民膳食指南》(2016版)为合理膳食提供了指导[来源:孙建琴,等《中国老年人膳食指南(2016)》解读与实践应用.老年医学与保健,2017,23(2):69-72〕。能量摄入25~34kcal/(kg·d);碳水化合物50%~60%,蛋白质1.0~1.2g/(kg·d);脂肪供能20%~35%。

- 三餐定时定量,遵循"早餐吃好;午餐吃饱;晚餐清淡并要早"的原则;细嚼慢咽。

- 减少烹调用油(植物油<25g/d,约2平勺),减少饱和脂肪酸、反式脂肪酸和胆固醇的摄入;增加单不饱和脂肪酸(橄榄油)和ω-3多不饱和脂肪酸(深海鱼)的摄入。

- 低盐:食盐5~6g/d(1啤酒瓶盖约5g)。

- 每日膳食纤维17g/1 000kcal;适量坚果(25g,约1小把)。

- 钙1 000~1 200mg/d(平常饮食之外,另外补充钙剂500~600mg/d);每天前臂暴露日光浴20分钟(纬度35°以北冬季无效)获取维生素D_3,或补充维生素D_3 1 000IU/d。

- 水分6~8杯/d(220ml/杯)。

活动锻炼

减少肌肉流失,控制体重,维护心肺功能、躯体功能,预防跌倒、痴呆。原则:个体化,量力而行,持之以恒。

- 有氧运动:"3,5,7"原则——每天30分钟,每周5天以上,心率达到170-年龄(运动后即刻摸脉15秒×4,一般不宜超过110次/min),或稍感气喘。轻-中度运动如快走(散步效果不大)、慢跑、游泳、舞蹈、太极拳、健身操等。

- 抗阻锻炼:预防跌倒、肌少症。至少每周2次,如哑铃操、站桩、蹬车、游泳、阻力带训练、平板支撑等项目。

- 平衡与协调锻炼:预防跌倒。如单腿站,太极、舞蹈等。

保障睡眠

无规律睡眠、熬夜可引起抑郁、焦虑,影响日间活动,老年人通常保证睡眠 5~7h/d,避免滥用镇静催眠药物。

参加家务劳动和社会活动

保持人际沟通,避免不良心理问题(抑郁、焦虑、孤独、多疑等),提高社会参与度并为社会和家庭做力所能及的贡献,达到积极老化(active ageing)。

益智活动

记忆训练、学外语、游戏。有证据快走运动、逛商场综合运动与感官刺激等也可以延缓记忆障碍。

寻求良好的家庭社会支持,建立老年友善环境

● 居所环境改造,避免独居,及时发现和干预老年人受忽视和受虐,保证老人的食物供给。

● 对于无法逆转的衰弱和内在功能(包括躯体和脑力两方面)减退的老年人,提升外部环境,可以发挥老年人残留功能,提升生活质量。WHO 提倡建立老年友善医院、老年友善社区和城镇。

缺憾教育

教育老人和家属,认识到老年期是逐渐失去的时期,我国约 70% 老年人患有 1 个慢性病(如高血压发病率超过 50%,糖尿病和糖耐量减低超过 30%,骨质疏松女性占 50%),近半数老年人患有 3 个及以上慢性病,需要老人了解这个变化过程并适应。

去除或控制共同危险因素

● 控制体重:正常成人 BMI 18~24kg/m^2;由于老年人身高变矮,因此 BMI 没有明确截点值,可适度超重(亚洲人 BMI 在 22.6~27.5 死亡风险最低;来源:N Engl J Med,2011,364:719-729)。

● 戒烟:我国每年死于烟草相关性疾病的人数超过100 万,预计 2030 年将超过 300 万。2005 年统计,中国

人群前8位死因中,除交通伤害外,脑卒中、COPD、肺癌、冠心病、肝癌、胃癌及食管癌均与烟草相关;二手烟也被美国环保署确定为A类致癌物质,美国肺癌等发病率近年下降与控烟有关。戒烟带来以下确切益处:

♦ 戒烟1个月,肺功能改善30%。

♦ 戒烟5年,肺癌死亡率、心肌梗死发病率降至非吸烟者水平;多种肿瘤发病率明显下降。

♦ 戒烟1年,冠脉硬化风险减至吸烟者的一半。

♦ 戒烟15年,冠脉硬化风险与非吸烟者相同。

♦ 任何年龄戒烟均可获益,35岁前戒烟,则各种疾病的风险与非吸烟者相近。

● 限酒(酒精 <42g/d,或 <98g/w)。中国人乙醛脱氢酶缺乏者比例较高,饮酒脸红者(乙醛脱氢酶缺乏)即使少量饮酒也与肿瘤发病相关,此类人群最好不饮酒。

● 基本数值达标

♦ 老年人正常血脂范围:胆固醇(TC)3.1~6.2mmol/L,低密度脂蛋白胆固醇(LDL-C)1.8~3.9mmol/L,高密度脂蛋白胆固醇(HDL-C)>1.0mmol/L,三酰甘油(TG)0.8~2.3mmol/L。其中最主要指标是LDL-C达标,根据心血管病的综合危险,低中危人群 <3.4mmol/L,高危人群 <2.6mmol/L,极高危 <1.8mmol/L(详见第22章心血管疾病)。

♦ 老年人正常血压值 <140/90mmHg;高血压降压目标值可 <150/90mmHg;若舒张压 <60mmHg,则收缩压控制标准可放宽至 <170mmHg(详见第22章心血管疾病)。

♦ 血糖:糖化血红蛋白(HbA1C)正常水平5.0%~6.5%;对于无并发症和共病的老年糖尿病患者可控制在 7.0%~7.5%(详见第29章内分泌与代谢疾病)。

规律查体与预防

每年1次有针对性的查体(见第18章筛查与预防)；跟进预防措施,如冠心病一级预防,骨质疏松、跌倒预防,疫苗接种等。

恰当的医疗诊治行为

- 避免多重用药、过度检查和重复检查(会带来很大的危害)。
- 避免长期住院,特别是衰弱老年人。
- 就诊时带上用药记录单(包括保健品和非处方药)、完整的既往疾病诊断记录单、查体报告单,及过敏药物清单。
- 用药种类不宜多,并定期调整。保健品、中草药等替代医疗也会有潜在不良反应风险。
- 定期做老年综合评估(见第2章老年综合评估),特别是对那些患有共病、老年综合征／问题、多重用药、功能残障、高龄和衰弱的老年人。

(刘晓红)

第2章

老年综合评估

定义

老年综合评估(comprehensive geriatric assessment)是指全面关注与老年人健康和功能状态相关的所有问题,从医学问题、躯体和认知功能、心理状态和社会支持等多层面对老年患者进行全面评估。

目的

- 及早发现患者潜在的功能缺陷,以进行早期干预,促进功能恢复和避免安全隐患。
- 明确患者的医疗和护理需求,制定可行的治疗干预策略。
- 随访,评估干预效果,调整治疗计划和策略。
- 安排患者合理使用慢性长期的医护照料服务。

适用对象

- 患有多种慢性病(共病)、老年问题 / 老年综合征,不同程度功能残障、衰弱的老年患者,能从CGA中获益。
- 危重症或慢性病终末期(如肿瘤晚期、严重痴呆、完全失能)卧床患者以及健康的老人不能从CGA中获益。

评估内容

见表2–1。

表 2-1　老年综合评估的内容概述

评估内容		初筛	进一步筛查和评估
全面的医疗评估内容	疾病	完整的病史、查体	有针对性的化验和影像学检查,相应治疗
	用药管理	完整用药记录:包括 OTC 和保健品、中草药; 处方管理	有无药物之间相互作用? 药师参与
	营养	近 1 年内是否有体重下降?测体重、BMI;摄入量有无减少?	MNA-SF,NRS2002,营养师指导
	口咽功能	牙齿和齿龈,咀嚼功能评估; 有无呛咳?	口腔科治疗,佩戴义齿 进一步吞咽功能检查
	视力	您的视力在开车、看电视、阅读或日常生活方面有困难吗? 看病交谈中观察;视力表检测	眼科会诊,纠正视力障碍
	听力	房间内有人用正常声音跟你说话,如果不戴助听器、不看对方的脸,你能听到并听懂吗? 看病交谈中观察	听力计检测; 耳科会诊,除外耵聍,佩戴助听器
	尿失禁	您是否有不能控制排尿而弄湿裤子? 是否 1 年内超过 5 次? 且已经对您造成困扰以至于需要治疗? 夜尿多少次?	除去可逆原因,行为 / 药物治疗,妇科、泌外会诊
	便秘	询问排便次数和性状,是否费时、费力?	去除可逆原因,行为 / 药物治疗
	慢性疼痛	评估疼痛部位、程度和持续时间	寻找病因,对因及对症处理
	睡眠	询问睡眠情况(入睡难,早醒,易醒,次日疲乏感,睡眠时间),有无打鼾?	睡眠监测

评估内容		初筛	进一步筛查和评估
认知与情绪	认知	有无丢三落四,记忆下降情况? MINI-COG	MMSE,痴呆评估
	抑郁	PHQ-2 : 近 2 周是否常常觉得 1. 做事没有兴趣或乐趣? 2. 情绪低落、压抑、没有希望?	GDS, PHQ-9 ; 进一步看心理科
	焦虑	GAD-2 : 近 2 周是否常常有下列感觉: 1. 紧张、焦虑或处于崩溃的边缘? 2. 坐立不安或不能控制的担心?	GAD-7,SAS 进一步看心理科
躯体功能	日常生活能力	ADL(Katz index) IADL(Lawton index): 门诊筛查首先看 IADL,异常筛查 ADL	康复治疗、替代、陪伴和照顾
	跌倒评估	1. 近 1 年内有无跌倒史及害怕跌倒的情况? 2. 询问和观察有无步态异常?	肌力、平衡和步态评估(详见第 5 章跌倒),防跌宣教和居住环境改造
社会和环境		和谁一起居住? 是否要考虑经济负担? 谁做家务? 子女是否提供支持?	社会工作者参与
		住房和居住环境? 有无电梯? 居家安全性?	家访,防跌倒改造
医疗意愿		1. 如果自己不能表达意愿时,是否有医疗代理人? 2. 对生命支持治疗的选择倾向	生前预嘱宣教,可参考"选择与尊严"网站 www.xzyzy.com

常用的评估量表

MINI-COG™痴呆筛查量表

MINI-COG™筛查包括 3 个无关联性的物品名称的记忆力检查和画时钟表盘测试（CDT）。该检查约需要 3 分钟，不需要特殊设备，并且受被检查者教育程度和语言差异影响较小。

- 检查过程

✧ 第一步，确定患者已集中注意力。指导让患者认真听并记住 3 个不相关的词，并跟着重复一遍（确定患者已经听清楚）。如果必要，你可以对患者重复相同的词语 3 次。

✧ 第二步，指导患者在一张白纸上画一个表盘，可以画在一张白纸上或者在一个已经画有表盘圆圈的纸上，请患者在表盘上填上数字，然后让他在表盘上画出时针和分针，表示一个给定的时间（11 ∶ 10 或 8 ∶ 20 最常用，较其他更敏感）。可重复这些指令，但不应有其他提示语。如果患者 3 分钟内完成表盘标注，进行下一步。

✧ 最后，让患者回忆之前提到的 3 个词。

- 评分

✧ 在完成 CDT 检测后，每回忆起一个词给 1 分。回忆评分：0~3 分。

✧ 表盘标注正确给 2 分，有一处不正确给 0 分。正确标准：所有数字每一个均按顺序以及位置标注正确，并且指针位置能显示所要求的时间。将名词回忆和 CDT 试验的总分加起来就是 MINI-COG 试验的分数。

- 意义

✧ 0~2 分：痴呆筛查阳性，需进行进一步的评估。

✧ 3~5 分：痴呆筛查阴性。

日常生活活动能力(activity of daily living, ADL)(表 2-2)

表 2-2 Katz 日常生活活动能力(Katz ADLs)*

在每一栏中圈出最能反映患者最佳功能状态的项目并在每栏的空白括弧内评分(1 或者 0)。

A. 如厕	评分( )
1. 能完全独立上厕所,无失禁	1
2. 需要提醒如厕,或需要帮助清洁,或偶有失禁(最多 1 周 1 次)	0
3. 熟睡时有便或尿失禁,并每周大于 1 次	0
4. 清醒时有便或尿失禁,并每周大于 1 次	0
5. 尿便完全无法控制	0
B. 进食	**评分( )**
1. 能自己独立吃饭	1
2. 进餐时偶尔需要帮助,和(或)在进食特殊烹调的食物时需要帮助,或餐后需要别人帮助清洗	0
3. 进餐时经常需要帮助,并且不能保持进餐时整洁	0
4. 所有的进餐几乎全需要帮助	0
5. 不能自己进食,并且对他人帮助自己进食有抵触	0
C. 穿衣	评分( )
1. 能自己穿衣,脱衣,并从衣橱自己挑选衣服	1
2. 能自己穿衣,脱衣,偶尔需要帮助	0
3. 经常需要帮助穿衣和选择衣物	0
4. 必须别人帮助穿衣,但能够配合	0
5. 完全不能穿衣,并且对别人帮忙不能配合	0

续表

D. 梳洗（整洁，头发，指甲，手，脸，衣服）	评分（　）
1. 能独立保持自我整洁和穿着得体	1
2. 能保持自我充分的整洁，偶尔需要很少帮助，如剃须	0
3. 需要他人经常监督和帮助以保持自我整洁	0
4. 需要他人完全帮助，但是接受帮助后能够保持良好的整洁度	0
5. 完全依赖他人帮助其保持整洁的一切行为	0
E. 躯体活动	评分（　）
1. 能在各种地面或者城市中随意走动	1
2. 能在住处附近或一个街区内活动	0
3. 行走时需要帮助（如下任何一项）：a. 他人搀扶；b. 固定扶手；c. 拐杖；d. 助步器；e. 轮椅：①上／下轮椅不需帮助；②上／下轮椅需要帮助	0
4. 仅能独立坐于椅子或轮椅中，但需他人推动	0
5. 超过多半的时间卧床	0
F. 洗澡	评分（　）
1. 能独立洗澡（盆浴，淋浴，搓澡）	1
2. 能自己洗澡，但出入浴缸需要帮助	0
3. 仅能洗脸和手，其他身体部位需要他人帮助	0
4. 不能自己洗澡，但他人帮忙能够配合	0
5. 不能自己洗澡，也不能配合他人的帮助	0

＊对评分的解释以及来源，见表 2-3 之后的注释

工具性日常生活活动能力量表（instrumental activities of daily living scale，Lawton IADLs）（表 2-3）

表 2-3　工具性日常生活活动能力量表（Lawton IADLs）

在每一栏中圈出最能反映患者最佳功能状态的项目并在每栏的空白括弧内记录评分（1 或者 0）。

A. 使用电话能力	(	)
1. 能主动打电话，能查号、拨号		1
2. 能拨几个熟悉的号码		1
3. 能接电话，但不能拨号		1
4. 根本不能用电话		0
B. 购物	(	)
1. 能独立进行所有需要的购物活动		1
2. 仅能进行小规模的购物		0
3. 任何购物活动均需要陪同		0
4. 完全不能进行购物		0
C. 备餐	(	)
1. 独立计划，烹制和取食足量食物		1
2. 如果提供原料，能烹制适当的食物		0
3. 能加热和取食预加工的食物，或能准备食物但不能保证足量		0
4. 需要别人帮助做饭和用餐		0
D. 整理家务	(	)
1. 能单独持家，或偶尔需要帮助（如重体力家务需家政服务）		1
2. 能做一些轻的家务，如洗碗，整理床铺		1
3. 能做一些轻的家务，但不能做到保持干净		1
4. 所有家务活动均需要在帮忙下完成		1
5. 不能做任何家务		0

续表

E. 洗衣		（　　）
1. 能洗自己所有的衣物		1
2. 洗小的衣物;漂洗短袜以及长筒袜等		1
3. 所有衣物必须由别人洗		0
F. 使用交通工具		（　　）
1. 能独立乘坐公共交通工具或独自驾车		1
2. 能独立乘坐出租车并安排自己的行车路线,但不能乘坐公交车		1
3. 在他人帮助或陪伴下能乘坐公共交通工具		1
4. 仅能在他人陪伴下乘坐出租车或汽车		0
5. 不能外出		0
G. 个人服药能力		（　　）
1. 能在正确的时间服用正确剂量的药物		1
2. 如果别人提前把药按照单次剂量分好后,自己可以正确服用		0
3. 不能自己服药		0
H. 理财能力		（　　）
1. 能独立处理财务问题(做预算,写支票,付租金和账单,去银行),收集和适时管理收入情况		1
2. 能完成日常购物,但到银行办理业务和大宗购物等需要帮助		1
3. 无管钱能力		0

评分解释:ADLs 总分范围为 0~6 分,IADLs 为 0~8 分。在一些项目中只有最高水平的功能状态可以获得 1 分。在其他项目中,2 个或者更多的功能状态水平可以得 1 分,因为每一项目描述的是某些最低功能状态水平的能力。这些项目尤其对于筛查患者目前的行为状况非常有用。多次应用这些评价工具,可以作为记录患者功能状态改善或者恶化的文字依据

Barthel 日常生活活动能力量表(表 2-4)

表 2-4 Barthel 日常生活活动能力量表

项目	分数	内容说明
1. 进食	10 □	可自行进食或自行使用进食辅具,不需要他人协助
	5 □	需协助使用进食辅具
	0 □	无法自行进食或喂食时间过长
2. 个人卫生	5 □	可以自行洗手、刷牙、洗脸及梳头
	0 □	需要他人部分或完全协助
3. 如厕	10 □	可自行上下马桶、穿脱衣服、不弄脏衣服、会自行使用卫生纸擦拭
	5 □	需要协助保持姿势的平衡、整理衣服或使用卫生纸
	0 □	无法自己完成,需要他人协助
4. 洗澡	5 □	能独立完成盆浴或淋浴
	0 □	需他人协助
5. 穿脱衣服鞋袜	10 □	能自行穿脱衣裤鞋袜,必要时使用辅具
	5 □	在别人协助下可自行完成一半以上的动作
	0 □	需要他人完全协助
6. 大便控制	10 □	不会失禁,必要时能自行使用栓剂
	5 □	偶尔会失禁(每周不超过一次),需要他人协助使用塞剂
	0 □	需要他人处理大便事宜
7. 小便控制	10 □	日夜皆不会尿失禁,或可自行使用并清理尿布或尿套
	5 □	偶尔会失禁(每周不超过一次),使用尿布或尿套需他人协助
	0 □	需他人协助处理小便事宜
8. 平地行走	15 □	使用或不使用辅具,皆可独立行走 50 米以上
	10 □	需他人稍微扶持或口头指导才能行走 50 米以上
	5 □	虽无法行走,但可独立操纵轮椅(包括转弯、进门及接近桌子或床旁),并可推行轮椅 50 米以上
	0 □	完全无法行走或推行轮椅 50 米以上

续表

项目	分数	内容说明
9. 上下楼梯	10 □	可自行上下楼梯,可使用扶手、枴杖等辅具
	5 □	需稍微扶持或口头指导
	0 □	无法上下楼梯
10. 上下床或椅子	15 □	可自行坐起,由床移动至椅子或轮椅不需要协助(包括轮椅刹车、移开脚踏板),且无安全上的顾虑
	10 □	在上述移动过程中需些协助或提醒,或有安全上的顾虑
	5 □	可以自行坐起,但需他人协助才能够移动至椅子
	0 □	需他人协助才能坐起,或需两人帮忙方可移动

总分

注:辅助装置不包括轮椅。0~20 分 = 极严重功能障碍,20~45 分 = 严重功能障碍,50~70 分 = 中度功能障碍,75~95 分 = 轻度功能障碍,100 分 =ADL 自理

PHQ-9(patient health questionaire-9)快速抑郁评估(表 2-5)

表 2-5 PHQ-9 问卷

在过去的 2 周内,你多久被下列问题烦扰 1 次? (几天 =1,半数以上的日子 =2,接近每一天 =3)	无	几天	一半以上天数	几乎每天
1. 做事情没有兴趣或者乐趣	0	1	2	3
2. 情绪低落、沮丧或绝望	0	1	2	3
3. 入睡困难或易醒,或睡得太多	0	1	2	3
4. 感觉疲倦或缺乏精力	0	1	2	3
5. 食欲不振或暴饮暴食	0	1	2	3
6. 感觉自己很差劲,或认为自己是个失败者,让自己或家人失望	0	1	2	3

续表

在过去的 2 周内,你多久被下列问题烦扰 1 次? (几天 =1,半数以上的日子 =2,接近每一天 =3)	无	几天	一半以上天数	几乎每天
7. 精神无法集中,如无法集中精力看报纸或看电视	0	1	2	3
8. 言语或行动缓慢,或过多(别人能观察到的)	0	1	2	3
9. 会有让自己死或伤害自己的想法	0	1	2	3
			总分	

如果有上述问题对您造成困扰,这些问题会对您做工作、处理家事或与别人相处造成多大困难?
没有困难 □ 有些困难 □ 非常困难 □ 极度困难 □

● 初步诊断标准:在靠右侧的 2 个列中至少有 4 个√(包括问题 1#和 2#),则怀疑为抑郁性疾病。怀疑为严重抑郁:在靠右侧的 2 个列至少有 5 个√(其中一个为问题 1# 或 2#)。

● 怀疑为其他的抑郁性疾病:在靠右侧的 2 个列有 2~4 个√(其中的一个与问题 1# 和 2# 有关)。

注:鉴于问卷是由患者自行完成,因此所有的答案必须由医生确认,并且确切的诊断是基于临床情况,要考虑到患者对于问卷的理解程度以及患者提供的其他相关信息等。诊断严重抑郁或其他抑郁性疾病还需要有社交、职业或其他重要方面的功能受损并除外失去亲人的哀伤、躁狂疾病史(双向性情感障碍)、躯体疾病、使用药物的影响或其他能够引起抑郁症状的药物。PHQ-9 评分严重度的判定:总分解读(表 2-6)。

表 2-6 PHQ-9 分数解读表

总分	抑郁严重程度
0~4	无
5~9	轻度

续表

总分	抑郁严重程度
10~14	中度
15~19	中重度
20~27	严重

老年抑郁量表(geriatric depression scale,GDS,简洁版)(表2-7)

表2-7 老年抑郁量表

请为你在过去一周内的感受选择最佳答案:

1. 您对您的生活基本上满意吗?	是 / **否**
2. 您减少了很多活动和嗜好(兴趣)吗?	**是** / 否
3. 您觉得生活空虚吗?	**是** / 否
4. 您常常感到厌烦吗?	**是** / 否
5. 您是否大部分时间内精神状态都好?	是 / **否**
6. 您会害怕将有不好的事情发生在您身上吗?	**是** / 否
7. 大部分时间内您觉得快乐吗?	是 / **否**
8. 您是否经常感到自己是无能和没用的?	**是** / 否
9. 您是否更愿意待在家里,而不喜欢外出和尝试新鲜事物?	**是** / 否
10. 您是否觉得与多数人比较,您的记性更差?	**是** / 否
11. 您是否认为"现在还能活着"是一件很好的事情?	是 / **否**
12. 您是否感到您现在活得很没有价值?	**是** / 否
13. 您觉得体力充沛吗?	是 / **否**
14. 您是否觉得您现在的处境没有希望?	**是** / 否
15. 您是否觉得大部分人比你过得更好?	**是** / 否
总分	

每一个黑体字答案为1分。界值:正常为0~5分;5分以上提示抑郁

跨学科老年医学团队

- 是针对有共病及衰弱老人的有效的管理模式。
- 适合用于管理多重老年综合征,如跌倒、谵妄、痴呆、抑郁、尿失禁、营养不良、慢性疼痛等。
- 前期的老年综合评估是基础。
- 团队共同制订患者的照护计划。
- 团队成员包括:老年医学科医生、护士、药剂师、心理医学科医师、营养医师、康复医师、社会工作者等。

缓和医疗中需要监测的常见内容

- 谵妄(见第 9 章)
- 营养不良(见第 10 章)
- 疼痛(见第 14 章)
- 多重用药(见第 3 章)
- 肺部并发症(见第 23 章)
- 皮肤压疮(见第 32 章)

长照机构中的访视工作清单

- 评估患者访视间期的功能变化。
- 检查生命体征、体重,解读实验室检查结果以及会诊记录等。
- 药物重整。
- 医嘱调整。
- 记录患者的 SOAP 信息(主观症状、客观资料、评估结果以及治疗计划)。
- 更新患者的问题清单。
- 每年要更新患者的生前预嘱(或了解患者的医疗意愿)。

以目标为导向的诊疗,预期寿命以及医疗决策

- 诊疗过程中,应确立患者个体化的诊疗目标。
- 诊疗目标的制订依据。
  - ◇ 依据疾病特异性的相关指标,如糖化血红蛋白,适用于有单一疾病的患者。

✧ 依据于目标导向的结果,一个人的治疗目标可包含很多层面的内容,包括症状、功能状态、社会参与等,用于有多种问题或衰弱的患者。

● 许多医疗决策取决于患者的预期寿命。

✧ 预期寿命与多种因素有关,除了年龄、性别,还包括生活方式、罹患疾病情况、营养状态以及教育和经济情况。

✧ 影响预期寿命的常见情况包括:衰弱、癌症、器官衰竭(心、肺、肾、肝),以及重症痴呆。

✧ 预估预期寿命有助于制定个体化的医疗决策,尤其是在考虑各级预防方面的相关检查时。预估预期寿命时,医生主要是根据年龄、性别和共病情况来判断。如果没有共病,则较平均寿命会增加 3~4 年,如有很多共病,则较平均寿命降低 3~4 年。

✧ 确定预期寿命后,则需要进一步考虑诊疗活动使患者获益所需要的时间。如果预期寿命超过患者诊疗获益需要的时间,则应考虑采用该诊疗。否则,需要权衡利弊或不考虑使用。

衰弱

● 是最重要的老年综合征,对衰弱老人的识别和管理是老年医学的主要内容之一(详见第 4 章"衰弱"部分)。

共病管理

● 超过半数的老人有 ≥ 3 种慢性病。

● 对共病老人的管理,需要综合考量患者的意愿和治疗目标,患者预后,合理解读单个疾病治疗的循证依据,疾病－疾病之间以及疾病－治疗处理之间的相互影响,以及治疗的可行性等多种因素。

● 建议的管理流程顺序:①询问患者的关注问题及就诊目的;②为患者列出全面的干预计划清单,重点关注本次需要重点解决的问题;③处理目前问题的干预措施,措施的可行性、依从性如何;④考虑患者的意愿;⑤考虑患者预后;⑥权衡治疗计划的获益和风险;⑦沟通,决定实施或不用某种治疗措施;⑧定期评价,调整干预方案。

(王秋梅)

第3章

老年人合理用药

老年人合理用药（appropriate medication）涵盖了老年人常见的药物相关问题，包括多重用药、潜在不适当用药、治疗不足、药物不良反应及用药依从性差等。老年患者多重用药的问题普遍存，调查显示57%的美国老年妇女（≥ 65 岁）服用处方药数量≥ 5 种，12% ≥ 10 种。（Source：J Am Geriatr Soc，2012，60(10):1957–1968.）我国约 14% 的老年患者存在潜在不适当用药的问题。这些常见的老年人用药不当的问题可能导致疗效降低，增加经济负担，甚至发生严重的药物不良反应。

多重用药

定义

多重用药（polypharmacy）是指同时使用 5 种及以上药物，或用药与临床指征不符合。若同时使用 2 种药物，药物不良事件的发生率为 13%，5 种药物为 58%，7 种或以上药物增至 82%，并使用药依从性降低和治疗费用增加等。

危险因素

- 患有 ≥ 3 种慢性疾病。
- 专科诊治，处方医师多。
- 认为中药、OTC、保健品不良反应小。
- 市场上一种药物对应多种商品名。

- 自购药。

筛查 / 诊断

- 多重用药的核查最好由药师来完成。

- 首先在医生问诊前药师询问患者用药史,列出用药清单(最好记录通用名),详细记录用法用量及起止时间。

- 告知患者就诊时将正在服用的药品药盒(包括非处方药、中药及保健品等)带来,方便药师详细记录。

减药原则

抓住减药时机

- 医疗转诊。

- 每年或半年一次的药物核查。

- 在处方新药前先评估核查目前及以往用药。

- 对新发问题或主诉的描述和鉴别(是否与药物有关)。

- 尽量不要一次性处方多种药物。

出现以下情况时需停止用药

- 弊大于利。

- 疗效差或无效。

- 没有用药指征。

- 同时服用作用机制相同的几种药物。

计划、沟通与合作

- 包括患者、照料者及其他医务工作者在内。

- 明确对用药有什么期待 / 用药目的。

- 用药指导,如何减量。

- 充分与患者沟通,一次不要减太多种药物,减药需缓慢。

潜在不适当用药

老年患者常伴多种疾病,需同时服用多种药物,加上老年患者有与年龄相关的药动学 / 药效学改变、适应性功能下降和心理问题等因素的影响,一些药物由于其不良反应发生率增加,应尽量避免应用于老年人。将这些有风险的药物称之为潜在不适当用药(potentially inappropriate medication)。

Beers 标准

是由美国老年医学会(American Geriatrics Society, AGS)、药学、护理学及精神药理学等专家在文献回顾的基础上形成专家共识,建立的判断老年患者潜在不适当用药的标准。2015 年 AGS 发布了最新版的 Beers 标准。表 3-1~3-5 列出了常见的老年人潜在不适当用药,详细资料可见 2015 年最新版 Beers 标准 {American Geriatrics Society 2015 Beers Criteria Update Expert Panel.American Geriatrics Society 2015 Updated Beers Criteria for Potentially Inappropriate Medication Use in Older Adults [J].J Am Geriatr Soc,2015,63(11):2227-2246}。

表 3-1　老年患者潜在不适当用药

药物	使用建议
抗胆碱药:	
氯苯那敏,赛庚啶,苯海拉明,异丙嗪	避免使用,苯海拉明作为严重过敏反应的应急处理是合理的
苯海索	避免使用,不推荐用于抗精神病药物引起的锥体外系反应
颠茄,莨菪碱,东莨菪碱	避免使用,除非在和缓医疗中用于减少口腔分泌物
抗栓药:	
口服短效双嘧达莫	避免使用,可能造成直立性低血压
噻氯匹定	避免使用

续表

药物	使用建议
抗感染:	
呋喃妥因	避免用于 CrCl<30ml/min 的患者或长期治疗
心血管药物:	
多沙唑嗪,哌唑嗪,特拉唑嗪	避免作为降压药物使用。避免用于晕厥、女性压力性或混合性尿失禁患者
可乐定,甲基多巴,利血平(>0.1mg/d)	避免使用可乐定作为降压的一线药物。避免使用其他列出的药物
胺碘酮	避免作为心房颤动的一线药物,除非患者合并心力衰竭或严重左心室肥厚
地高辛	避免作为心房颤动的一线药物。避免作为心力衰竭的一线药物。若用于心房颤动或心力衰竭的治疗,避免剂量>0.125mg/d
速释硝苯地平	避免使用,导致低血压;增加突发心肌缺血的风险
中枢神经系统:	
阿米替林,多塞平>6mg/d,帕罗西汀	避免使用,低剂量多塞平(≤6mg/d)相对安全
典型及非典型抗精神病药	避免使用,除非用于精神分裂症、双向情感障碍、或短期用于化疗止吐
巴比妥类	避免使用
阿普唑仑,艾司唑仑,劳拉西泮,奥沙西泮,三唑仑,氯硝西泮,地西泮,氟西泮	避免使用任何类型苯二氮䓬类药物治疗失眠、烦躁或谵妄;增加老年人认知功能受损、谵妄、跌倒、骨折等风险
佐匹克隆,唑吡坦,扎来普隆	避免使用
二氢麦角碱	避免使用

续表

药物	使用建议
内分泌系统用药:	
雄激素	避免使用,除非用于有临床症状的性腺功能减退
干燥甲状腺片	避免使用,心脏不良反应
雌激素联合或不联合孕激素	避免口服或外用贴剂,目前有证据在绝经期开始用可有获益(见第33章女性健康)
滑动胰岛素注射法	避免使用
甲地孕酮	避免使用,增加血栓风险,在老年患者中可能增加死亡率
氯磺丙脲,格列本脲	避免使用,导致持续低血糖
胃肠道用药:	
甲氧氯普胺	避免使用,除非胃轻瘫
口服矿物油	避免使用
PPI	避免规范治疗超过8周,除非高危患者
镇痛药:	
哌替啶	避免使用,特别是慢性肾病患者
阿司匹林>325mg/d,双氯芬酸,布洛芬,酮洛芬,甲芬那酸,美洛昔康,萘丁美酮,萘普生,吡罗昔康	避免长期使用,除非其他可选择的药物疗效不佳,并且患者应服用胃黏膜保护剂(如PPI等)
吲哚美辛(包括肠道外制剂)	避免使用,增加消化道出血及溃疡风险,所有NSAIDs中,吲哚美辛不良反应最严重
肌松药	避免使用
泌尿生殖系统用药:	
去氨加压素	避免用于多尿

表3-2 老年患者与疾病状态相关的潜在不适当用药

诊断或疾病状态	药物	使用建议
心力衰竭	NSAIDs及COX-2抑制剂,地尔硫䓬,维拉帕米(仅在收缩性心力衰竭患者中避免),罗格列酮,吡格列酮,西洛他唑	避免使用,导致体液潴留
晕厥	胆碱酯酶抑制剂,叔胺类TCAs,氯丙嗪,奥氮平	避免使用,增加心动过缓的风险
癫痫或癫痫发作	氯丙嗪,氯氮平,马普替林,奥氮平,曲马多	避免使用,降低癫痫发作阈值
谵妄	抗胆碱能药,抗精神病药,苯二氮䓬类,氯丙嗪,糖皮质激素,H_2受体拮抗剂,哌替啶,镇静催眠药	避免用于存在谵妄高风险的老年人,停药时需缓慢
痴呆及认知功能受损	抗胆碱能药,苯二氮䓬类,H_2受体拮抗剂,唑吡坦,艾司佐匹克隆,扎来普隆,抗精神病药	由于其中枢神经系统不良反应,避免使用。避免用于痴呆患者的行为异常问题,除非非药物治疗失败或患者对自己或他人造成威胁;增加痴呆患者的脑血管意外及死亡率风险
跌倒或骨折史	抗惊厥药,抗精神病药,苯二氮䓬类,佐匹克隆,唑吡坦,TCAs/SSRI,阿片类	避免使用,除非其他可选药物不可用
失眠	伪麻黄碱,去氧肾上腺素,哌甲酯,茶碱,咖啡因	避免使用,中枢兴奋作用
帕金森	所有抗精神病药(喹硫平及氯氮平除外),甲氧氯普胺,异丙嗪	避免使用,多巴胺受体拮抗剂可能加重帕金森症状

续表

诊断或疾病状态	药物	使用建议
胃或十二指肠溃疡史	阿司匹林 >325mg/d,非 COX-2 选择性 NASIDs	避免使用,除非其他治疗效果不佳,或患者在使用胃黏膜保护剂
慢性肾病 IV/ V 期	NSAIDs	避免使用,增加肾损伤风险
女性尿失禁	雌激素(口服和经皮,不包括阴道用)	女性避免使用,加重尿失禁
下尿路症状,良性前列腺增生	强效抗胆碱药物,用于尿失禁的抗胆碱药除外	男性避免使用,导致尿潴留

表 3-3 老年患者慎用药

药物	使用建议
阿司匹林作为心血管事件的一级预防	≥ 80 岁老年人慎用,在 ≥ 80 岁老年人中使用是否获益大于风险仍缺乏证据
达比加群	≥ 75 岁合并 CrCl<30ml/min 的老年人慎用
普拉格雷	≥ 75 岁老年人慎用
抗精神病药,利尿剂,卡马西平,奥卡西平,卡铂,顺铂,环磷酰胺,米氮平,SNRIs,SSRIs,TCAs, 长春新碱	慎用;可能引起或加重 SIADH 或低钠血症,老年人开始使用或调整剂量期间需密切监测血钠
扩血管药	慎用;个别有晕厥史的患者可能加重晕厥发作

表 3-4　老年患者应避免的药物相互作用(非抗菌药)

药物	与之有相互作用的药物	使用建议
ACEIs	阿米洛利或氨苯蝶啶	避免常规合用,对于使用 ACEIs 时出现低钾的患者可合用
抗胆碱药	抗胆碱药	避免合用,减少同时使用抗胆碱药的数量
抗抑郁药	≥ 2 种其他中枢神经系统药物	避免合用 ≥ 3 种中枢神经系统药物
抗精神病药	≥ 2 种其他中枢神经系统药物	避免合用 ≥ 3 种中枢神经系统药物
苯二氮䓬类及非苯二氮䓬类镇静药	≥ 2 种其他中枢神经系统药物	避免合用 ≥ 3 种中枢神经系统药物
糖皮质激素(口服或肠外)	NSAIDs	避免合用,若不可避免应提供胃肠道保护
锂剂	ACEIs	避免合用,监测锂浓度
锂剂	袢利尿剂	避免合用,监测锂浓度
阿片受体激动剂	≥ 2 种其他中枢神经系统药物	避免合用 ≥ 3 种中枢神经系统药物
外周 α_1 受体阻滞剂	袢利尿剂	女性避免合用,除非必需
茶碱	西咪替丁	避免合用
华法林	胺碘酮	尽量避免合用,密切监测 INR
华法林	NASIDs	尽量避免合用,若合用密切监测出血症状

表 3-5   肾功能受损老年患者应避免或调整剂量的
药物(非抗菌药)

药物	CrCl(ml/min)	使用建议
阿米洛利	<30	避免使用
阿哌沙班	<30	避免使用
达比加群	<30	避免使用
依诺肝素	<30	减少剂量
磺达肝癸钠	<30	避免使用
利伐沙班	30~50 ;<30	30~50 :减少剂量;<30 :避免使用
螺内酯	<30	避免使用
氨苯蝶啶	<30	避免使用
度洛西汀	<30	避免使用
加巴喷丁	<60	减少剂量
左乙拉西坦	≤ 80	减少剂量
普瑞巴林	<60	减少剂量
曲马多	<30	速效制剂:减少剂量;缓释制剂:避免使用
西咪替丁	<50	减少剂量
法莫替丁	<50	减少剂量
雷尼替丁	<50	减少剂量
秋水仙碱	<30	减少剂量,监测不良反应

老年人药代动力学特点

不少药物在老年人比青年人更易引起不良反应,临床研究表明,不良反应的发生大部分属于药代动力学方面的原因。表 3-6 显示了老年人药动学参数的变化。

表 3-6　老年人药代动力学特点

参数	年龄影响	疾病或其他因素	对处方的提示
吸收	吸收速率和程度通常不受影响	①胃酸缺乏；②同时口服其他药物；③管饲	药物—药物相互作用及药物—食物相互作用更有可能会影响药物吸收
分布	①脂肪/水分比值增加；②血浆蛋白降低，尤其是白蛋白	①心力衰竭、腹腔积液及其他可增加体内水分的情况；②营养状况较差、虚弱或病情严重导致白蛋白降低；③同时服用多种药物竞争血浆蛋白	老年人白蛋白的水平受多方面因素影响而降低，一些血浆蛋白结合率较高的药物(如普萘洛尔、苯妥英钠、地西泮、氯丙嗪、水杨酸盐、甲状腺激素、地高辛、华法林、吗啡、哌替啶等)的游离血药浓度增加，药效增加，使用时应适当减量。当老年患者服用多种药物后，药物与血浆蛋白的结合存在竞争性置换作用，结合力较弱的药物，血浆中的游离型药物浓度增高，药效增加甚至出现不良反应，合并用药时需谨慎
代谢	肝脏质量和肝血流量减少可降低药物代谢	①吸烟；②基因；③同时应用的药物；④摄入酒精和咖啡因，这些因素可能较年龄本身影响更大	较低的剂量即可发挥治疗作用；同时服用多种药物导致药物间竞争代谢酶，发生药效的改变
排泄	主要在肾脏，年龄相关的 GFR 下降	急性或慢性疾病引起肾功能损害	血清肌酐不是反映肾功能的可靠指标，最好用公式估算肌酐清除率，部分药物需根据肌酐清除率调整剂量

处方注意事项

● 获得完整用药史,询问既往用药史和治疗反应,以及所有医师开具处方药品的情况,包括非处方药、中药及保健品等,停用那些与最初用药目的已经不符、不再需要或与诊断不符的药物,尽量减少药物种类数。并询问药物过敏史。

● 在明确诊断前,应避免用药,可考虑非药物治疗。

● 选择药物时,需考虑以下因素:

◇ 疗效确切。

◇ 药物的安全性及不良反应在可接受范围内,尽量避免使用不适合老年人服用的药物。

◇ 不同时使用作用机制相同的药物,了解复方制剂中的主要成分,避免重复用药。

◇ 注意药物－药物相互作用及药物－食物相互作用,大部分药物通过 CYP450 酶代谢,尽管 CYP450 酶存在多种亚型,但约 90% 的药物主要通过 6 种常见的亚型代谢,因此服用多种药物时会出现药物间相互竞争代谢酶的情况,表 3-7 列出了常见亚型的底物、诱导剂及抑制剂;两种药物为同一个酶的底物时,可产生竞争性抑制,抑制彼此的代谢;诱导剂可使酶活性增强,抑制剂可使酶活性减弱。

◇ 选择能够提高老年人用药依从性的药物,如给药次数尽量一天一次,给药方法尽量简单。

◇ 患者经济上可以负担得起。

◇ 患者长期用药的可获得性。

● 需长期应用的药物应从小剂量开始,并根据治疗反应和患者耐受情况逐渐增加剂量。对于一些治疗窗较窄,危险系数较高的药物(华法林、地高辛、茶碱、苯妥英钠等),应进行治疗药物监测,合并其他药物时更应谨慎。

- 由于老年患者肝肾功能普遍降低,医生应熟悉常见的需根据肝肾功能调整剂量的药物。

  ◇ 对肾功能不全的患者,药物的使用需根据肌酐清除率调整剂量甚至避免使用。常见药物包括:万古霉素、氨基糖苷类抗生素、复方磺胺甲噁唑、呋喃妥因、别嘌醇、地高辛、二甲双胍等。

  ◇ 若患者存在严重肝功能不全的情况,以下药物需减量或避免使用:对乙酰氨基酚、卡马西平、美西律、普罗帕酮等。

- 避免用一种药物去治疗另一种药物引起的不良反应,引起"处方瀑布"。

- 开药的同时,要考虑到何时停药。对症治疗的药物在症状缓解后及时停用;在针对原发病治疗无效的疾病晚期、终末期或预期寿命很短的患者,可仅用对症支持治疗(缓和医疗),其他疾病和预防治疗相关的药物可停用。

表 3-7　常见不同 CYP450 酶亚型的底物、诱导剂和抑制剂

CYP450 酶亚型	底物	诱导剂	抑制剂
CYP3A4	氨氯地平、硝苯地平、非洛地平、地尔硫䓬、维拉帕米、华法林、辛伐他汀、阿托伐他汀、红霉素、克拉霉素、环孢素、卡马西平	苯巴比妥、苯妥英、卡马西平、利福平	胺碘酮、西咪替丁、红霉素、克拉霉素、环丙沙星、环孢素、地尔硫䓬、维拉帕米、异烟肼、酮康唑
CYP2C9	华法林、塞来昔布、双氯芬酸、氟伐他汀、苯妥英		胺碘酮、西咪替丁、异烟肼

续表

CYP450 酶亚型	底物	诱导剂	抑制剂
CYP2C19	奥美拉唑、兰索拉唑、 雷贝拉唑、泮托拉唑、 氯吡格雷、苯巴比妥、 苯妥英、阿米替林	苯妥英、卡 马西平、利 福平	酮康唑
CYP2D6	阿米替林、帕罗西汀、 文拉法辛、曲马多、美 托洛尔、普罗帕酮、美 西律		胺碘酮、西咪 替丁、氟西汀、 帕罗西汀、地 尔硫䓬

(闫雪莲)

第4章

失能、衰弱、肌少症

失能 / 障碍

定义

障碍（impairment）

指由各种异常所导致的躯体结构或功能的改变。

失能（disability）

指由于障碍所导致的日常生活或从事其他复杂活动的能力受限。

- 障碍与环境无关；而失能多指有障碍的个体在特殊环境下的某个能力受限。
- 中国对于失能的定义："由于意外伤害或疾病导致身体或精神上的损伤，造成某人部分或全部的工作能力因此受限，无法执行与其所受教育、训练、经验相当的本行行业或任何其他行业的工作。"
- 中国对于残疾人的定义："残疾人是指在心理、生理、人体结构上，某种组织、功能丧失或者不正常，全部或者部分丧失以正常方式从事某种活动能力的人。残疾人包括视力残疾、听力残疾、言语残疾、肢体残疾、智力残疾、精神残疾、多重残疾和其他残疾的人。"
- 可使用《国际功能、残疾和健康分类》（international classification of functioning, disability and health, ICF）来评估个体的功能和残疾情况；对于《国际疾病标准编码》（ICD-10）诊断的疾病无法提供完整的功能及健康信息，ICF 可作为补充。

失能老人

丧失生活自理能力的老人。

一般按照吃饭、穿衣、洗漱、上厕所、走动、洗澡等6 项指标（ADL）分类（详见第 2 章"老年综合评估"）

- 1~2 项不能完成为轻度失能；
- 3~4 项不能完成为中度失能；
- 5~6 项不能完成为重度失能。

评估

- 残疾的标准：按照中国判定残疾的标准，由有关部门或特殊指定的医院专家进行评定（详见有关政策法规），一般用于司法、劳保、福利等方面，普通老年人不需要做该项评估。
- 老年人的功能评估：ADL，Barthel ADL，IADL（详见第 2 章"老年综合评估"）。

骨骼肌衰减综合征

定义

骨骼肌衰减综合征（sarcopenia，肌少症）是一种与增龄相关的、以骨骼肌质量减少（较年轻人下降 2SD）、力量和（或）功能下降为表现的综合征。

不良影响

- 肌少症是导致失能、躯体衰弱的重要原因之一。
- 住院的肌少症老人发生各种不良事件的风险增高。死亡率，再入院率升高。
- 社区肌少症老人容易出现功能丧失，自理能力及生活质量下降。跌倒、骨折等意外事件增加。

风险因素

- 增龄相关：肌肉细胞凋亡、内分泌改变（雄激素、生长激素减少、神经肌肉系统衰退等）。
- 慢性炎症状态：慢性炎性疾病、恶性肿瘤、脏器功能衰竭等。

- 运动神经元萎缩。
- 营养不良:各种原因导致的摄入减少,特别是蛋白质不足。
- 活动少:长时间卧床、失用、久坐。

诊断

①肌肉质量减少;②肌肉力量减低;③肌肉功能下降(图4-1)。

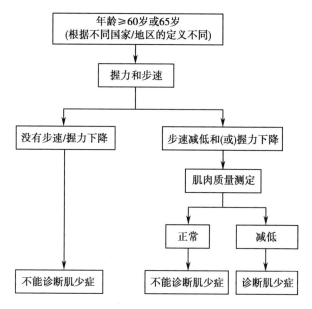

图4-1 AWGS肌少症诊断流程图

肌肉质量的测定

双能X线吸收(DEXA)或磁共振(MRI)、CT为"金标准"。间接方法有生物电阻抗分析(BIA)。

相对骨骼肌质量指数(relative skeletal muscle index,RSMI)=四肢骨骼肌含量(appendicular skeletal muscle,ASM)/身高(m)^2。

AWGS(Asian working group of sarcopenia)亚洲

肌少症工作组的标准为 DEXA 法测定 RSMI：男性 $\leqslant 7.0 kg/m^2$，女性 $\leqslant 5.4 kg/m^2$；BIA 法测定 RSMI：男性 $\leqslant 7.0 kg/m^2$，女性 $\leqslant 5.7 kg/m^2$。

肌肉力量的测定

目前通用方法为采用电子握力剂测量优势手的最大握力；AWGS（Asian working group of sarcopenia，亚洲肌少症工作组）建议界值标准为，男性 <26kg，女性 <18kg。

肌肉功能的测定

6m 正常步速：目前通用方法为从静止开始，步行 6m，计算步速；欧洲肌少症工作组（EWGS）的步速标准为步行 6m，$\leqslant 0.8 m/s$ 为异常；国际肌少症工作组（IWGS）及亚洲肌少症工作组（AWGS）的标准为，步行 6m，$\leqslant 1.0 m/s$ 为异常）。

干预

● 锻炼：循证医学证据显示，抗阻力运动是最有效的增加肌肉含量、改善肌肉功能的方法。

● 营养：补充营养物质尤其是优质蛋白摄入有利于改善肌少症。《肌肉衰减综合征营养与运动干预中国专家共识》推荐老年人蛋白质摄入量在 $(1.0~1.5)g/(kg \cdot d)$，优质蛋白含量最好达到 50%，并平均分配到一日三餐中。建议维生素 D 补充剂量为 800~1 000U/d。

● 药物：大鼠动物实验显示氯沙坦可改善骨骼肌重构，临床研究显示 ACEI/ARB 可改善肌肉功能。雄激素睾酮、生长激素可增加肌肉含量，但需警惕其可能存在的致肿瘤风险。

衰弱

衰弱的机制与风险因素

衰弱（frailty）是一个老年综合征，其发生取决于疾病与老化过程的相互作用，受到基因、环境和生活方式的影响。随着增龄，老年人在神经肌肉、代谢及免疫系统等方面的生理储备能力衰退,加之炎症状态、激素水平异常使老年人对抗外界应激的能力下降,从而使临床不良事件的风险增加,这种临床显现被称为躯体衰弱。此外,由于情感功能障碍、认知功能下降导致的认知衰弱及环境因素导致的环境衰弱也是重要原因。

不良影响

- 衰弱与衰老、慢性疾病、失能相关,衰弱可以导致失能,衰弱可以是失能前的状态(pre-disability)。
- 相同情况下,衰弱老人的致残率和死亡率均高于非衰弱老人。
- 住院的衰弱老人发生不良事件(跌倒、院内感染、住院日延长、死亡)的风险高。

衰弱诊断方法

Fried 衰弱指数(Fried frailty index)*

共 5 条:体重减轻、疲劳感、握力下降、步速减慢、低体能。符合 ≥ 3 条可以诊断衰弱;符合 1~2 项可以诊断衰弱前期(pre-frailty)。

- 体重减轻:1 年内体重下降 ≥ 5kg 或 5%(没有节食、锻炼或外科手术干预)为阳性。
- 自我感觉疲劳:上 1 周内多数时间(≥ 3 天)感到做每件事情都很费力为阳性。
- 握力下降:惯用手最大握力,男性 <26kg,女性 <18kg。
- 步速减慢:短距离步速 <1.0m/s。
- 低体能:表现为活动量减少,每周体力活动男性 <383kcal,女性 <270kcal 为阳性[一般步行 4km/h,消耗热量 3.1kcal/(kg·h);步行 6km/h,消耗热量 4.4kcal/(kg·h);如一个体重 60kg 的老人,每天步行 1 小时,走 4km,每天消耗热量为 186kcal,每周消耗为 1 032kcal]。

* 该指数来源于 CHS(Cardiovascular Health Study)研究,为美国标准,我国尚无类似标准。

衰弱问卷（FRAIL Scale）

营养与老化国际学院的老年顾问小组（Geriatric Advisory Panel of the International Academy of Nutrition and Aging）提出了快速、简易可行的筛查方法（表4-1），5个问题中符合1~2条，考虑衰弱前期，满足3条考虑衰弱。可供在基层医疗机构和养护机构中应用。

表4-1　衰弱筛查量表（The "FRAIL" Scale）

Fatigue	您感到疲劳吗?
Resistance	您能上一层楼梯吗?
Aerobic	您能行走一个街区的距离吗（500米）?
Illness	您患有5种以上疾病吗?
Lost	您在最近1年内体重下降超过5%了吗?

评分0~5分。0分：强壮；1~2分：衰弱前期；3~5分：衰弱

Rockwood衰弱指数（frailty Index）

衰弱指数指个体在某一个时间点上潜在的不健康测量指标占所有测量指标的比例，其建构变量包括躯体、功能、心理及社会等多维健康变量。70项指标中每项缺陷计1分。衰弱指数=缺陷项总数/70条。衰弱指数的优点是评估全面，对于不良预后有更精准的判断。为了便于临床使用，Rockwood团队又提出了CSHA（the Canadian Study of Health and Aging）临床衰弱量表（Clinical Frailty Scale，CFS）。采用了简单的临床参数，纳入了共病、认知损害和功能情况，从临床上主观判断，对患者的情况分为七级（表4-2）。

表4-2　临床衰弱量表（Rockwood，
加拿大人健康与衰老研究）

衰弱分级	具体测量
1. 非常健康	精力充沛、积极、动机明确，适应力强、规律运动，在同龄者中健康状况最好
2. 健康	无活动性疾病，但健康程度略逊于第1类

续表

衰弱分级	具体测量
3. 健康但伴有需要治疗的疾病	相比第 4 类,临床症状控制良好
4. 亚健康	无明显依赖,但常抱怨"行动变慢"或有疾病症状
5. 轻度衰弱	IADL 部分依赖
6. 中度衰弱	IADL 和 ADL 均有依赖
7. 重度衰弱	ADL 完全依赖,或疾病终末期

衰弱的预防与干预

● 运动锻炼:避免少动与制动。建议 30min/d 的有氧运动,抗阻力运动 2 次 / 周。

● 营养支持:建议老年人增加蛋白质摄入、维生素 D 补充可以有效地预防跌倒、改善平衡。

● 健康管理:每年进行老年人健康问题筛查,包括慢性病、多重用药、老年综合征(衰弱 / 肌少症、抑郁、痴呆、疼痛、跌倒、营养不良等)与社会环境因素等;采取预防措施,如疫苗,以及连续性的管理。在衰弱早期给予有效干预,可一定程度恢复老人的功能状态,改善生活质量。

● 共病管控:对于高龄、共病的住院患者和护理院老人均应行 CGA,并根据评估结果予以干预,注意预防住院带来的不良问题;发展以社区医疗为主,以家庭和小团体为单位的跨学科团队全人管理模式。

(康 琳 朱鸣雷)

第5章

跌　　倒

定义

跌倒(falls)是指意外摔倒或滑坐在平地或低处,不伴有意识丧失;跌倒需除外由严重的身体疾患(如癫痫、卒中及晕厥)所致的摔倒,这些疾患需要加以识别并处理。

病因

病因常是多因素的,内因(如平衡能力差、虚弱、慢性疾病、视力和认知能力的损害)。外因(如多重用药等),以及环境(如照明不佳、地面不平、不安全设施等)。

跌倒造成的伤害

- 骨折;长期卧床还可引起肺部或泌尿系感染、深静脉血栓形成、衰弱、压疮等并发症,导致伤残、失能和死亡。
- 硬膜下血肿、严重的软组织损伤。
- 因害怕跌倒而不敢活动,引起躯体功能下降和行为退缩。

跌倒的危险因素

内因

- 增龄相关:下肢肌力减弱,平衡功能下降,步态不协调;视力减退、分辨能力下降。
- 慢性病和老年综合征:影响视力的各种眼病、认知功能障碍、抑郁症、谵妄、前列腺肥大、帕金森病、骨质疏松、骨关节病和足病、衰弱等。

● 心理因素:害怕跌倒,形成"跌倒 - 沮丧害怕 - 更容易跌倒"的恶性循环。

外因

● 多重用药

◇ 神经系统药物,如镇静催眠药(苯二氮䓬类)、抗抑郁焦虑药(三环类)、抗组胺药、抗精神病药及麻醉剂 / 肌松剂。

◇ 引起血容量相对不足,直立性低血压的药物,如利尿剂、泻剂、血管扩张药。

◇ 可引起低血糖的降糖药。

● 鞋:鞋的大小不合适,鞋底过厚、过软,鞋底过滑均容易造成跌倒。

● 使用辅助工具不当。

● 环境:尤其是进入新环境 1 周内。

◇ 室内:地面湿滑、不平整、未固定的小块地毯,过道放置杂物,门槛、台阶 / 楼梯过高、过窄,光线差,座椅、坐便器高度过低,无扶手等。

◇ 室外:户外公共设施不适于老年人等。

跌倒的评估

病史采集询问要点

● 走路和平衡有无困难?

● 近 1 年来是否发生过跌倒? 跌倒几次?

如有跌倒史,询问:

● 跌倒在哪里发生的? (必要时进行家访)

● 跌倒发生时在做什么?

● 是否有意识丧失和尿便失禁? (如有晕厥,要进一步进行心脏或神经系统检查)

老年综合评估

特别是评估认知功能、药物核查(平时用药清单,包含 OCT 药物,是否饮酒,近期是否有新更换的药物)和 ADL。

查体

● 意识状态、体温、3 分钟卧立位血压变化、心脏查体、血管杂音、神经系统查体(Romberg 试验、共济试验、四肢肌力和肌张力)、关节活动度和足底检查。

● 平衡和运动功能

◇ 平衡:双足前后错开半足距站立(semi-tandem stance),正常 >10 秒;如果不能完成,则做并足站立试验(side-by-side test)。

◇ 五次起坐试验(five-chair rising):双手抱肩,5 次起坐,测定下肢肌力和关节活动。正常参考值 <10 秒。

◇ 起立 - 行走试验(timed get-up and go test):从有扶手的椅子(高度 46cm)上站起来走 3m,转身走回来坐下。可使用辅助工具,但不能换扶,可综合评估患者的下肢肌力、平衡以及步态,正常 <12 秒。

◇ 检查"鞋",一般而言薄的硬底鞋效果最好。

辅助检查

血红蛋白、血尿素氮、肌酐、血糖、维生素 B_{12}、甲状腺功能。根据跌倒发生时的症状,对心脏和神经系统进行相应的检查:如超声心动、动态心电监测、头部的影像学检查。

跌倒的预防

筛查

应该每年对老年人进行 1 次跌倒风险评估。对高风险患者(痴呆、帕金森病、衰弱、多重用药、ADL 差;住院、住护理院的老年患者均属于跌倒高风险对象)要每半年评估 1 次。

社区老年人跌倒的预防

● 经常参加体育锻炼(太极拳、行走),维持肌肉力量和平衡。

- 居家环境改造,保证安全。
- 定期到医疗机构检查(跌倒筛查或老年综合评估)。

针对性干预措施

根据其跌倒相关的危险因素采取有针对性的干预措施,可由多学科团队完成。

跌倒的现场处理

目击者:发现老年人跌倒,不要急于扶起,要分情况进行处理(图 5-1):

- 老年人意识不清
◇ 立即拨打急救电话或喊人帮忙。
◇ 判断呼吸心跳,如呼吸心跳停止,应立即进行心肺复苏等急救措施。
◇ 有外伤出血,立即止血、包扎。
◇ 有呕吐,将头偏向一侧,并清理口鼻腔呕吐物,保证呼吸通畅。
◇ 有抽搐,移至平软地面或身体下垫软物,防止碰擦伤;防止舌咬伤;不要硬掰抽搐肢体,防止肌肉、骨骼损伤。
◇ 如需搬动,保证平稳,尽量平卧。
- 老年人意识清楚:不要随意扶起或搬动,注意保温。询问如下:
◇ 老人对跌倒过程是否有记忆? 如不能记起,可能为晕厥或脑血管意外。
◇ 是否有剧烈头痛或口角歪斜、言语不利、手脚无力等脑卒中迹象?
◇ 查看有无肢体疼痛、位置异常等提示腰椎损伤或骨折迹象? 如老年人试图自行坐起或站起,可协助老人。
◇ 如需搬动,应平卧移至平板上。
◇ 老人发生跌倒后均应在照料者陪同下就诊,评估跌倒风险,制订防跌方案。

自我处理(教育老人掌握)

- 较舒适地平躺,保持体温,争取向他人寻求帮助。
- 休息片刻,等体力准备充分后使自己变成俯卧位,以椅子或其他物体为支撑,缓慢站起,电话求助。

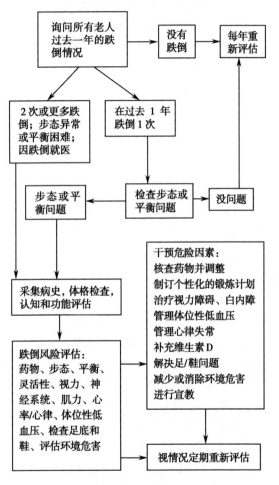

图5-1 跌倒的评估和干预流程

（葛 楠）

第6章

痴　呆

定义

痴呆（dementia）

也称痴呆综合征,慢性获得性记忆力下降,除了记忆障碍之外,至少合并一种其他认知功能受损(如语言、视 - 空间能力、执行功能),且足以影响日常生活。

轻度认知功能损害（mild cognitive impairment,MCI）

是指患者有记忆或认知损害,但对日常能力无明显影响,未达到痴呆的程度,是介于正常衰老和痴呆的中间状态。MCI 是痴呆的高危人群,发展成痴呆的危险性是正常老人的 10 倍,部分患者是痴呆的前期阶段。

痴呆的不同病因

- 阿尔茨海默病(Alzheimer's disease,AD): 占 60%~80%。
- 血管性痴呆、路易体痴呆(Lewy body dementia)、额颞叶痴呆(frontotemporal dementia)等占 15%~30%。
- 可逆性痴呆的病因:药物中毒、代谢性异常、甲状腺疾病、硬膜下血肿、正常颅压脑积水,占 2%~5%。

评估

目的是发现可逆性痴呆,予以相应治疗;及时诊断退行性病变引起的痴呆,可以改善认知功能,帮助患者了解预后,安排个人事宜。

- 从患者、家属或照料者处采集病史;全身和神经系统查体。

- 功能状态:ADL、IADL 评估(见老年评估章节)。

- 排除抑郁症:PHQ-9、GDS 筛查(见抑郁和老年评估章节)。

- 认知功能:注意力、即刻和延迟回忆、远期记忆力和执行功能。快速筛查采用 Mini-cog(见老年评估章节)或 AD8(ascertain dementia 8)进行痴呆筛查,如果筛查阳性,可用简易精神状态检查(MMSE),或蒙特利尔认知评估量表(MoCA)进行进一步评估。

- 实验室检查:血常规、TSH、维生素 B_{12}、叶酸、血钙、肝肾功能、电解质,必要时查 HIV 和梅毒血清学。有条件可行 AD 相关遗传学检查,化验血液及脑脊液。

- **神经影像学:尤其是有下列情况的患者:**

◇ 发病年龄 <60 岁。

◇ 有局灶性神经系统症状或体征。

◇ 急性起病和快速功能减退(数周至数月)。

◇ 临床表现提示正常颅压脑积水(起病在 1 年内,步态异常,不明原因的便失禁)。

◇ 有近期跌倒或头颅创伤病史。

◇ 有其他诱因(如转移瘤或抗凝治疗)。

常见的痴呆分类及临床鉴别要点(表 6-1)

表 6-1 常见痴呆分类及临床鉴别要点

	MCI	AD	血管性痴呆	路易体痴呆	额颞叶痴呆
起病	隐匿	隐匿	可突然起病或阶梯式	隐匿	隐匿,发病年龄 <60 岁

续表

	MCI	AD	血管性痴呆	路易体痴呆	额颞叶痴呆
认知功能症状	近期记忆力受损	记忆力、语言和视觉空间感觉	取决于缺血灶的分布	记忆力、视觉空间感觉、幻觉、波动性症状表现	执行力、脱抑制、淡漠、语言,记忆力+/-
运动症状	很少	早期少见,晚期有失用症	与缺血区相关	帕金森综合征	无
进展	未知	逐渐进展,超过8~10年	与再缺血发作同步	逐渐进展但较AD快	逐渐进展但较AD快
实验室检查	正常	正常	正常	正常	正常
影像学	可为全脑萎缩,海马体积小	可为全脑萎缩,海马体积小	MRI示皮层或皮层下改变	可为全脑萎缩	额叶和颞叶萎缩

注:AD:阿尔茨海默病;MCI:轻度认知功能损害;MRI:磁共振扫描

阿尔茨海默病(AD)

AD的诊断

- 痴呆综合征。

- 缓慢起病且持续进展。

- 排除其他躯体、神经或精神疾病以及药物所致的痴呆。

- 功能缺陷不仅仅只是在谵妄过程中出现。

AD 的危险因素和保护因素

确定的危险因素：

- 高龄
- 家族史,存在 APP、PS1、PS1 基因突变
- 抑郁

- APOE*4 等位基因阳性
- 唐氏综合征
- 心房颤动

可能的危险因素：

- 头部创伤
- 心血管病危险因素（吸烟、高胆固醇血症、高血压、糖尿病等）
- 谵妄

- 受教育程度低
- 绝经 10 年后开始激素治疗
- 其他基因突变

可能的保护因素：

- 地中海饮食
- 体力活动

AD 的病程

根据临床症状将 AD 分期如下：

轻度认知功能损害（MCI）:*MMSE 26~30

- 患者或其照料者报告,记忆力减退
- 有记忆力减退的客观证据
- 轻度空间构造、语言或执行能力下降

- 无功能障碍(不影响日常生活)
- 每年有 6%~15% 转化为 AD
- 部分 MCI 者可能不进展为 AD

早期,轻度功能障碍(症状性起病后 1~3 年):*MMSE 21~25

- 时间定向力障碍
- 命名困难(命名不能)
- 近期回忆困难
- 轻度的临摹图形困难

- 洞察力减退
- 社会功能退缩
- 易激惹,情绪改变
- 理财困难

续表

中期,中度功能障碍(发病后 2~8 年):*MMSE 11~20

- 时间、地点定向力障碍
- 理解困难(失语)
- 对新事物的学习能力下降
- 在熟悉的环境中迷路
- 计算力下降

- 妄想,激越,有攻击性
- 不能做饭、购物、理财
- 坐立不安,焦虑,抑郁
- 穿衣、剃须困难

晚期,严重功能障碍(发病后 6~12 年):*MMSE　0~10

- 几乎只能说难于理解的言语
- 远期记忆丧失
- 不能临摹或写字

- 不能穿衣或剃须
- 尿、便失禁
- 行为或言语激越

*MMSE:Mini-Mental State Examination

AD 的精神行为症状

精神症状(如妄想,幻觉)

- 见于约 20% 的 AD 患者。
- 妄想可能有偏执特征(如怀疑别人偷东西、配偶不忠诚)。
- 幻觉(约 11% 患者),其中视幻觉更常见。

抑郁

- 多达 40% 的 AD 患者有抑郁;抑郁可在 AD 发病前出现。
- 如不治疗,可加剧功能退化。
- 如果患者拒食或有退缩行为,应怀疑有抑郁。

淡漠

- 发生率很高,并持续于整个 AD 病程中。
- 较认知功能损害引起的 ADL 下降更严重。
- 与抑郁高度重叠,但缺乏抑郁情绪、自责和无望的感觉。

激越或攻击性

- 见于约 80% 的 AD 患者。

- 要考虑到合并谵妄,或疼痛诱发。

痴呆的治疗

治疗目标

通过加强认知功能、调整情绪和行为,改善患者的生活质量,最大限度地维持其功能状态。

总体治疗原则

- 诊断并治疗共病(如高血压、糖尿病);通过锻炼,平衡膳食,减少应激来维持脑健康。

- 避免使用抗胆碱能药物,如阿托品类、苯海拉明、羟嗪、奥昔布宁、三环类抗抑郁药、氯氮平和硫利达嗪。减少精神科药物的临时使用。

- 将患者的行为活动具体化和量化,保持生活规律。

- 识别和分析患者自残或伤害他人行为的表现和环境诱发因素(如过度刺激,不熟悉的周围环境,使患者有挫败感的事情);要排除潜在的躯体不适(如疾病或用药);首选非药物疗法。

- 评估和监测精神状态,减少走失风险;建议患者及其家属考虑驾驶、财务处理等后续问题。

- 向患者及家属宣传生前预嘱,对重症患者要考虑安宁缓和医疗的内容。

对问题行为的非药物疗法

改善功能

- 行为调整,定时如厕,对尿失禁者定时提醒排尿。

- 采取分级生活支持,提供尽可能少的帮助,让患者在日常生活中能充分发挥和参与;通过练习和强化学习提高生活独立性。

针对问题行为

- 寻找和除去一切可能诱发问题行为的因素。
- 用餐和沐浴时放音乐。

- 散步或做适量锻炼。
- 用录像和录音磁带模拟家属的出现。
- 宠物疗法。
- 用患者可以理解的话来交流。
- 日间光线明亮,避免噪声干扰。

认知功能障碍的药物治疗

- 胆碱酯酶抑制剂:轻～中度 AD 患者应该接受胆碱酯酶抑制剂治疗;多奈哌齐(donepezil,安理申)也被批准用于重度 AD 的治疗。

◇ 胆碱酯酶抑制剂的使用,应定期评价患者的获益和胃肠道不良反应,尤其应监测患者的体重变化。

◇ 仅 10%~25% 服用胆碱酯酶抑制剂的患者有轻度、全面的临床改善,更多患者的痴呆进展速度减缓。

◇ 初步研究发现,该类药物也可使帕金森病、路易体痴呆和血管性痴呆患者获益。

◇ 没有证据表明,胆碱酯酶抑制剂可以延缓 MCI 患者转化为痴呆,但早期治疗可使较高的功能水平维持更久。

◇ 胆碱酯酶抑制剂可缓解认知功能以外的症状进展。

◇ 胆碱酯酶抑制剂会使行为变异型额颞叶痴呆的症状加重。

◇ 较大剂量使用时副作用增加;可能的副作用包括恶心、呕吐、腹泻、消化不良、厌食、体重下降、腿痉挛、心动过缓、晕厥、失眠和激越行为。

- 美金刚:(N–甲基–D–天门冬氨酸受体阻滞剂),单用或与多奈哌齐合用,对中～重度 AD 患者有一定的疗效。

◇ 美金刚的副作用较少,包括:意识模糊,头晕,便秘,头痛。

◇ 应用后要让照顾者注意患者的行为和日常生

活功能变化。

● 疾病晚期,在 FAST(functional assessment staging test)=7 时,停用认知功能增强药物。

● 维生素 E 1 000IU,每 12 小时 1 次(q12h),可延缓 AD 患者的功能下降(注意:心血管疾病患者要慎用,因为≥ 400IU 可增加死亡率)。

● 通常不推荐使用银杏叶提取物。

● 增强认知功能的药物(表 6-2)。

表 6-2　增强认知功能的药物

药物	用法	注意	不良反应
多奈哌齐	起始量 5mg/d,1 个月后增至 10mg/d(肝代谢)	用药前查 ECG,注意血压和心律／率	最常见:腹泻、肌肉痉挛、乏力、恶心、呕吐和失眠。有引起哮喘、心脏传导阻滞和溃疡病加重的风险
卡巴拉汀	起始剂量 1.5mg,q12h,1 个月后增至最小有效剂量 3mg,q12h;如能耐受再增至 6mg,q12h;停药后再服药需重新滴定(肾排泄)	同上	同上,不良反应与剂量相关
美金刚	起始剂量 5mg,qd,每周增加 5mg 至最大剂量 10mg,q12h;如果 CrC<30ml/min,最大剂量 5mg,q12h(肾排泄)		常见不良反应(发生率 <2%):幻觉、意识混沌、头晕、头痛和疲倦

激越症状的处理

● 首先考虑非药物治疗。

● 除去诱因,如处理患者不能表达的需求或疼痛等。

● 增强认知功能的药物可能延缓功能恶化,如果停药可加重激越症状。

- 小剂量抗精神病药物疗效有限但可能需要用；但注意这是超出适应证范围用药，且与安慰剂比较可引起 AD 患者的死亡率增加。只有在非药物治疗完全失败、患者对本人或他人构成威胁时，才可以用抗精神药物治疗。

淡漠的处理

- 评估是否存在抑郁症，必要时予以治疗。
- 胆碱酯酶抑制剂可能有效。

关注照料者的问题

- 超过半数照料者有抑郁。
- 躯体疾病、孤独、焦虑和身心疲惫常见。
- 对照料者采取强化教育和援助措施，提供支持、教育和信息服务，可缓解他们的压力，缓解愤怒，挫败和内疚等情感障碍。

（王秋梅）

第7章

抑郁和焦虑

抑郁

定义

抑郁(depression),也称抑郁障碍,以显著而持久的心境低落为主要特征。抑郁综合征包括:心境低落、兴趣减退、精力丧失、睡眠紊乱、食欲和体重改变、精神运动性迟滞或激越、注意力不集中、无价值感以及自杀观念/行为。

发病情况

我国部分省市的调查显示:抑郁障碍在 ≥ 55 岁老年人患病率为 3.8%。在心血管科、消化科、神经科和妇科门诊患者中,抑郁障碍的患病率分别为 12.9%、17.4%、19.6% 和 14.6%。

评估

老年患者心境低落的主诉并不突出,而过度关注躯体健康很常见,因此常就诊于综合医院各科室。应注意识别。

筛查

使用抑郁筛查问卷有助于发现可疑患者,目前常用的筛查工具有:

● 老年抑郁量表(geriatric depression scale,GDS,简洁版),包含 15 个条目"是"与"否"问答的自评量表,老年人容易理解,国外应用较多。正常为 0~5 分,5 分以上提示抑郁(GDS 见第 2 章老年综合评估)。

- 患者健康问卷抑郁量表(patient health question-naire-9,PHQ-9),包含 9 个条目,在国外老年人中应用较多。也可以用 PHQ-2 筛查,包括两个问题:近 2 周是否常常觉得做事没有兴趣? 近 2 周是否常常觉得情绪低落、压抑、没有希望? (见第 2 章老年综合评估)

- 医院焦虑抑郁量表(hospital anxiety and depress-ion scale,HADS),14 个条目的自评量表,2 个独立的 7 个条目分量表分别评估抑郁和焦虑,每个条目得分范围为 0~3 分,中文版抑郁分量表以 9 分作为界值。

- Zung 抑郁自评量表(SDS,见表 7-1),20 个条目的自评量表,每个条目得分范围为 1~4 分,各条目总和乘以 1.25 换算为标准分,<50 分以下为正常,抑郁:轻度 =50~59 分,中度 =60~69 分,重度 ≥ 70 分。

表 7-1 Zung 抑郁自评量表(SDS)

指导语:请根据你现在或过去一周的情况,独立地、不受任何人影响地完成下列问题的回答,一般在十分钟内完成。

	从无或偶尔	少部分时间	相当多时间	绝大部分或全部时间
1. 我觉得闷闷不乐,情绪低沉	1	2	3	4
2. 一天中,我觉得早晨的心情最好	4	3	2	1
3. 我一阵阵哭出来或觉得想哭	1	2	3	4
4. 我晚上睡眠不好(睡眠障碍)	1	2	3	4
5. 我吃得跟平常一样多	4	3	2	1

续表

	从无或偶尔	少部分时间	相当多时间	绝大部分或全部时间
6. 我与异性密切接触时,和以往一样感到愉快	4	3	2	1
7. 我发觉我的体重在下降	1	2	3	4
8. 我有便秘的苦恼	1	2	3	4
9. 我心跳比平常快	1	2	3	4
10. 我无缘无故地感到疲乏	1	2	3	4
11. 我的头脑跟平常一样清楚	4	3	2	1
12. 我做我熟悉的事情没有困难	4	3	2	1
13. 我觉得心情不安,难以平静	1	2	3	4
14. 我对将来抱有希望	4	3	2	1
15. 我比平常容易生气激动	1	2	3	4
16. 我觉得我作出决定是容易的	4	3	2	1
17. 我觉得自己是个有用的人,有人需要我	4	3	2	1
18. 我的生活过得很有意义	4	3	2	1
19. 我认为如果我死了,别人会生活得好些	1	2	3	4
20. 平常感兴趣的事我仍然感兴趣	4	3	2	1

注:各条目总和分数乘以 1.25 换算为标准分,<50 分以下为正常,抑郁:轻度 =50~59 分,中度 =60~69 分,重度 ≥ 70 分

医学评估

目的是排除器质性病变,血常规、肝肾功能、电解质、血糖、甲状腺功能。根据病史和体检可以选择抗核抗体、HIV、脑电图、头部影像学检查等。

抑郁诊断标准(表7-2)

表7-2 ICD-10抑郁发作诊断标准

症状学标准	
以下3条核心症状至少符合2条	以下7条附加症状至少符合2条
1. 心境低落,对个体来讲肯定异常,存在于一天中大多数时间里,且几乎每天如此,基本不受环境影响 2. 对平常能享受乐趣的活动丧失兴趣和愉快感 3. 精力不足或过度疲劳	1. 集中注意和注意的能力降低 2. 自我评价和自信降低 3. 自罪观念和无价值感 4. 认为前途暗淡悲观 5. 自伤或自杀的观念或行为 6. 睡眠障碍 7. 食欲下降

严重程度标准
为症状困扰,继续进行日常的工作和社交活动有一定困难

病程标准
符合症状标准和严重标准至少已持续2周

亚综合征型抑郁(subsyndromal depression,SSD)

主要针对老年人,实际上是根据现有诊断标准不能被诊断为抑郁发作,但是需要药物和非药物干预治疗的一类问题。SSD不符合抑郁发作的所有诊断标准,可以包括适应不良、伴有焦虑的轻度抑郁,也可以很严重,引起功能损害。

治疗

非药物治疗

● 医患关系：建立良好的医患关系是治疗老年抑郁的第一步，耐心倾听，接受患者的症状和主诉，避免简单地给予建议和鼓励。

● 解释病情：向患者解释抑郁如何造成各种躯体症状和不适，抑郁症的普遍性和可治性，治疗方式的选择和预后。

● 选择治疗方式：根据患者病情和意愿综合考虑。轻－中度患者可选择在门诊治疗和随访，重度患者需要在精神心理科接受治疗，对于老年住院患者可选择通过老年综合评估，精神心理科医师联合查房的形式进行治疗。

● 心理治疗：用于有心理治疗意愿的轻－中度抑郁患者，或与药物治疗合用。常用方法有：认知－行为疗法，人际关系治疗，问题解决法。对认知障碍患者侧重于情感表达、理解和共情。

● 对于重度或精神病性抑郁，考虑电休克治疗（electroconvulsive therapy）。

药物治疗

可缓解老年抑郁障碍患者的症状，还可以降低老年人自杀风险。药物治疗需要遵循以下原则：

● 药疗应当建立在对患者完整的诊断评估基础上，应特别关注躯体疾病与合并用药。

● 足量治疗：在没有药物不良反应的情况下，积极将药物剂量滴定至治疗剂量。

● 抗抑郁药应在滴定到足量，且使用至少 4~6 周后评估，以决定药物是否有效；如疗效不好可考虑增加药物剂量；如仍不好可考虑换用不同作用机制的药物或转诊精神心理科。

- 尽管不同抗抑郁药的疗效有细微差别,但其差别主要表现在不良反应上。

- 如果患者耐受良好,应当使用既往有效的抗抑郁药。

- 由于老年患者肝肾对药物代谢的能力减低,应当小剂量起始,缓慢滴定增量,治疗剂量可能低于年轻患者。

- 抗抑郁药物的联合使用会增加药物的不良反应,SSRI 类抗抑郁药可能会增加出血性卒中风险,尤其是有卒中风险的患者,应从小剂量开始并予以监测;在开始 SSRI 类药物治疗之前和之后几周内要监测血钠浓度,警惕由药物引起的低钠血症者。SSRI 类药物也会增加胃肠道和术后出血的风险。

- 首次发作患者在症状缓解后至少应维持治疗6~12 个月。多数重度抑郁症的老年患者需要长期维持治疗。

抗抑郁药的选择(表 7-3)

- 一线治疗:5-羟色胺再摄取抑制剂(SSRIs),5-羟色胺和去甲肾上腺素再摄取抑制剂(SNRIs),米氮平或安非他酮。

- 二线治疗:一线抗抑郁药加非典型抗精神病药物,SSRI 类药物加用丁螺环酮或安非他酮。

避免用于老年人的抗抑郁药物

- 阿米替林:抗胆碱能,镇静,低血压。

- 多塞平(>6mg/d):抗胆碱能,镇静,低血压。

- 丙米嗪:抗胆碱能,镇静,低血压。

- 马普替林:癫痫发作,皮疹。

- 圣约翰草(贯叶连翘 /St.John'swort):药物相互作用多,光过敏,轻躁狂(hypomania)。

表 7-3 用于老年人的抗抑郁药

药物	镇静作用	抗胆碱能作用	体位性低血压	致心律失常可能	起始剂量（mg/d）	常用剂量（mg/d）	说明
SSRI（5-羟色胺再摄取抑制剂）							低钠血症，上消化道出血风险，自杀（治疗初期），骨密度降低，脆性骨折，有跌倒、骨折及 SIADH 病史者慎用
氟西汀	低	低	极低	低	5，晨服	10~60	药物半衰期长，2 周起效，抑制食欲
帕罗西汀	低	低 – 中	极低	低	5	10~40	对焦虑症状明显有效，撤药症状（眩晕）
西酞普兰	低	低	低	低	10~20	20~40	60 岁以上老人最大剂量 20mg/d，药物相互作用少，QT 延长风险
艾司西酞普兰	低	低	低	低	5	10	60 岁以上老人最大剂量 10mg/d，药物相互作用少，耐受性好，QT 延长风险
舍曲林	低	低	极低	低	25，晨服	50~200	药物相互作用少，耐受性好

续表

药物	镇静作用	抗胆碱能作用	体位性低血压	致心律失常可能	起始剂量（mg/d）	常用剂量（mg/d）	说明
SNRI（5-羟色胺和去甲肾上腺素再摄取抑制剂）							低钠血症，SIADH 病史者慎用
文拉法辛（缓释）	低	低	低	低	37.5~75	75~225	药物相互作用少，对焦虑、躯体疼痛有优势；可引起血压升高，有消化道症状
度洛西汀	低	低-中	低	低	20	20~30,12 小时一次	对疼痛有效，不良反应包括恶心、口干、便秘、腹泻、排尿不畅，CrCl 30~60ml/min 需减量，CrCl<30ml/min 禁用
其他							
米氮平	高	低	低	低	7.5，睡前	15~45	可增加食欲、镇静、促眠，胃肠道耐受好

焦虑

定义

从整体讲,焦虑(anxiety)是老年人最常见的精神障碍。与年轻人相比,老年人的惊恐障碍,社交恐惧症较少见。广泛性焦虑障碍和继发于躯体疾病的焦虑障碍是老年人最常见的焦虑障碍(老年人的广泛性焦虑和新发焦虑常继发于躯体疾病、与健康相关的生活质量、抑郁或药物的不良反应及戒断)。

广泛性焦虑障碍诊断标准(ICD-10)

基本特征

● 泛化且持续的焦虑,不局限于甚至不是主要见于任何特定的外部环境(即"自由浮动")。

● 如同其他焦虑障碍,主要症状多种多样,但以下主诉常见:总感到神经紧张、发抖、肌肉紧张、出汗、头重脚轻、心悸、头晕、上腹不适。

● 常诉及自己或亲人很快会有疾病或灾祸临头。

● 在女性更为多见,并常与应激有关。

● 病程不定,但趋于波动并成为慢性。

诊断要点

一次发作中,患者必须在至少数周(通常为数月)内的大多数时间存在焦虑的原发症状,这些症状通常应包含以下要素:

● 恐慌(为将来的不幸烦恼,感到"忐忑不安",集中注意困难等)。

● 运动性紧张(坐卧不宁、紧张性头痛、颤抖、无法放松)。

● 自主神经活动亢进(头重脚轻、出汗、心动过速、呼吸急促、上腹不适、头晕、口干等)。

惊恐障碍诊断标准（ICD-10）

基本特征

● 严重焦虑（惊恐）的反复发作,焦虑不局限于任何特定的情景或某一类环境,因而具有不可预测性。

● 如同其他焦虑障碍,主要症状因人而异,但突然发生的心悸、胸痛、哽咽感、头昏、非真实感（人格解体或现实解体）常见。

● 几乎不可避免地同时伴发有害怕会死、失去控制或发疯。

● 通常一次发作仅持续数分钟,但有时长一些,发作频率和病程都有相当大的变异性。

● 处于惊恐发作中的患者常体验到害怕和自主神经症状的不断加重,这致使患者十分急切地离开其所在的场所。如果发生在特定情境（如在公共汽车上）,患者以后可能回避这些情境。

● 频繁的、不可预测的惊恐发作可导致害怕独处或害怕进入公共场所。

● 一次惊恐发作常继之以持续性地害怕再次发作。

诊断要点

要确诊应在一个月之内存在几次严重的植物性焦虑:

● 发作出现在没有客观危险的环境。

● 不局限于已知的或可预测的情境。

● 发作间期基本没有焦虑症状（尽管预期焦虑常见）。

焦虑的鉴别诊断

● 恐怖症:应与作为确定的恐怖障碍一部分出现的惊恐发作相区分。

● 躯体疾病引起的焦虑:

◇ 心血管:心律失常,心绞痛,心肌梗死,心力衰竭。

⋄ 内分泌：甲亢或甲减，低血糖，胰腺内分泌肿瘤，嗜铬细胞瘤。

⋄ 神经：运动障碍，颞叶癫痫，多发性硬化，TIA、阿尔茨海默病

⋄ 呼吸系统：COPD，哮喘，肺栓塞。

● 药物引起的焦虑：

⋄ 咖啡因	⋄ 精神药物：抗抑郁药，抗精神病药，兴奋剂
⋄ 糖皮质激素	⋄ 拟交感药：伪麻黄碱，β 受体激动剂
⋄ 尼古丁	⋄ 甲状腺激素替代过度

● 戒断反应：酒精，镇静药，催眠药，苯二氮䓬类，SSRIs。

● 抑郁：可继发于抑郁障碍，如能同时符合抑郁障碍的标准，不应把焦虑障碍作为主要诊断。

评估

● 常用筛查量表

⋄ Zung 焦虑自评量表（self-rating anxiety scale，SAS，表 7-4）：含有 20 个项目，各个得分相加即得粗分；用粗分乘以 1.25 以后取整数，得到标准分正常 <50 分，焦虑：轻度 =50~59 分，中度 =60~69 分，重度 ≥ 70 分。

⋄ 医院焦虑抑郁量表（HADS），14 条，以 9 分为界值。

● 病史采集要点

⋄ 病前心理社会因素：负性生活事件、亲友患病或死亡、本人患病等。

⋄ 病程特点，焦虑情绪有无客观对象，对社会生活功能的影响。

⋄ 既往史：躯体疾病（注意患者描述是否可靠）和用药（包括酒精、咖啡因、物质滥用、OTC），精神障碍史。

⋄ 家族史：特别是焦虑障碍、物质依赖。

- 精神状态评价。

- 体格检查:关注焦虑表现(如快速性心律失常,呼吸急促,出汗,震颤)。

- 实验室检查:血常规,血糖,TSH,VitB$_{12}$,ECG,氧饱和度,药物和酒精筛查。

表 7-4　Zung 焦虑自评量表(SAS)

指导语:请根据你现在或过去一周的情况,独立地、不受任何人影响地完成下列问题的回答,一般在十分钟内完成。

	没有或偶尔	少部分时间	相当多时间	绝大部分或全部时间
1. 我觉得比平常容易紧张和着急 (焦虑)	1	2	3	4
2. 我无缘无故地感到害怕　(害怕)	1	2	3	4
3. 我觉得心里烦乱或觉得惊恐 (惊恐)	1	2	3	4
4. 我觉得我可能将要发疯 (发疯感)	1	2	3	4
5. 我觉得一切都很好,也不会发生什么不幸　　　　　(不幸预感)	4	3	2	1
6. 我手脚发抖打颤　　(手足颤抖)	1	2	3	4
7. 我因为头痛、颈痛和背痛而苦恼 (躯体疼痛)	1	2	3	4
8. 我感到容易衰弱和疲乏　(乏力)	1	2	3	4
9. 我觉得心平气和,并且容易安静坐着 (静坐不能)	4	3	2	1
10. 我觉得心跳很快　　　(心悸)	1	2	3	4
11. 我因为一阵阵头晕而苦恼 (头晕)	1	2	3	4
12. 我晕倒发作或觉得要晕倒似的 (晕厥感)	1	2	3	4

续表

	没有或偶尔	少部分时间	相当多时间	绝大部分或全部时间
13. 我呼气吸气都感到很容易 （呼吸困难）	4	3	2	1
14. 我手脚麻木和刺痛 （手足刺痛）	1	2	3	4
15. 我因为胃痛和消化不良而苦恼 （胃痛或消化不良）	1	2	3	4
16. 我常常要小便 （尿意频繁）	1	2	3	4
17. 我的手常常是干燥温暖的 （多汗）	4	3	2	1
18. 我脸红发热 （面部潮红）	1	2	3	4
19. 我容易入睡，且睡得很好 （睡眠障碍）	4	3	2	1
20. 我做恶梦 （恶梦）	1	2	3	4

注：各个得分相加即得粗分；用粗分乘以 1.25 以后取整数，得到标准分正常 <50 分，焦虑：轻度 =50~59 分，中度 =60~69 分，重度 >70 分

治疗

非药物治疗

• 要求患者认知功能正常，有求治愿望。

• 认知行为治疗：对广泛性焦虑障碍、惊恐障碍可能有效。

• 逐级脱敏疗法：用于惊恐障碍和恐怖症，通过逐渐增加诱因暴露强度，使患者学会如何控制由其产生的焦虑。

• 行为治疗：单用可能有效，但多与药物联合治疗。

药物治疗（同抗抑郁药，见表 7-3）

• 惊恐障碍：舍曲林，帕罗西汀；二线用药包括 β

受体阻滞剂和非典型抗精神病药。

● 广泛性焦虑障碍:度洛西汀,艾司西酞普兰,帕罗西汀,舍曲林,文拉法辛缓释剂。首选 SNRIs/SSRIs(氟西汀、艾司西酞普兰、舍曲林、文拉法辛缓释剂),丁螺环酮。

● 创伤后应激障碍:帕罗西汀,舍曲林。

● 强迫障碍:氟西汀,氟伏沙明,帕罗西汀,舍曲林;二线用药包括 β 受体阻滞剂和非典型抗精神病药。

● 社交恐惧症:帕罗西汀,舍曲林,文拉法辛缓释剂。

● 苯二氮䓬类(如果有跌倒、骨折病史,应慎用):

◇ 常用于急性焦虑、广泛性焦虑障碍、惊恐、强迫障碍。

◇ 选择半衰期短且经肝脏通过直接结合方式代谢的药物。

◇ 可引起认知功能障碍、跌倒、过度镇静、精神运动障碍。

◇ 仅建议短期使用(60~90 天)。

◇ 推荐用于老年人焦虑症有:劳拉西泮,0.5~2mg,bid~tid;奥沙西泮 10~15mg,q8~12h。

● 非苯二氮䓬类催眠药:唑吡坦(思诺思)、扎来普隆、佐匹克隆(三辰)不用于治疗焦虑障碍,可用于改善焦虑障碍患者睡眠(见第 8 章"睡眠障碍")。

● 丁螺环酮

◇ 5-羟色胺 1A 部分激动剂,对广泛性焦虑障碍和躯体疾病伴发的焦虑症状有效。

◇ 对急性焦虑、惊恐发作或强迫障碍无效。

◇ 可能需要 2~4 周起效。

◇ 推荐给老年人的剂量:7.5~10mg,q12h。

◇ 无药物依赖、耐药、戒断反应、中枢神经系统抑制或明显的药物相互反应。

● 抗组胺药,非典型抗精神病药。

(洪 霞 姜 珊)

第8章

睡 眠 障 碍

睡眠障碍(sleep disorders)的分类

- 昼夜节律紊乱(如时差)
- 失眠(难以启动或维持睡眠,或睡眠质量差)
- 类失眠(唤醒、局部觉醒和睡眠阶段过渡的障碍)
- 中枢起源的嗜睡症(如嗜睡症)
- 与睡眠有关的呼吸障碍(中枢和阻塞性睡眠呼吸暂停和睡眠相关的低通气低氧 – 综合征)
- 睡眠相关运动障碍(如RLS,不宁腿综合征)

失眠

定义

失眠(insomnia)是指在具备充分的睡眠机会和环境的前提下,发生以失眠为主的睡眠质量不满意状况,表现为难以入睡、睡眠不深、多梦、醒后不易再睡,早醒,或自觉睡眠明显不足等。按症状出现的阶段分为如下三类:

- 早段失眠:指上床睡觉时超过30分钟才能入睡。
- 中段失眠:指睡后频繁醒来或夜间醒来时间超过30分钟,或晚上睡眠不足5小时。
- 末段失眠:指早上提前醒来至少1小时,不能再入睡。

危险因素及恶化因素

- 可治疗的疾病:情感障碍、焦虑、丧亲反应,咳嗽、抑郁、呼吸困难(心源性或肺源性),甲亢,胃食管反流,夜尿症,疼痛,感觉障碍,应激,帕金森病,卒中等。

● 药物:酒精、抗抑郁药物、咖啡因、β 受体阻滞剂、支气管扩张剂、糖皮质激素、利尿剂、左旋多巴、甲基多巴、尼古丁、苯妥英、黄体酮、奎尼丁、利血平、镇静药及拟交感神经药。

诊断

需同时满足下列临床特征:

● 主诉入睡困难,或难以维持睡眠,或睡眠质量差。

● 这种睡眠紊乱每周 ≥ 3 次,并持续一个月以上。

● 日夜专注于失眠,过分担心失眠的后果。

● 睡眠的量和(或)质的不满意引起了明显的苦恼,或影响了社会及职业功能。

评估

常用量表

● 匹兹堡睡眠质量指数(PSQI):自评量表,评定患者最近 1 个月的睡眠质量,总分范围为 0~21,得分越高表示睡眠质量越差。大于 7 为分界值。

● 睡眠日记:制作大幅表格,请患者每天晨起后填写前一天的睡眠情况及各项影响睡眠的因素,分析患者失眠的原因和变化规律,以便采取适当的、有针对性的措施。需连续记录 2 周,实施调整变化的方案后仍需继续记录,以便观察趋势。

辅助检查

多导睡眠图(PSG):可以作为睡眠障碍诊断的客观依据。

临床评估

● 确认失眠症状严重程度、病程和变化情况,及躯体、心理、社会功能受损程度。

● 患者的睡眠卫生情况,对睡眠的认知。

● 失眠诱发因素、维持因素及保护因素。

处理

● 相位提前(在清晨减少睡眠和晚上较早的困倦)是正常的老化现象,不需要治疗。

● 对大多数患者来说,最初的治疗应是行为治疗。药物通常不是最好的解决方案。

● 尽管安眠药对睡眠质量、总睡眠时间和夜间觉醒的频率有益处,但与认知或精神运动的风险相比,这些益处都很小。联合使用行为疗法和药物治疗比单一治疗更加有效。

● 行为治疗能使睡眠改善的效果维持得更持久,甚至在急性期治疗停药后也有效果。

非药物性治疗

改善睡眠卫生的推荐方法如下:

● 刺激控制——在日间:

◇ 每日锻炼,但在睡前2小时内避免剧烈运动。

◇ 日间享受充分的光照。

◇ 避免午睡或打盹。

◇ 午餐后限制或避免摄入酒精、咖啡因和尼古丁,尤其是睡前。

● 刺激控制——在睡眠时:

◇ 不要把睡觉时间当作忧虑的时间。写下对第二天的担忧,然后不要去想它们。

◇ 只在你的卧室里睡觉。

◇ 移开或盖上时钟。

◇ 避免阅读电子书或带有发光装置的平板电脑／手机。

◇ 养成睡觉的习惯(例如,睡前90分钟洗热水澡,睡前30~40分钟的放松、冥想或阅读)。

◇ 保持规律的作息时间,但是只有在困倦时才上床。

◇ 不要在床上做与睡眠无关的事情,如读书或看电视。

⋄ 保持卧室安静而黑暗,温度略低。

⋄ 如果上床 20 分钟内不能入睡,起床做一些舒缓的活动,如听轻柔的音乐或阅读(但不要暴露在明亮的灯光或电脑屏幕前)。

⋄ 不要饿着肚子上床,但睡前也不要吃得太饱。

● 认知行为治疗:要引导失眠者发现功能不良的睡眠观念,继而挑战此观念,再重建适应性睡眠观念。

● 行为治疗

⋄ 睡眠限制法:限制患者卧床总时间,逐渐改善睡眠效率,形成健康的睡眠行为。当睡着时间与在床上的时间比 ≥ 90% 的时候,每周增加 15 分钟卧床时间。

⋄ 放松:生物反馈,意向法训练,冥想,催眠。

药物治疗(表 8-1)

联合行为疗法比单纯用药更有效。

⋄ 采用最低有效剂量。

⋄ 不要在老年人中使用非处方药中的抗组胺药物治疗失眠。

⋄ 对失眠合并焦虑的患者,考虑使用 SSRIs 或丁螺环酮。

⋄ 对发作性的失眠患者,使用短效药物(如唑吡坦、扎来普隆);对持续失眠患者,使用长效药物(如左旋佐匹克隆、长效唑吡坦)。

⋄ 采用间隔给药法(每周 2~4 次)。

⋄ 短期应用药物(不超过 3~4 周)。

⋄ 逐渐停药。

⋄ 警惕停药后失眠反弹。

⋄ 镇静催眠药物均会增加跌倒风险。

表 8-1　治疗老年人失眠的有效药物

药物	常用剂量(mg)	半衰期	说明
抗抑郁药			
曲唑酮	25~150	12 小时	中度体位性低血压,对伴或不伴抑郁的失眠均有效
米氮平	7.5~15	31~39 小时	可增加食欲,有日间残留效应
苯二氮䓬类　中效			可能与摔倒、记忆丧失、失眠反弹等相关
艾司唑仑	1~2	12~18 小时	对缓解入睡困难有效,活性代谢产物可能蓄积对促进入睡及保持睡眠有效
劳拉西泮	0.25~2	8~12 小时	可促进入睡并保持睡眠,反复用可导致日间困倦;起效慢
非苯二氮䓬类　短效			
佐匹克隆	7.5~15	5 小时	少数可出现肌肉松弛
唑吡坦	5~10	0.7~3.5 小时	避免与酒精同用,可能出现意识障碍

睡眠呼吸暂停

睡眠呼吸暂停(sleep apnea)定义

阻塞性睡眠呼吸暂停(obstructive sleep apnea, OSA)和低通气(obstructive sleep hypopnea, OSH)

是指睡眠期间出现口鼻气流停止或幅度降低超过 10 秒而伴随呼吸努力存在的呼吸紊乱事件。

中枢性睡眠呼吸暂停（central sleep apnea，CSA）和**低通气**（central sleep hypopnea，CSH）

是指睡眠期间出现口鼻气流停止或幅度降低超过10秒而无呼吸努力存在的呼吸紊乱事件，没有上气道阻塞以及随后的呼吸努力来对抗其上气道塌陷。

睡眠呼吸暂停综合征（sleep apnea syndrome，SAS）

在睡眠过程中呼吸暂停和低通气反复出现，睡眠呼吸暂停/低通气指数（apnea hypopnea index，AHI，睡眠过程中平均每小时发生的呼吸暂停及低通气的次数）≥5次/小时并伴有白天过度嗜睡、疲乏等临床症状。

分类

阻塞性睡眠呼吸暂停综合征（obstructive sleep apnea syndrome，OSAS）

睡眠时严重打鼾、反复发生上气道部分或完全阻塞及胸腹运动增强，（OSA+OSH）≥5次/小时，可引起白天嗜睡、精神混浊，还导致神经认知、心、肺、脑血管等器官的并发症和某些职业工作的危险性。最为常见，可占成人睡眠呼吸疾患的90%以上。

中枢性睡眠呼吸暂停综合征（central sleep apnea syndrome，CSAS）

睡眠期间（CSA+CSH）≥5次/小时且CSA/CSH事件占所有呼吸紊乱事件的55%以上，通常导致日间嗜睡、乏力等症状。占成人睡眠呼吸疾患4%~10%。

危险因素

- 肥胖
- 男性
- 甲状腺功能减退
- 颅面结构异常
- 酗酒
- 肢端肥大症
- 遗传因素
- 吸烟
- 充血性心力衰竭
- 服用迷幻药或镇静剂
- 脑血管及神经系统疾病

评估：

● 多导睡眠图（polysomnography, PSG）：是诊断SAS 的"金标准"。

● 便携式或床旁睡眠呼吸监测：广泛用于 SAS 的筛查和临床诊断。

● Epworth 嗜睡量表和多次小睡潜伏时间试验（multiple sleep latency test, MSLT）：可用于 SAS 主观和客观嗜睡的评估。

治疗

行为治疗

● 患者教育，包括机动车事故风险增加的信息。

● 减肥：节食和运动，严重肥胖者可行药物或外科手术减肥。

● 戒烟酒，避免使用迷幻剂或镇静药物；

● 体位：侧卧睡眠而非仰卧。

● 运动：中等强度有氧运动，即使体重没有降低，也能改善症状。

● 口腔内具：使舌头在睡眠时也能保持在前方，或保持下颌向前；比 CPAP 效果差，但耐受度更好。多用于不想用 CPAP 的轻度至中度 OSA（AHI<30）患者。

● 对于中度睡眠呼吸暂停（AHI>15 和 <30）患者，口咽运动，包括舌头，软腭和侧咽壁，每天进行可改善症状并降低 AHI 评分。

药物治疗

● 目前尚无有效药物治疗 OSAS，一些呼吸中枢兴奋剂、乙酰唑胺、茶碱可能对部分 CSAS 有效。

● 莫达非尼（Modafinil）：可用于 SAS 在有效 PAP治疗后仍残存嗜睡的治疗。

● 治疗基础疾病。

气道内正压通气治疗（PAP）

● 是目前治疗 SAS 最有效的方法，已成为中、重度

SAS 首选的标准治疗。

- PAP 治疗的长期顺应性仅 40%~70%。

口腔矫治器治疗

- 适用于下颌后缩或小下颌 OSAS 患者。
- 最好是单纯鼾症和轻度 OSAS 者。
- 不建议用于口腔卫生不良,牙齿松动或有下颌关节疾患的 OSAS 患者。

外科手术治疗

- 对老年患者已很少推荐手术治疗。
- 一般适用于单纯鼾症、轻度和部分中度 OSAS,尤其是有腺样体肥大、鼻中隔偏曲和扁桃体肥大者。
- 手术方式包括悬雍垂腭咽成形术(UPPP),激光辅助悬雍垂腭咽成形术(LAUP),鼻中隔偏曲矫正术,舌外科手术,颌面外科手术。

睡眠相关运动障碍

夜间腿痛性痉挛(nocturnal leg cramps)

- 必须有肌肉收缩,在卧床发生,并通过用力拉伸受累的肌肉来缓解。
- 大多数是特发性的,但可能是由于细胞外容量不足、神经紊乱(如帕金森病、肌病、神经病)、下肢结构异常、长时间坐着。
- 每晚睡前拉伸腓肠肌和腘绳肌腱会有帮助。避免脱水。尽管证据表明使用奎宁可以有效果,但是不推荐用于夜间腿部痉挛,因为有可能引起严重的不良反应。
- 小型研究支持使用维生素 B 复合物,维拉帕米和地尔硫䓬。临床上有使用加巴喷丁治疗,但仍缺乏有效性的证据。没有证据支持镁的有效性。

不宁腿综合征(restless leg syndrome,RLS)

大部分可合并周期性动腿。

诊断标准

诊断至少应包括以下第 1~3 项

- 主诉夜间下肢不适感觉或难以入睡。
- 腓肠肌内有"虫爬样"严重不适感,常伴随下肢疼痛和瘙痒。
- 活动下肢可以缓解症状。
- 多导睡眠图监测证实睡眠起始阶段存在肢体活动。
- 症状不能用其他躯体或精神疾病及睡眠障碍解释。

继发因素

- 缺铁;
- 脊髓和周围神经损害;
- 尿毒症;
- 糖尿病;
- 帕金森病;
- 静脉功能不全;
- 药物:如三环类抗抑郁药、锂盐、多巴胺受体抑制剂、咖啡因。

非药物治疗

- 睡眠卫生的评估及干预(参见睡眠障碍)。
- 避免使用酒精、咖啡因及尼古丁。
- 擦抚肢体。
- 热浴或者冷浴,按摩浴。

药物治疗

- 治疗原发疾病。排除或治疗缺铁、周围神经病变。
- 避免使用可导致不宁腿综合征的药物。
- 使用药物,从小剂量开始、按需逐渐增加剂量:

◇ 卡比多巴－左旋多巴(用于治疗间断性症状,可在必要时使用)(息宁)25/100mg,睡前 1~2 小时服用。

✧ 多巴胺受体激动剂(用于改善日间症状)普拉克索(起始剂量 0.125mg)或罗匹尼罗(起始剂量 0.25mg),在出现症状 1 小时之前服用。

✧ 加巴喷丁可能对日间症状有效;

✧ 对于难治性病例可以尝试苯二氮䓬类药物。或使用复合治疗。

• 如果可能的话,避免服用 SSRIs、TCAs、锂和多巴胺拮抗剂。

• 如果经过长期治疗症状反而恶化,应调整治疗方案。

周期性腿动

少部分可合并 RLS。

诊断标准

• 失眠或者过度嗜睡。

• 在非快动眼睡眠阶段发生的、反复的、刻板的肢体肌肉运动(如大足趾伸展,伴有踝、膝,有时还有髋的部分屈曲)。

• 睡眠多导仪监测提示每小时出现大于 15 次的肌肉收缩以及相关的觉醒或者清醒。

• 没有引起症状的药物、精神或者其他睡眠疾病的证据。

治疗

• 非药物治疗:见前述改善睡眠卫生的方法。

• 药物治疗:见不宁腿综合征药物治疗。普拉克索可能更有效。

快速动眼期睡眠行为障碍

定义

快速动眼期(REM)睡眠行为障碍,是 REM 睡眠期的肌肉弛缓消失,出现与梦境相关的动作或行为,严重时可自伤或伤及同床者。

危险因素

- 50 岁以上男性常见。
- 进展为神经退行性疾病的风险较高(如帕金森病、多系统萎缩、路易体痴呆)。
- 服用抑制 REM 睡眠的抗抑郁药。

评估

睡眠多导仪监测:REM 睡眠期肌张力升高,肌肉的位相性过度活动。

治疗

- 苯二氮䓬类药物是治疗的一线药物。
  - ◇ 氯硝西泮:0.5~1.0mg。
  - ◇ 如因半衰期长导致白天嗜睡或认知功能损害,可换用劳拉西泮 1~2mg。
- 如病情许可,停用可能导致 REM 睡眠行为障碍的抗抑郁药。
- 为患者或同床者提供安全的睡眠环境。
- 高剂量褪黑素 3~15mg。

长期护理机构中的睡眠障碍

危险因素

- 疾病和药物因素(详见失眠部分)。
- 环境因素:如户外或室内活动减少,日间太阳光照射少,睡眠时间过多,夜间噪音和光影响睡眠。

非药物治疗

- 上午进行亮光治疗。
- 锻炼(如静态蹬车或太极拳)及体力活动。
- 规律作息。
- 减少夜间噪音,将房间光线调整至适合睡眠。
- 联合使用上述方法,形成睡眠规律。

(洪　霞　黄　蓉　姜　珊)

第9章

谵　妄

定义

谵妄(delirium)是一种急性脑功能下降状态,伴有认知功能改变和意识障碍,症状常具有波动性。亦曾被称为急性意识混乱状态、器质性脑病综合征、可逆性痴呆,或中毒性或代谢性脑病。

临床表现

症状

- 意识障碍:神志清晰度下降,定向力障碍。
- 注意力障碍:注意力涣散;言语凌乱、不连贯;无意义动作或行为,解决问题能力下降。
- 认知功能障碍:近期记忆障碍和远期记忆障碍。
- 知觉障碍:幻觉、妄想、恐惧、悲伤等。
- 睡眠觉醒周期改变。
- 急性起病和症状具有波动性是谵妄的重要特征之一。

分型(根据精神运动症状)

- 兴奋型:表现为机警、兴奋,精神行为活动增加,约占总病例数 25%。
- 抑制型:表现为淡漠、嗜睡,精神行为活动减少,超过总数 50%;常常被漏诊。
- 混合型:表现兴奋和抑制交替出现。

诊断标准(自 DSM-5 改编)

- 核心症状:意识障碍(如注意力下降、环境识别力下降)。
- 认知功能改变(如记忆力减退、定向力障碍、言语障碍)或知觉障碍(如视幻觉、幻觉)。
- 快速起病(数小时至数日)并且 1 天当中症状具有波动性。
- 有引起谵妄的躯体疾病的证据。
- 3 种亚型:兴奋型,淡漠型,或者是看似意识警觉正常但不能集中注意力。

评估

谵妄的评估法(confusion assessment method,CAM)(常用,见表 9-1)

表 9-1　谵妄的评估法(CAM)

急性发作且病程波动性	1a. 与平常比较,是否有任何证据显示患者精神状态产生急性变化?	否	是
	1b. 这些不正常的行为是否在一天中呈现波动状态? 即症状时有时无或严重程度起起落落?	否	是
注意力不集中	2. 患者集中注意力是否有困难? 例如容易分心或无法接续刚刚说过的话?	否	是
思维紊乱	3. 患者是否思考缺乏组织或不连贯? 如杂乱或答非所问,或不合逻辑的想法,或突然转移话题?	否	是
意识状态改变	4. 整体而言,您认为患者的意识状态是过度警觉、嗜睡、木僵或昏迷?	否	是
总评	1a+1b+2 "是",加上 3 或 4 任何一项"是"	□谵妄	

其他评估内容

- 仔细核查患者用药、OTC 及饮酒。
- 排除感染和其他疾病。
- 实验室检查可包括:血常规、电解质,肝功能,血氨,甲状腺功能,肾功能,血清白蛋白,维生素 B_{12},血钙,血糖,尿酸,动脉血气分析,胸片和心电图。

危险及诱发因素

高危患者

- 高龄。
- 痴呆、脑器质性损害或卒中史、抑郁状态。
- 合并多种基础疾病且病情严重。
- 视力听力等感觉障碍或活动不便。
- 酗酒或长期应用抗精神病药物。

诱发因素

任何体内外环境的改变均可促发谵妄发生,常常是多种诱因共同参与发病。常见可逆性的诱因总结为 DELIRIUM(谵妄)。

- Drugs:任何新加或调整剂量的药物,非处方药和酒精,重点考虑高危药物(见后述)。
- Electrolyte disturbances:脱水,血钠失衡,甲状腺功能异常,血糖异常。
- Lack of drugs:酒精和催眠药戒断,疼痛控制不满意。
- Infection:感染(泌尿系和呼吸道感染)。
- Reduced sensory input:视力差,听力障碍,未配戴眼镜或助听器。
- Intracranial:新发局灶性神经系统表现要考虑:感染,出血,卒中,肿瘤;较少见。
- Urinary,fecal:尿潴留;粪便嵌塞。
- Myocardial,pulmonary:心肌梗死,心律失常,心

力衰竭加重,慢性肺病加重,缺氧。

- 另外,长时间睡眠剥夺、情感应激、制动或物理性束缚、留置导尿等都可促发谵妄发生,要逐一排除。

可引起谵妄的高危药物

- 抗胆碱能药(如苯海拉明),三环类抗抑郁药(如阿米替林、丙米嗪),抗精神病药(如氯丙嗪、硫利达嗪)。
- 抗炎药,包括泼尼松。
- 苯二氮䓬类或酒精:急性中毒或撤药。
- 心血管用药(如地高辛,降压药)。
- 利尿剂。
- 锂盐。
- 胃肠道用药(如西咪替丁、雷尼替丁)。
- 阿片类镇痛剂(尤其是哌替啶)。

住院老人的谵妄风险评估

束缚,新加的药物多于 3 种,导尿,营养不良,任何医源性事件。

每个 1 分,累计总分对应相应的谵妄风险:0 分 4%,1~2 分 20%,≥ 3 分,35%。

处理

预防措施

谵妄的预防应优先考虑,30%~40% 的谵妄是可以预防的。针对高危人群,要积极预防任何可诱发谵妄的危险因素,常见的可采取的具体措施见表 9–2。

表 9–2　谵妄的预防措施[a]

预防目标	干预措施
认知功能损害	恢复定向力措施:配备写有患者名字的信息板,固定每日日程安排;通过交流恢复患者的定向力; 治疗活动:刺激性益智活动 3 次 / 天

续表

预防目标	干预措施
睡眠剥夺	非药物疗法:热牛奶/中草药茶,音乐,按摩; 降低噪音:调整治疗日程,采取措施降低全病房内的噪音
制动	尽早活动:让患者主动或被动活动3次/天;尽量减少因为医疗原因而制动
视力损害	佩戴眼镜,采用其他视力辅助设备
听力损害	使用扩音器,除去耵聍,采用特殊交流技巧
脱水	早期发现和及时补液
感染,心力衰竭,缺氧,疼痛	识别诊断,疾病治疗

ᵃ对治疗谵妄也可能有效

• 多学科团队共同管理的模式,有助于谵妄的预防和干预,如HELP(hospital elder life program)模式——以护理为主导,改善患者的进食、预防脱水,改善视听功能,益智性活动,维持活动能力,定向力训练,睡眠卫生等——可减少谵妄的发生。

治疗措施

由于谵妄的发生常常是多因素的,所以需要全方位的干预。谵妄的治疗需要医生、护士、家属和其他护理人员的共同努力,包括:

• 首先要明确并去除所有可逆性病因或诱因。

• 非药物支持治疗(见预防部分):需要家属配合,与患者进行恰当的交流;交流中避免争辩或说服,要注意语音、语调,使患者有安全感、恢复定向力;管理好尿便,尽量减少插管(用集尿器、尿布代替尿管);所有预防措施在谵妄患者都应予以重视和实施。

• 保证患者安全。

　◇ 反对束缚,束缚仅在患者有暴力活动,预防患者拔出重要设施如气管插管,动脉插管和导尿管等。

　◇ 应用束缚后,应再评估,尽早撤除。

　◇ 为避免坠床,可睡床垫,增加看护和陪伴,如患者有兴奋、躁动,避免暴力制止,要予以积极安抚。

　◇ 管理好窗门,避免患者走失或因幻觉坠楼等。

药物治疗

● 原则上尽量不用药物治疗,除非当患者有妄想或幻觉、行为激越、危及自身或他人安全且家属安抚无效时,可酌情选用小剂量氟哌啶醇或非典型抗精神病药物(如奥氮平,喹硫平等)。

● 注意:抗精神作用药物有 QTc 间期延长的风险,不建议静脉使用,监测 QT 间期。如果患者还在服用其他可能延长 QTc 间期的药物,则避免使用此类药物。用药前查心电图,如果 QTc 间期 >460 毫秒,纠正血钾和血镁异常后复查;如果 QTc 间期 >500 毫秒,则不能使用此类药物。

● 氟哌啶醇(Haldol)0.5~1mg,po;1~2 小时评估疗效。如果患者不能口服,可氟哌啶醇 0.5~1mg,im(药效强度是口服的 2 倍,达峰时间 20~40 分钟)。对持续躁动的患者每 30~60 分钟再评估。如果起始剂量无效,可剂量加倍。追加剂量(肌内注射,每 30 分钟追加 1 次,口服每 60 分钟追加 1 次)直到躁动得到控制。多数老年人对总量达 1~2mg 都有反应。计算出患者症状控制所用的总剂量,次日口服量为总量的 1/2,分两次,q12h 服用。如果出现过度镇静,停用 1 次,维持最低的有效剂量 2~3 天,经过 3~5 天缓慢减量后停用氟哌啶醇,同时监测症状复发的情况。必要时可维持使用所需的最小剂量控制症状。长期服用可引起锥体外系症状。如果用药时间超过 1 周,可改用第二代抗精神病药物,如奥氮平(用于谵妄,多从小剂量 1.25mg,qn 开始,可逐步加量至 7.5mg/d)。

- 喹硫平可用于治疗路易体痴呆、帕金森病、艾滋病相关痴呆所伴发的谵妄,或合并有锥体外系症状的患者。起始剂量 12.5~25mg/d,po,qd 或 q12h;根据需要每 2 天增加剂量,最大剂量 100mg/d(衰弱老年人的最大剂量 50mg/d)。一旦症状得到控制,剂量减半持续 2~3 天,然后经过 3~5 天缓慢减量至停药。

- 喹硫平 50mg,q12h,同时按需静脉使用氟哌啶醇(1~20mg,q2h),可使谵妄症状较快缓解,减少躁动。

- 对于酒精或苯二氮䓬类药物撤药引起谵妄,应给予苯二氮䓬类药物,如(Lorazepam,劳拉西泮) 0.5~2mg,q30~60min,im 或 q1~2h,po,逐渐增加至起效。

- 由于这些药物本身也可引起谵妄,最好逐渐减量和停用。如果是酒精引起谵妄,也可用维生素 B_6 100mg/d(po,im 或 iv)。

预后

- 谵妄症状需要数周至数月缓解。

- 症状随着患者情况好转可时好时坏,但总的趋势应是好转的。

- 出院谵妄患者的症状持续存在情况:1 个月时 44.7%,3 个月时 32.8%,6 个月时 21%。

- 会加重认知功能下降:AD 患者在谵妄发作后会经历一个认知功能的快速下降。

- 持续不缓解的谵妄与高死亡率相关(与谵妄症状缓解的患者比较,不缓解者的死亡率增高 2.5 倍)。

(王秋梅)

第 10 章

营 养 不 良

定义

营养不良(malnutrition)

因营养摄入不足导致体成分改变(无脂肉质减少)以及体细胞质减少最终使得机体或功能受损并导致不良临床结局

营养不足(undernutrition)

通常指蛋白质 – 能量营养不良,为能量或蛋白质摄入不足或吸收障碍者,常常造成特异性的营养缺乏症状。

增龄对营养的影响

- 随增龄身体结构发生变化,骨量、肌肉质量、身体含水量都有所下降,而脂肪含量升高,常有腹部、大腿、内脏脂肪堆积。
- 导致各器官功能下降。
- 上述两者都会对营养评定和干预产生影响。

表现与分型

- 消瘦型营养不良:以能量不足为主,体质指数(BMI)<18.5kg/m²,伴有一般情况差。
- 水肿型营养不良:以蛋白质缺乏为主。
- 混合型营养不良:既缺乏能量又缺乏蛋白质,更为常见。

- 营养过剩。

  ◇ 肥胖老年人并不少见。过度肥胖与一些疾病相关,如高血压、糖尿病、心脏病、骨关节病等。

  ◇ BMI>35kg/m^2 的老年人功能状态可能会变差,相关疾病和死亡风险增加。

  ◇ 对于肥胖老年患者,重点不是减少多少体重,而是达到一个较健康的体重尤其是肌肉重量,以及保持身体力量和柔韧性,维持其生活质量。

病因

老年营养不良的主要原因包括消化系功能减退、认知功能障碍,慢性病、食欲减退、牙齿问题、药物以及医源性原因等。

营养筛查与评定

营养筛查

DETERMINE 量表

- 由美国营养师协会、美国家庭医师学会和国家老年理事会联合推荐,旨在提高公众对营养与老年人健康的认识程度(表 10-1)。

- 自评表,包含 10 个项目,用于探寻潜在营养风险而不是诊断营养不良。

- 总评分超过 6 分即认为具有严重营养不良,并需要尽早进行专业的营养干预。

表 10-1　Determine 营养风险检测方法

问题	是/否	评分	备注
1. 因为生病或身体不适而影响了进食的种类和数量		2	
2. 我每天饮食少于两餐		3	

续表

问题	是/否	评分	备注
3. 我不常吃蔬菜、水果与乳制品		2	
4. 我几乎每天都喝3杯以上的酒(啤酒/红酒/白酒)		2	
5. 因为牙齿或口腔问题导致我进食困难		2	
6. 我的经济状况让我无法买想吃的食物		4	
7. 我经常一个人吃饭		1	
8. 我每天必须服用3种及以上的药物		1	
9. 在过去6个月内体重下降/增加4.5kg以上		2	
10. 我难以自己去购买、烹调及(或)吃入食物		2	
总分			

结果判断:每项按照"是/否"评价,如果"是"就按照评分内容得分,否为0分,最终统计总分。0~2 请保持现有的饮食情况,每6个月测评1次即可;3~5 您有轻中度的营养不良危险,请向专业人员咨询,进行饮食与生活习惯改变,每3个月评估一次;≥6 您有高度营养不良危险,请寻找医生或营养师,改善营养状态

微营养评定法(mini-nutrition assessment,MNA)

● 用于评价老年患者发生营养不良的危险并预测是否可从早期营养干预中获益。

● 需由受过专门培训的人员完成18项问题的调查。

● 评定的内容包括BMI,臂中围和小腿围等人体测量,以及体重丢失情况,居住环境,使用药物种类,饮食习惯、临床情况全面的评估以及自我对健康和营养

状况的感觉。无需生化检查项目。

● 为了简单快速使用,欧洲 ESPEN 推荐只包含 6 项问题的微营养评定简表(MNA-SF,见表 10-2)。同样具有早期发现营养不良的效能。

表 10-2 微营养评定 - 简化版(MNA-SF)

1. 过去三个月内,是否因为食欲不振、消化问题、咀嚼或吞咽困难而减少食量?
分值□ 0= 食量严重减少(>75%)□ 1= 食量中度减少□ 2= 食量没有改变(<±10%)

2. 过去三个月内体重下降情况
分值□ 0= 体重下降 >3kg □ 1= 不知道□ 2= 体重下降 1~3kg 之间□ 3= 体重没有下降

3. 活动能力
分值□ 0= 需长期卧床或坐轮椅□ 1= 可以下床或离开轮椅,但不能外出□ 2= 可以外出

4. 过去三个月内,患者是否受到心理创伤或患上急性疾病?
分值□ 0= 是□ 2= 否

5. 精神心理问题?
分值□ 0= 严重痴呆或抑郁□ 1= 轻度痴呆□ 2= 无精神心理问题

6. 体质指数 BMI_____kg/m^2
分值□ 0=BMI<19 ;□ 1=19 ≤ BMI<21 ;□ 2=21 ≤ BMI<23 ;□ 3=BMI ≥ 23
若 无 BMI, 则 小 腿 围(CC)(cm)? 分 值 □ 0=CC<31 ;□ 3=CC ≥ 31

MNA-SF 总评分:分
结果:□正常营养状态(12~14 分)□营养不良风险(8~11 分)□营养不良(0~7 分)

营养评定(nutrition assessment)

指临床营养专业人员通过膳食调查、人体组成测定、人体测量、生化检查、临床检查及复合营养评定,对患者营养代谢和机体功能进行检查和评估,用于制

订特殊患者营养支持计划,考查适应证和可能的不良反应,监测营养支持的疗效。

病史及查体(常结合老年综合评估 CGA 进行)

● 应重视体重、饮食习惯和胃肠道功能的改变,基础疾病的性质、种类和严重程度,特殊的饮食习惯或限制。

● 除与疾病相关的临床检查外,应注意有无牙齿松动或脱落、口腔炎、舌炎、皮肤黏膜和毛发的改变、水肿、腹水、恶病质、伤口愈合情况等。

● 体重在 1 个月内减少 5%,或在 6 个月内减少 10%,就被认为是病态表现。

● 当 $BMI<18.5kg/m^2$ 并有一般情况差时,就有出现疾病高风险。

功能评价

因营养不良引起的精神和身体功能异常(详见老年综合评估章节)。

实验室检查

炎症和疾病严重程度的重要量化指标,将临床表现与生化指标相结合,有助于综合分析和评价患者的预后。

● 血清白蛋白:是反映疾病预后的预测因子,在老年人中,低白蛋白血症与功能受限、肌少症、住院日延长,增加并发症、再住院率和死亡率等相关。但是低白蛋白血症对于指示营养不良并不具有特异性,因受创伤、疾病和炎症反应的影响较大。半衰期 17~21 天。

● 前白蛋白:半衰期较短(1.9 天),能够反映体内蛋白合成的短期变化情况;其局限性和白蛋白相同。

● 血清胆固醇:低胆固醇血症提示患者的临床预后不良。病重老年人(如晚期肿瘤)的胆固醇水平通常在 4.14mmol/L(160mg/dl) 以下。低胆固醇血症有时和营养摄入无关,它只是一个非特异性的反映身体状态差或炎症反应前期的标志。

- 水平衡:注意机体有无水肿及脱水情况。

人体组成分测定

总体脂肪、总体水和瘦体组织测定等。可采用磁共振(MRI)、双能 X 线吸收法(DEXA)、生物电阻抗法(BIA)等检查。

营养支持原则

- 尽早纠正水、电解质及酸碱平衡紊乱。

- 根据年龄、BMI、是否禁食、原发病及同一疾病的不同病程、引流量和是否伴随心、肺、肾脏疾病,选择合适的营养支持途径、适量的能量和营养物质,制订个体化营养支持方案。

- 首选肠内营养,有利于维持肠道功能,实施方便,并发症少,易于长期应用。当经口补充不足正常需要量的 50% 时,需要管饲补充。若不能耐受或无法进行肠内营养时才采用肠外营养。

- 纠正老年人营养不良不可操之过急,尤其是严重营养不良时,先补给所需营养素的半量,以纠正电解质及微量元素为主,再逐步增至全量,防止发生再喂养综合征(refeeding syndrome)。

◇ 再喂养综合征是指严重营养不良患者在进行营养支持后出现的代谢、生理改变的现象,表现为磷、钾、镁及糖代谢异常、维生素缺乏、体液潴留、严重者出现心功能异常等。重度营养不良、慢性酒精依赖以及禁食时间超过 5 天的应激患者以及大量体重丢失的肥胖症患者均应提高警惕。

- 同时控制原发疾病,才能更好地改善营养状态。

- 对于不可治愈、临终患者,不可逆转的昏迷患者,以及有生前预嘱放弃使用营养支持的患者。在与患者及家属或法定代理人充分沟通、取得同意后,可考虑放弃或终止营养支持。

老年患者营养需求

能量

- 基础代谢率是总能量消耗的主要决定因素,占据每日总消耗能量的 60%~70%
- 老年人基础代谢率下降反映了肌肉体积减少;与机体活动相关的能量消耗是最大的变化因素。
- 在决定老年人的每日总能量需求时,既要满足基本的营养要求,又要避免营养过剩。
- 可以采用经验公式法估计每日所需能量,正常体重者采用 25~30kcal/(kg·d),肥胖老人可采用理想体重的 120% 计算。消瘦的老人可采用在实际体重的基础上再增加部分能量,以满足营养需求。

常量营养素推荐摄入量(参照第 1 章"健康生活方式")

- 在应激或创伤情况下,每天蛋白质需求量应该在 1.2~1.5g/kg,但有肾脏或肝脏疾患者可适当限制蛋白质摄入。

微量元素及维生素摄入

- 老年患者因疾病导致食物摄入减少容易导致住院前营养状态欠佳。除了常量营养素摄入不足外,容易出现微营养元素的缺乏,如钙、维生素 D、维生素 B_{12} 和维生素 B_6,叶酸以及铁。严重的微量营养素缺乏更可能是危重疾病及临床治疗所致营养需求增加而引起,需要关注维生素 A、维生素 C、维生素 E 及锌的水平。

液体需求

- 脱水是老年人最常见的液体或电解质紊乱原因。
- 正常的衰老过程常常伴有口渴感下降、对血清渗透压变化的反应能力下降以及在体液不足时尿的浓缩能力下降。
- 每天 30~40ml/kg 水或摄入 1ml/kcal 水能够满足

老年人的液体需求。

● 需注意在发热或感染,以及使用利尿剂或通便药物后会改变对液体的需求量。

营养支持途径

经口摄入

● 尽可能根据老年人对食物的喜好加强食物摄入;可以通过改变食物的色泽、质地、温度和设计,并加用一些调味剂来弥补老年人因衰老而退化的味觉和嗅觉,同时也可以减少盐和糖摄入。

● 除非是临床上必需的,应尽量避免治疗性饮食,以免引起摄入受限或不足。

● 进食时,老年患者应先完成餐前准备,如佩戴眼镜、义齿、洗手、漱口等,并处于比较舒服的进食体位,进餐时应保证充足的时间。

肠内营养

● 老年患者应尽可能口服膳食或选择经口营养补充剂(ONS)。

● 尽量选择适合老年人口味、高浓度的流质饮食。

● 若口服饮食不及需要量的50%,需给予管饲饮食。管饲时首选鼻饲,应采用匀速滴入的方法,从低浓度、低剂量开始,逐渐增加。

● 病情重且需营养支持较久(超过4~6周)时,可考虑造口术,包括内镜辅助下的胃/空肠造口(percutaneous endoscopic gastrostomy/with jejunal extension tube,PEG/PEG–J),或开腹手术做胃或空肠造口术。

肠外营养支持

● 老年人常需限制液体摄入量,往往需要输入高渗性液体。由于其外周血管条件较差,应考虑合适的静脉通路,如经外周置入中心静脉导管(peripherally inserted central catheter, PICC)，或中心静脉置管、输液港，但应注意可能发生的血栓、导管相关感染等并发症。

- 肠外营养液应配制成全合一营养液输入，从低能量开始，可按 20~25kcal/(kg·d)，糖 : 脂 =1~2 : 1，氮 0.1~0.2g/(kg·d) 给予。同时供给足量的维生素(包括水溶性和脂溶性)、电解质及微量元素。

肠内营养制剂的选择

- 为了加强营养摄取，使用经口营养补充剂是一种很常用的做法。

- 通过提高这些营养品的质量和浓度，使患者总体营养摄入量增加。

- 依据老年人特点，多选用平衡营养，富含蛋白质和少量脂肪以及易于消化吸收的含膳食纤维的配方。

- 标准营养补充剂多含有均衡的常量和微量营养素，有液体的和固体的。可以根据患者的偏好、咀嚼能力及价格来选择。

（陈　伟）

第 11 章

尿 失 禁

定义

尿失禁(urinary incontinence, UI)是一种不自主经尿道漏出尿液的现象,是控尿能力的丧失。

流行病学

我国部分地区的流行病学调查显示,尿失禁发病率为18%~53%,老年女性的发病率高达70%。

危害

● 可引起反复尿路感染、甚至影响肾功能,盆腔炎、阴道炎,阴部湿疹、溃疡,跌倒。

● 可引起抑郁、失眠、社交能力丧失。

● 是导致失能的重要原因之一;影响生活质量,同时也使照料者负担增加。

危险因素

● 尿失禁由以下多因素所致
  ◇ 泌尿生殖系统疾病
  ◇ 共病及多重用药
  ◇ 环境因素
  ◇ 功能损害
  ◇ 增龄
● 社区老年人UI的常见风险因素:高龄、肥胖、多次妊娠、便失禁和便秘、抑郁、活动能力下降和 ADL 下降；慢性病（脑卒中、心力衰竭、COPD、慢性咳嗽、糖尿病等）。

- 住院老年患者 UI 的风险因素：活动能力下降、抑郁、慢性病（脑卒中、糖尿病和帕金森病），至少 1/3 患者有多种危险因素。

分类

急性、可逆性／暂时性尿失禁

- 谵妄。
- 活动受限：关节炎、骨折、心力衰竭、视力障碍。
- 脑卒中等，制动或步态不稳。
- 尿潴留。
- 急性感染。
- 粪嵌塞或便秘。
- 多尿：摄入过多，代谢性疾病（糖尿病、高钙血症）、心力衰竭、低蛋白血症引起的周围性水肿，饮酒和过多咖啡、心理因素、抑郁和环境因素等。
- 引起尿失禁的药物见表 11-1。

表 11-1　与尿失禁相关的药物

药物分类	对膀胱功能的影响
NSAIDs/ 噻唑烷二酮类	水肿、夜尿增多
镇静催眠药	镇静、谵妄
阿片类镇疼药	便秘、镇静、谵妄
ACEIs	咳嗽所致压力性尿失禁
酒精	尿频、尿急、镇静
α 肾上腺素能激动剂	出口梗阻（男性）
α 肾上腺素能阻滞剂	压力性尿失禁（女性）
抗胆碱能药	排空能力受损、谵妄、粪便嵌塞
抗抑郁药／抗精神病药	抗胆碱能作用、镇静

续表

药物分类	对膀胱功能的影响
钙离子通道阻滞剂	逼尿肌收缩受损、水肿伴夜尿增多
雌激素(口服)	压力性或混合型 UI(女性)
GABA 类(加巴喷汀,普瑞巴林)	水肿、夜尿增多
襻利尿剂	多尿、尿频、尿急

急迫性尿失禁

- 不能控制的尿急、尿频、夜尿增多。
- 与逼尿肌不自主收缩或逼尿肌过度活动有关,可能与增龄相关或继发于神经系统疾病(如卒中、脊髓损伤、多发性硬化)、局部膀胱刺激(结石、炎症、肿瘤)及特发性逼尿肌过度活动。

压力性尿失禁

- 因腹内压升高所致的不自主排尿。
- 常见原因为盆底肌松弛、固有括约肌功能不全,致使尿道阻力不足以防止尿液漏出。
- 老年女性多见,尤其是肥胖或经产妇。

充溢性尿失禁

- 与逼尿肌收缩功能减退和(或)膀胱出口梗阻有关。
- 老年男性多见,常见病因为良性前列腺增生、前列腺癌和尿道狭窄,其他如继发于神经系统病变、糖尿病、维生素 B_{12} 缺乏、酗酒、脊髓病变等。

混合性尿失禁

老年人常可同时有多种类型 UI 表现。

膀胱过度活动症(overactive bladder,OAB)

尿频、尿急但无尿失禁;治疗与急迫性尿失禁相同。可通过 OABSS 量表评估(表 11-2)。

表 11-2 膀胱过度活动症调查表（OABSS 自测表）

问题	症状	频率次数	得分（请在此栏划"√"）
1. 白天排尿次数	从早晨起床到晚上入睡的时间内,小便的次数是多少?	≤ 7	0
		8-14	1
		≥ 15	2
2. 夜间排尿次数	从晚上入睡到早晨起床的时间内,因为小便起床的次数是多少?	0	0
		1	1
		2	2
		≥ 3	3
3. 尿急	是否有突然想要小便,同时难以忍受的现象发生?	无	0
		每周 <1	1
		每周 ≥ 1	2
		每日 = 1	3
		每日 2~4	4
		每日 ≥ 5	5
4. 急迫性尿失禁	是否有突然想要小便,同时无法忍受并出现尿失禁的现象?	无	0
		每周 <1	1
		每周 ≥ 1	2
		每日 = 1	3
		每日 2~4	4
		每日 ≥ 5	5
总得分			

注:如果问题 3（尿急）的得分在 2 分以上,且整个得分在 3 分以上,就可诊断 OAB,应去泌尿外科接受进一步诊疗

诊断

病史

- 尿失禁发生的时间、特征。
- 摄入液体类型、量、时间,有无咖啡、酒精等摄入。
- 系统回顾与尿失禁有关的合并症(如糖尿病、脑卒中、良性前列腺增生、心力衰竭、感染、步态障碍、视力不良等)。
- 既往手术史、生育史。
- 回顾所有用药。
- 生活质量、一般健康情况、自我认同感等,询问"尿失禁是否影响您的生活"。
- 报警症状:突发尿失禁,盆腔疼痛(持续、加重或排尿后缓解)和血尿。经常提示肿瘤或神经系统疾病。

查体

- 腹部,泌尿生殖系统,水肿情况。
- 男性:前列腺是否质地均匀、对称;有无包茎、龟头炎。
- 女性:萎缩性阴道炎、有无盆底脱垂、盆底肌收缩情况)。
- 功能状态(活动功能,认知功能)。
- 神经系统:意识状态、会阴肛门括约肌功能、Hoffmann 征或 Babinski 征等。

实验室检查

- 尿常规,血尿素氮、尿酸、肌酐,必要时血糖、血钙和 $VitB_{12}$ 水平。
- 有血尿和盆腔疼痛时行尿液细胞学和膀胱镜检查(除外膀胱肿瘤)。
- 排尿日记:连续记录 3 天患者自主排尿、尿失禁的次数、发生尿失禁的时间、环境与具体表现、每次尿量、排尿频率、日夜尿量,可提供基础的尿失禁严重程度,也可监测治疗反应。

- 残余尿(PVR)测定:男性 PVR>200ml 时应筛查有无导致肾积水的危险因素。

- 压力试验:对诊断压力性尿失禁特异性较好,但对不能配合检查、拘谨或膀胱充盈不佳的患者不敏感。

- 尿动力学检查:无需常规进行;在残余尿 >200~300ml,诊断不明确或经验性治疗失败时考虑。

- 膀胱镜、尿动力学检查、肾脏膀胱超声等检查仅仅应用于复杂尿失禁患者。

治疗

治疗原则为治疗原发病、改善症状、防止感染、保护肾功能。

急性、暂时性尿失禁

通过去除诱因可明显改善症状。

- 增加移动的快捷性,并评估周围环境因素。

- 挑选合适的衣物。

- 注意评估认知功能,对于认知功能损害的患者建议定期提醒如厕。

- 治疗 COPD、慢性心力衰竭、慢性咳嗽。

- 生活方式的改变:减少咖啡、酒精等摄入;避免睡前大量饮水、减少夜尿的发生;改善便秘;戒烟;肥胖者控制体重(60% 的尿失禁患者减重 >16kg 即可改善症状,30% 的压力性尿失禁患者减重 3.5kg 即可改善症状)

急迫性尿失禁

改变生活方式

控制体重,戒烟,改善便秘,避免咖啡、酒精等摄入。

行为疗法

- 定时或经常主动排尿,保持膀胱处于低容量状态。

- 进行中枢神经系统和盆底肌的训练,抑制逼尿肌收缩。

- 在行为疗法同时,应对躯体和社会环境进行评价,包括卫生间的使用和衣着是否方便、是否能够得到帮助。

- 认知功能正常者可以进行膀胱再训练,即清醒后定时排尿,强制性逐渐延长排尿的时间间隔;强化盆底肌的训练(见下文)及电刺激盆底肌(需要几周才开始见效,应坚持训练)。

- 认知障碍的患者进行生活习惯训练,根据患者平时的排尿间隔定时排尿;按照既定计划排尿,通常每2~3小时排尿 1 次。

药物

主要为抗毒蕈碱类药物(表 11-3)。另外镇静药、抗抑郁药(如丙米嗪)亦有一定疗效。

表 11-3　治疗急迫性或混合型尿失禁的药物

药物	剂型	用法	注意事项	副作用
抗毒蕈碱类				
奥昔布宁	即释型	2. 5~5mg,bid~qid		口干、视物模糊、眼干、谵妄、便秘;
	缓释型	5~20mg,qd		
托特罗定	即释型	1~2mg,bid	P450 相互作用(CYP3A4、CYP2D6)	
	缓释型	2~4mg,qd		
索非那新	即释型	5~10mg,qd	CrCl<30ml/min 或中度肝损害的患者最大剂量 5mg,P450 相互作用(CYP3A4)	

续表

药物	剂型	用法	注意事项	副作用
$β_3$- 肾上腺素受体激动剂				
米拉贝隆	25~50mg qd	CrCl<30ml/min 的患者最大剂量 25mg，终末期肾病或严重肝病患者不建议使用；增加地高辛浓度，增加美托洛尔浓度；P450 相互作用（CYP2D6）；与抗毒蕈碱类联合应用时应注意监测膀胱残余尿情况	高血压(需监测血压)；恶心呕吐；头痛

压力性尿失禁

盆底肌训练（Kegel exercise）

隔离盆底肌（避免大腿、直肠和臀部收缩），缓慢收缩盆底肌，保持 6~8 秒，连续做 8~12 次；每日锻炼 3~4 次，至少 15~20 周。可增强支撑尿道的肌肉力量，是无创性治疗的基础。膀胱或子宫脱垂的女性患者应用子宫托可能有效。

手术

约 50% 的压力性尿失禁患者不能从盆底肌锻炼中明显获益，可考虑膀胱颈悬吊术、尿道下悬带术和无张力阴道吊带术等。选择哪种术式需进行患者功能受损的严重程度、合并疾病等评估。

充溢性尿失禁

良性前列腺增生所致的出口梗阻依据病情轻重可考虑选择：观察等待；药物治疗[α 受体阻滞剂和(或)

5α 还原酶抑制剂],缩小前列腺体积,松弛膀胱颈和前列腺肌肉,解除下尿路症状;必要时考虑手术治疗(详见前列腺肥大章节)。

心力衰竭患者中的尿失禁

- 50% 的心力衰竭患者合并有下尿路症状。
- 如果患者是由于 ACEIs 类药物所致的压力性尿失禁,可更换为 ARB 类药物。
- 若出现急迫性尿失禁或夜尿增多,需排除心力衰竭加重。
- 若存在水肿,减少 CCB 及其他引起水肿的药物。
- 心力衰竭稳定的情况下,下午或夜间抬高下肢,并穿戴弹力袜。
- 谨慎应用抗胆碱能药物,可引起口干等副作用,患者增加饮水量,可能会加重心力衰竭。

其他治疗

- 尿垫或保护性纺织品的应用。
- 如果患者有淤滞性水肿,日间应穿压力分级弹力袜。
- 留置尿管

◇ 导管仅用于慢性尿潴留患者、保护压疮,及患方为了提高患者(如终末期)舒适度而提出的要求。

◇ 尿管周围漏尿原因可能有:Foley 尿管水囊过大,尿管过粗,便秘及粪便嵌塞。

◇ 菌尿很常见;仅在有症状时治疗(如发热、厌食、谵妄)。

◇ 耻骨弓上造瘘留置尿管,可以减少尿道和阴茎的损伤,但不会减少感染。

◇ 阴茎套导管可减少疼痛,减轻和减少并发症,但长时间应用应注意观察皮肤情况。

◇ 如果出现症状性菌尿,应更换尿管,并经新导管留取尿培养。

◆　对于急性尿潴留,应保留尿管 7~10 天;建议定期夹闭尿管、并辅以膀胱肌理疗等方法锻炼膀胱功能;在去除尿管后进行排尿训练。

◆　对于尿液浑浊及尿道出血患者,为避免尿路梗阻,可予以膀胱冲洗,但可能增加感染风险。

◆　长期留置尿管的患者,无需继续应用 5α 还原酶抑制剂及 α 受体阻滞剂。

◆　没有必要常规更换尿管。每 4~6 周更换 1 次尿管可以预防堵管。反复堵管的患者需要增加液体的摄入、可能需要酸化尿液或者每 7~10 天更换一次尿管(详见第 17 章"管路的护理")。

(曲　璇)

第 12 章

便秘、粪便嵌塞、大便失禁

便秘

定义

便秘（constipation）是指排便次数减少（每周排便次数小于 2~3 次）、排便费力、排干硬粪、排便不尽感、排便时肛门直肠阻塞、需要手法辅助排便感等，上述症状同时存在 ≥ 2 种时诊断便秘。慢性便秘是指病程超过 6 个月，3 个月中超过 1/4 时间内有便秘（罗马Ⅳ标准，2016）。

发病情况

我国 60 岁以上老年人中，慢性便秘发病率为 15%~24%。主要发病原因是随着增龄，老年人的食量和体力活动减少，肠管张力和蠕动减弱，腹腔及盆底肌力下降，肛门括约肌减弱，胃 – 结肠反射减弱，直肠敏感性下降。此外，痴呆或抑郁失去排便反射也可引起便秘。

危害

* 长期便秘可导致痔出血、肛裂，加重盆底功能障碍，焦虑，生活质量下降。
* 用力排便可诱发急性心脑血管事件，甚至猝死。
* 衰弱患者可引起粪便嵌塞、溢出性大便失禁、穿孔、乙状结肠扭转和尿潴留。
* 痴呆患者可诱发激惹和谵妄。

表现与分型

* 慢传输型：便次少、硬便；肛门指诊直肠空虚。

全胃肠通过时间延长。

- 出口阻塞型：排便费力、费时、不尽感，需要手法辅助；肛门指诊直肠内粪淤积；该型也可称为排便障碍。

- 混合型：同时具有上述两型表现。

- 与慢性便秘相关的功能性疾病，罗马Ⅳ分型4型：功能性便秘、阿片引起的便秘（opioid-induced constipation，OIC，是新增加的分类）、便秘型肠易激综合征（irritable bowel syndrome with predominant constipation，IBS-C）和功能性排便障碍（functional defecation disorders）。慢性便秘患者当腹痛表现突出时，其诊断应考虑为 IBS-C；而当便秘突出，腹痛轻微时，则诊断为功能性便秘。

评估步骤

- 首先除外引起便秘的继发因素，特别是药物因素。

  ⋄ 核查用药，含铝／钙的抗酸药、抗组胺、抗胆碱药、抗抑郁药、非二氢吡啶类钙通道阻滞剂、铁剂、钙剂、阿片类镇痛药及 NSAIDs。

  ⋄ 尽管 OIC 实际上是阿片引起的胃肠道不良反应，考虑到使用阿片治疗癌症和非癌性疼痛日益增加（包括疼痛性功能性胃肠病），且阿片对胃肠道、中枢神经系统的影响与功能性胃肠病发病机制类似（即脑－肠轴异常），OIC 的临床表现与功能性便秘类似，两者可以重叠，处理类似，故将其列入功能性胃肠病。OIC 诊断标准中强调患者是"在开始使用阿片、改变剂型或增加剂量过程中新出现的或加重的便秘"，对便秘的判断与功能性便秘一致，但是没有对病程的要求。

- 结直肠癌筛查：询问既往结直肠检查情况（见第 18 章筛查与预防）。常规进行肛门直肠指诊（有肛裂和肛脓肿禁做):左侧卧位,下肢屈曲;检查有无肠壁肿物、腹腔转移结节,有无粪便淤积、肛管紧张度、反向收缩。

● 引起便秘的病症:糖尿病、甲减、低钾、高钙、痴呆、抑郁、帕金森病、卒中、脊髓损伤、精神障碍、尿毒症,以及少动、膳食纤维摄入不足等。

干预

● 考虑药物引起的便秘,如果可能,停用或换药;如不能停药,同时采取通便措施。

● 针对特发性便秘及早综合处理

◇ 饮食:食物摄入的热量充足,富含纤维素,保证充足液体摄入(见第 1 章健康生活方式)。

◇ 增加活动量。

◇ 避免大量饮酒(>42g/d 或 84g/ 周)和过多咖啡饮品。

● 针对慢传输型便秘,以渗透性通便药物为主的复合用药(表 12-1)。

◇ 非 OIC 慢性便秘的通便步骤:①尽可能停用引起便秘的药物。②增加膳食纤维,增加饮水量,活动,容积性泻剂。摄入不足、制动、不耐受者进入第三步骤。③加用渗透性泻剂。④加用刺激性泻剂,每周 2~3 次。⑤水或盐水灌肠,每周 2 次。⑥对于难治性便秘采用油保留灌肠。

◇ OIC 的通便步骤:①如果进食差,避免用容积性泻剂;采用刺激性泻剂。②采用氯通道激活剂鲁比前列酮、利那洛肽,或阿片类拮抗剂甲基纳曲酮(皮下)、纳络醇醚(naloxegol,口服剂型)。

表 12-1 改善便秘的药品 *

分类	药名	剂型	用法	注意	不良反应
容积性通便	糖麸 欧车前	5~10g/袋	5g, bid~tid	同时有充足液体摄入和活动	可加重消化不良,衰弱和 OIC 慎用
渗透性通便	聚乙二醇 4000	10g/袋	10~20g, qd~bid	腹胀者不用;加水200ml	两种药可合用;
	乳果糖	10g/袋	10~20g, qd~bid	结肠产气增加	在排硬便后服用,否则可加重肠梗阻
氯离子通道激活剂	鲁比前列酮	24μg/粒	24μg, bid	餐中服用,不影响血钠、氯离子水平	恶心
润滑性通便	麻仁润肠丸 麻仁软胶囊	丸 0.6g/粒	1丸, bid, 2粒, qd~bid	间断用,补充脂溶性维生素	可引起脂溶性维生素缺乏
	液状石蜡		30~40ml, pm	不吸收	GERD,胃排空差,卧床者慎用,有引起脂质性肺炎风险
	植物油		30~40ml, pm	可吸收,有引起高脂血症风险	

续表

分类	药名	剂型	用法	注意	不良反应
促动力药	莫沙必利	5mg/片	5mg, bid~tid, 餐前20分钟	建议周末停用2天(每周使用5天),以免药效降低	
	普卢卡必利	2mg/片	1mg qd 起始, 2mg qd,任意时间服	5-HT4激动剂	严重肝肾功能受损时1mg qd,4周评价疗效,目前适应证为女性慢性便秘
	曲美布汀	0.1g/片	0.1g, tid, 餐前30分钟	有腹泻/便秘双向调节作用	
刺激性泻药	番泻叶、芦荟、大黄、酚酞等	通便灵胶囊0.25g	5粒, qd	短期用,不建议长期使用	可引起泻剂性肠病、结肠黑变病
	比沙可啶	5,10mg/片、栓	5~10mg,bid,口服;100mg,灌肠	结肠细菌分解后起效	可产生依赖

注:* 涵盖对疾病可能有好作用的物质,包括天然药材、药品制剂等

OIC:阿片引起的便秘

- 针对出口梗阻／排便障碍

  ✧ 粪便嵌塞:规律性排空计划,包括手指刺激、使用甘油栓剂、口服缓泻剂的计划,如乳果糖 10ml,bid+ 灌肠 qw(1~2L 温盐水,30 分钟,或低浓度温肥皂水)。

  ✧ 采用蹲坐位排便(坐便器前摆放足凳);排便时吸气、鼓腹;用双手上托肛门两侧。

  ✧ 肛门收缩训练。

- 用阿片类药物需同时做好通便计划。

粪便嵌塞

定义

粪便嵌塞(fecal impaction)指干硬粪便堵塞在直肠或乙状结肠内无法排出。

危害

可造成乙状结肠扭转、肠梗阻,继发巨结肠、溃疡或穿孔、心脑血管急性事件、痴呆患者激惹等严重后果,还可引起尿潴留及尿失禁。因此,粪便嵌塞是需要紧急处理的老年问题。

表现

- 腹胀、腹绞痛、发热、呕吐。特别要注意,一些患者不能报告肠道症状(如痴呆患者),直肠感觉受损者不能察觉粪便嵌塞,一些患者仍可有规律排便或腹泻(量不多,黏液为主),容易引起漏诊或延误诊断。

- 查体:肠型及蠕动波,肠鸣音亢进;直肠指诊有粪结淤积。立位腹平片见低位肠梗阻表现。

处理

立即甘油灌肠剂 1 支灌肠;下一步可甘油灌肠剂 1 支 /110ml+ 生理盐水 500ml 低压灌肠。

大便失禁

定义

大便失禁(fecal incontinence,FI)是指不能自主控制的或不适当的排便和排气,影响患者的社会功能及卫生状况。

发病情况

中国缺乏发病资料;国外老年人 FI 发病率:社区居民 1%~2%,护理院老人约半数。

风险因素

>80 岁(增龄改变:肛门括约肌萎缩)、女性(分娩引起肛门括约肌撕裂)、便秘、尿失禁、活动能力差、痴呆、神经系统疾病。

病因

常常多因素所致。

● 溢出性(overflow):过多粪便潴留或粪便嵌塞引起左半结肠扩张、盆底神经麻痹,感觉减退,造成持续溢粪;是高龄衰弱老人中最常见的原因。

● 腹泻性(loose feces):药物、肿瘤、结肠炎、乳糖不耐受所致。

● 认知障碍相关性:不能控制直肠收缩,常伴有尿失禁。

● 肛门直肠损伤:外科术后、多次经阴道分娩。

● 神经系统疾病:卒中、糖尿病自主神经病变、骶髓神经损伤、自主神经功能紊乱。

评估

病史

● 以往排便习惯及其改变,粪便性状,排便频率、急迫性、控便能力,擦拭的困难程度,便后污染情况,是否具有区别排便和排气的能力,排便困难的程度(费力、费时、手法辅助排便、排便不尽感、直肠黏膜脱垂、直肠疼痛)。

- 功能评估:交流能力,如厕过程完成情况,需要帮助的程度。
- 其他:用药,尿失禁,以往的治疗(如尿垫的使用)。

查体

- 腹部检查有无结肠扩张。
- 肛门直肠检查:视诊肛门;指诊——张力、容量、粪便性状;便隐血检查;有无直肠脱垂(坐在坐便器上)。
- 老年综合评估:步态、活动能力、衣着、卫生状况及认知功能。

实验室检查

TSH、电解质、钙。

肠道检查

- 腹部 X 平片:可明确有无粪便过多引起结肠扩张。
- 结肠镜:仅在怀疑有病变时进行。
- 肛门直肠测压:并非常规诊疗需要的检查。

治疗

要点

老年人通常表现为轻度 FI,多数患者可通过综合治疗得到满意疗效,包括调节饮食,加强局部卫生,及时去除粪便嵌塞,使用止泻剂等措施。目的是帮助患者恢复以往的排便方式,改善粪便性状,得到成形软便。

- 对于溢出型 FI 者,口服或直肠用泻药促进排便,并建立排便习惯。
- 按照以下顺序使用泻药:开塞露、甘油灌肠剂、淡盐水灌肠,手法刺激等。
- 对于腹泻者,用止泻药来减慢结肠过度运动,如膳食纤维,洛哌丁胺(易蒙停)逐渐减量至最小有效频率,有时可以少至 48 小时用 1 次。

- 餐前或社交活动前 45 分钟服用洛哌丁胺 2~4mg,防止排便。

如厕训练

- 制订方案,改善控便能力。

- 在无自发排便活动时,用直肠栓剂或灌肠刺激;但是括约肌功能差的患者可能无法保留灌肠液。

- 床旁便盆的效果不如直接如厕,不建议使用。

护理院或严重失能老人:溢出性 FI 最常见。

- 每日灌肠至无粪便排出。

- 每日予渗透性泻剂并进行排便训练。

- 做刺激结肠蠕动的腹部按摩,促进粪便转运。

- 某些患者需要手法辅助排便。

- 护理:保护皮肤。

◇ 卫生棉条置肛,防止渗漏,起到堵塞、吸收作用。

◇ 用气管插管插入直肠 5~7cm 接引流袋(临时用)。

◇ 可用湿纸巾擦拭。

◇ 卫生纸钳可以帮助有肩部疾病的患者。

其他疗法

- 生物反馈治疗。

- 手术:适于全层直肠脱垂,肛瘘、肛门括约肌损伤等;有些患者可以通过腹壁造瘘(假肛)来改善生活质量。

- 骶神经刺激。

(刘晓红)

第 13 章

缓和医疗与安宁疗护

定义

缓和医疗 (palliative care)

- 亦称"姑息治疗",即 palliative care。是给予那些生存期有限的患者(包括恶性肿瘤以及非肿瘤患者)及其家人进行全面的综合治疗和照护,尽力帮助终末期患者获得最好的生存质量,也帮助家人渡过这个及其苦难的时期。
- 缓和医疗通过镇痛、控制各种症状,减轻精神、心理、灵性痛苦来实现这一目标。
- 减轻痛苦、追求临终的安详与尊严为目的,是一门医学专业技术与人文结合的学科。

安宁疗护 (hospice)

旧称"临终关怀",即 hospice。它是指在患者最后的阶段(一般指生命最后的半年)所提供的照护服务。因为这个阶段患者的需求,处理措施,处理场所和急性医疗不同,因此单独提出。在国外是单独的医疗服务项目。

生活质量

生活质量的好坏,需由患者定义。没有办法绝对地"恢复"生活质量,但患者对"生活质量"的判断和感受是可以改变的,即改善现实的感觉、同时降低本人的要求、期望值等。

帮助患者及其家属维护生活质量的具体做法

- 交流与倾听。

- 鼓励关注非"疾病"相关的事物。
- 协助应对压力并授予方法。
- 协助决策。
- 协助寻找支持资源。
- 协助解决冲突和矛盾。
- 引导关注并致力于可实现的目标。
- 帮助患者完成未完成的心愿或事务。
- 协助处理预期哀伤和失落。
- 鼓励灵性照顾。
- 促进身体、心理、灵性平安和谐。
- 请康复科会诊，判断康复锻炼是否可获益。

缓和医疗核心原则

- 以患者为中心(始终尊重和关注患者意愿)。
- 关注患者的舒适和尊严。
- 不是以治疗疾病为焦点(此时针对原发疾病病因治疗已不能使患者获益)。
- 接受不可避免的死亡。
- 不加速也不延缓死亡。

需要考虑安宁疗护的情况

- 国外关于安宁疗护的准入有按病种设立的标准，但国内尚并没有关于安宁疗护系统的政策和准入标准。
- 缓和医疗的理念应该是贯穿疾病始终的，更强调早期同步实施缓和医疗。
- 患者的实际需求是判断是否实施缓和医疗 / 安宁疗护的核心点：患者存在身体、心理、社会及灵性一种或者多种痛苦，需要帮助的都可以考虑根据预计生存时间选择缓和医疗 / 安宁疗护服务。
- PPS 评分(表 13-1)可以作为粗略评估末期患者预后的一种方法。

表 13-1 缓和医疗的行为量表第 2 版 (Palliative Performance Scale, PPSv2)

PPS 水平 (%)	行走能力	工作生活能力以及疾病的证据	自我照顾能力	摄食能力	意识状态
100	正常	正常活动和工作，无疾病证据	正常	正常	正常
90	正常	正常活动和工作，有一些疾病证据	正常	正常	正常
80	正常	正常活动稍勉强，有一些疾病证据	正常	正常或下降	正常
70	下降	不能正常工作，有确切疾病	正常	正常或下降	正常
60	下降	不能做喜爱的活动或家务，有确切疾病	偶尔需要帮助	正常或下降	完整或混乱
50	主要坐 / 卧	不能做任何工作，有多种疾病	需要很大帮助	正常或下降	完整或混乱
40	主要在床上	大部分活动都无法进行，有多种疾病	主要依赖帮助	正常或下降	完整或嗜睡 ± 混乱
30	完全卧床	不能做任何活动，有多种疾病	完全需要照料	减少	完整或嗜睡 ± 混乱
20	完全卧床	不能做任何活动，有多种疾病	完全需要照料	少量啜饮	完整或嗜睡 ± 混乱
10	完全卧床	不能做任何活动，有多种疾病	完全需要照料	只做口护	嗜睡或昏迷 ± 混乱
0	死亡	—	—	—	—

注：要从左向右阅读找到最佳的一项来决定 PPS 水平。左侧的项目从上至下阅读，找出目前的行走能力，之后向右阅读下一列寻找适合的项目，同一行下方有符合的情况则下移至该行，然后再向右侧核对完所有项目。评分越低，预后越差

沟通

沟通的重要地位

- 沟通是重病患者照顾的核心技术和基本技能。没有沟通,就没有症状控制和心理社会灵性照顾的可能。

- 在医疗环境中,需要沟通的环节无处不在。当面对危重、生命期有限的患者,即面对"生死大事"时,要沟通的点就更多。如果沟通不及时,内容不详尽,都可能会导致患者及其家属强烈的情绪反应,可能会引发矛盾。

沟通的内容

以患者的意愿为核心,强调患者本人的参与

- 目前治疗。
- 治疗计划。
- 治疗现况。
- 未来预期发展。
- 费用。
- 医疗技术层面之外,帮助患者家属接受患者生命有限、即将离世的事实,以及在这种时期家属需要做的具体事情。

- 如何和家属配合,让患者本人知道自己的生命有限或者即将到达终点,陪伴患者,必要时建议患者做这个时期非常必要的、重要的事情。

- 帮助患者和家属确定最佳照顾地点。

- 帮助他们明确患者和(或)家庭希望的患者死亡地点。

- 对家庭内部意见不一致的,帮助临床决策(家庭会议)。

- 生前预嘱。

告知坏消息的 SPIKES 模型

- Setting 准备:提前收集患者详细疾病信息、患者及家属的社会状况、心理状态等。选择一个安静的环境，减少被打扰，将手机调成静音，请患者或家属坐下，告知人也应坐下与被告知人视线相平。

● Perception 弄清楚：了解患者或家属对疾病的认识情况，弄清被告知者已经知道什么和想知道些什么。

● Invitation 分享／告知医疗信息：并非医生长篇大论，要根据前面我们已经了解到的被告知人的基础，一点一点进行，注意对方的反应（是否听懂？情绪是否很强烈？是否需要"共情"、回应对方的情绪反应；对方是否希望继续听下去等；不要不顾对方情绪，一直说下去）。

● Knowledge 从患者希望的"起点"开始告知：医生常会告知过多的内容，从被告知者希望知道的地方说起，目的性强、效率高。

● Emotions/empathy 共情，回应对方的情绪反应（共情不是同情）。

● Strategy and summary 总结、制订出治疗及随诊计划：情况复杂、不可能一次性全部说完的，后续我们要做什么应该让对方清楚，尤其是预约下一次见面会让对方非常踏实。

生前预嘱

生前预嘱（advanced care planning, ACP; advanced directives, ADs; living wills）

主要内容包括患者事先对于若干医疗问题作出选择，和选定医疗代理人（health care surrogate）两个方面。

生前预嘱的内容及意义

● 生前预嘱的意义在于：充分保证患者的自决权，使患者能够选择符合自己意愿的医疗措施。

● 患者可以事先明确选择自己在生命终末期希望得到什么样的医疗照料，不希望得到什么样的医疗措施（比如是否使用气管插管／呼吸机、是否做心肺复苏、是否管饲营养支持等）。以便在自己不能作出决定时，医生和家属所做的医疗决定能够符合自己的愿望。

- 事先选定医疗代理人，当自己不能作出决定时，代替自己做医疗决定。国内多默认由患者直系亲属担当；在家属意见较多且分散时，固定的医疗决策代理人，可以方便医务人员与家属沟通。
- 在许多西方国家都有相关的法律承认 ADs 有法律效力；我国尚无相关规定，但明确了解患者的意愿，有助于医生及家属作出选择。
- 生前预嘱的局限性：生前预嘱常常是愿望的表达，在我国不能作为医疗文书使用，但可以作为医务人员和患者及家属共同决策的重要基础资料，指导医疗决策。
- POLST（physician orders for life-sustaining treatment），是由医生同患者 / 代理人共同签署的医疗文书；标明患者希望得到的特定医嘱。国内尚无这类文件，与之类似的是"抢救同意书"。
- 目前签署抢救同意书的过程绝大部分都是医生和家属协商完成的。我们需要改进的是：与患者谈生前预嘱的相关话题，请患者就这些救治措施给出自己的意见，并由患者指定一位医疗代理人，由患者本人、家属和医生一起针对有创救治取舍进行讨论，共同作出决定。

生前预嘱讨论的过程中，可谈及但不局限于：

- 心肺复苏
- 机械通气辅助呼吸
- 血液透析

- 疼痛控制
- 血制品，输血
- 管饲或输液进行生命支持

- 单纯诊断性检查
- 丧葬细节

- 离世地点
- 临终前探视细节

注：当不能明确患者的愿望时：没有家人 / 医疗代理人在场时，应默认患者同意生命支持治疗行为；如医疗代理人在场，则以医疗代理人的意见为准。

缓和医疗的实施

- 大部分的缓和医疗 / 安宁疗护服务是由非缓和医疗专业的医护来完成的。

- 缓和医学进行的是包括家属在内的全人照顾,跨专业团队合作是进行缓和医疗照护的必要条件。缓和医学的跨专业团队的组成人员包括:医生、护理人员、营养师、康复理疗师、心理科医师、志愿者、社工、音乐治疗师、芳香治疗师、宗教人士 / 灵性照顾者等。

缓和医学实施的原则

- 接受有效的支持性疗护是每一位患者、家属及陪护者的权利,也是各级医护人员的责任。

- 必须先对患者做整体评估,内容需包括生理、心理、社会、灵性等方面。

- 充足的团队技能、知识、态度及沟通能力是有效支持照护的基石。

- 建立与患者、家属的关系,患者及家属应参与治疗计划的制订。确保患者处于治疗决策的中心,尊重患者的自主权,无论患者有决策能力(在这种情况下,患者的意见是最重要的),或没有决策能力(在这种情况下,必须作出对患者最有利的决策)都要考虑到这点。

- 以改善患者的生活质量为目的,而不是延长死亡时间。

- 主动询问和观察患者的不适,不要等到患者抱怨时再关注。评估患者的整体情况,提供以患者为中心的解决问题方式。

- 准确地诊断问题的原因,不同患者应该需要量身定做的治疗干预措施,并结合患者的治疗反应调整。

- 患者通常具有多重的问题,评估患者希望相关症状缓解的优先顺序,积极建立与患者间的信任关系。

- 把握开始治疗的时机,不要拖延,有症状时尽快进行治疗。

- 不是每一种状况都必须处理,很多症状的改善、消除有相当大的难度,需设定实际可行的治疗目标,如不能完全消除恶心呕吐,可通过治疗减少发作次数;疼痛不能完全缓解,可让其不影响睡眠。如果患者的治疗目标过于乐观,试着与患者协商设定一些较容易达成的短期目标。

- 定期重新评估,修正患者的治疗需求,需考虑患者的生存期及生活品质,不同的生存期应选择不同的处理。

- 对患者的同理、理解、支持是不可或缺的辅助治疗。

- 用药方面注意事项

◇ 患者大多使用多种药物,需注意药物的相互作用。

◇ 患者状态逐渐下降,需定期调整药物剂量。

◇ 对某些药物可能出现的副作用,应做预防性处理,如应用阿片类药物应同时加用通便药物。

◇ 患者无法口服药物时,可考虑皮下注射、透皮贴剂等方式给药。

◇ 超药物说明书用药(off-label use),常用于终末期患者,在获得患者或(和)家属同意后,可考虑使用。

缓和医学的症状控制

处理症状的简明核心原则(EEMMA)

- E(evaluation)评估各种症状的原因:主动询问症状,而不是单纯靠患者自主汇报。

- E(explanation)治疗前给患者以充分的解释,紧随其后的是共同决策。

- M(management)个体化治疗计划:处理可以处

理的症状。除了药物治疗,要特别重视非药物治疗。

● M(monitoring)持续监测治疗的反应:有时因为不良反应的发生,处理上也不得不妥协和调整。

● A(attention to detail)注意细节:上述每一步都要注意细节。

疼痛(pain)(详见第 14 章"慢性疼痛")

镇痛措施可包括:

● 止痛药物治疗。

● 针对病因治疗(如放疗、化疗、双膦酸盐)。

● 介入止痛、神经阻滞。

● 非药物辅助措施,如理疗等。

若已行干预缓解不理想,需要考虑:

● 疼痛的原因是否明确。

● 药物使用是否合理(剂量及药物组合等)。

● 是否有躯体以外的因素参与疼痛感受,例如恐惧、抑郁、焦虑等。

● 必要时及时请相应专科(疼痛、放疗、缓和医疗)会诊。

呼吸困难(dyspnea)

处理可以处理的原因

如心力衰竭的利尿、肺部感染的抗感染等,在此不赘述。

非药物治疗

● 需要告知:呼吸困难本身是不致命的,"你不会窒息或是憋死",达成现实的控制目标。

● 帮助患者找到控制呼吸的方法:放松的技术,急性发作的时候有预先写好的应急处理流程。

● 保证室内空气循环,室内流动风或电风扇吹口鼻处。

● 尽可能地维持功能状态:鼓励运动,即便运动后会有呼吸困难;减少患者被他人和社会孤立的感觉。

药物治疗

吗啡用于呼吸困难:吗啡口服或者胃肠外给药,不建议采用雾化吸入的方式;突然大剂量使用吗啡有可能引起呼吸抑制,应注意控制起始的剂量、缓慢增加剂量并监测患者呼吸情况。

● 未用过吗啡的患者:从小剂量开始,如 2.5~5mg,prn。一般每 24 小时 20~60mg 就足够。如果 24 小时需要两次或以上,则处方"按时"吗啡,根据效果和不良反应调整剂量。

● 正在使用吗啡的患者:根据呼吸困难的严重程度,选择增加吗啡的剂量。呼吸困难的程度越重,加量的比例越大。

● COPD 患者吗啡的使用

◇ 终末期的 COPD、常规治疗之后仍然有严重的呼吸困难的,可以使用吗啡。

◇ 可从低剂量开始,缓慢滴定:可从 1mg,bid 口服开始,一周之内缓慢增加到 1~2.5mg,q4h;之后,每周增加 25%,直至症状满意缓解;达到稳定控制后,可以改成缓释制剂。

● 抗焦虑药物:如果患者因为严重的焦虑和惊恐发作而导致呼吸困难,可考虑使用,如劳拉西泮,0.5~2mg,口服 / 皮下,q2~4h/ 或 prn。

恶心,呕吐(nausea,vomit)

明确病因,并根据参与的神经递质和传导通路选择合适的镇吐药物。

● 多巴胺受体拮抗剂,如氟哌啶醇,甲氧氯普胺,主要作用于化学感受器触发带,治疗药物或代谢因素引起的呕吐。

● 5- 羟色胺受体拮抗剂,如昂丹司琼(4~8mg,po 或 iv,肝功不全者每日不超过 8mg)或者格拉司琼(3mg,iv,每日不超过 9mg),可以作用于外周肠道,对放疗或化疗引起的呕吐很有效。

- 毒蕈碱阻断剂,如东莨菪碱,对前庭功能紊乱者有效。

- 促胃肠动力药物,例如甲氧氯普胺可以加强胃肠道的胆碱能活性,在胃轻瘫时有效。

- 糖皮质激素有内在止吐作用,并能增加其他止吐药的作用,还能治疗颅内高压引起的恶心及呕吐。

便秘(constipation)(详见第 12 章"便秘、粪便嵌塞、大便失禁")

- 最常见原因:阿片类、抗胆碱能类药物的副作用,制动。

- 强阿片类药物便秘发生率可达 80%,通便药物通常需要持续口服且用量与阿片类药物剂量大小相关。应该预防性使用泻药,包括:粪便软化剂／润滑剂(如多库酯钠、麻仁),以及肠道刺激剂(如番泻叶)。如果这些措施无效,可以尝试用渗透性泻剂(乳果糖)。

- 如果 4 天无排便可以灌肠;并同时判断是否存在粪便嵌塞,可手法解除嵌塞或者灌肠。在嵌塞解除之前不能使用泻剂,否则有肠穿孔的危险。未治疗的粪便嵌塞可能有生命危险。

肠梗阻(bowel obstruction)

非药物治疗

- 补液与水化:对非末期病患肠梗阻时补液是常规处理,但对末期病患应在充分知情、明确治疗目标的前提下选择补液种类及补液量。

- 有创治疗措施:结合患者本人意愿充分讨论后进行(详见总则)。

◇ 放置鼻胃管:仅用于考虑手术、高位肠梗阻及药物疗效差时。

◇ 经皮胃造瘘术(PEG):用于高位梗阻伴有大量呕吐,且对止吐剂无反应时。

◇ 低位肠梗阻可考虑放置结肠减压管或姑息手术(外科、放射科会诊)。

药物治疗(针对特定症状)

● 恶心呕吐:氟哌啶醇口服,0.5~5mg,im(≤ 10mg),必要时 q4~8h;昂丹司琼 4mg,iv(>2~5 分钟),q12h 或 8mg,po,q12h。

● 痉挛性疼痛及呕吐:东莨菪碱 0.3~0.65mg,im,iv,必要时 q4~6h;0.4~0.8mg,po,需要时 q4~8h。

● 腹泻及分泌物过多:洛哌丁胺(易蒙停)口服,首次 4mg,以后每腹泻 1 次再服 2mg,1 天不超过 10mg;也可奥曲肽治疗(该药价格昂贵)。

● 地塞米松 4~16mg,qd。

疲乏(fatigue)

此症状最常见,但没有非常有效的治疗药物。

非药物治疗

● 解释:见总则。

● 降低能耗(如适宜的室温,床旁放置电话、饮料、便桶等;调整生活习惯)。

● 适当运动可以减轻乏力症状。

药物治疗

● 针对诱因的治疗,如治疗疼痛、失眠、贫血、抑郁等。

● 可考虑精神刺激药哌甲酯(利他林),哌醋甲酯 10mg,qd 或 q12h,监测精神病症状、激越及睡眠障碍等。

厌食病

在重症、危及生命疾病的患者中广泛存在。

非药物治疗

● 解释:告知病患及家人,厌食为疾病进展的表现,过度地输液或者强迫进食可能会带来其他不适的反应(详见总则)。

- 享受每餐(如果患者有愿望,可饮酒、凉饮品、吃任何想吃的东西,不要限制,参与食谱制订);少量多餐。
- 良好的口腔护理。
- 用冰片、冰棒、绿茶水、柠檬水漱口或人工唾液来缓解口干。不要用有气味或刺激性的油剂,因为会刺激干裂的黏膜。

药物治疗

- 糖皮质激素:地塞米松 2~8mg,qd。
- 孕激素治疗:醋酸甲地孕酮 200~800mg/d。

(注:这些药物并不会延长生存或改善功能或增强患者对治疗的耐受性,而且这些药物本身有不良反应)

谵妄(delirium)(详见第 9 章"谵妄")

- 首先寻找可逆性病因(如感染,粪便嵌塞、疼痛、尿潴留及低氧血症等)。
- 抗精神病药物,如小剂量氟哌啶醇或利培酮对治疗淡漠型或者激越型谵妄均有效。
- 终末期谵妄的患者联合使用抗谵妄及镇静药物可以减轻痛苦,例如氟哌啶醇,咪达唑仑等。

焦虑,抑郁(anxiety,depression)

终末期患者常见,需持续关注临床表现,提高辨识度;必要时心理医学专科会诊。

- 药物治疗:标准的抗抑郁治疗有效,但多数药物需要 2~6 周后才起效。

口腔问题

- 痛性黏膜炎(painful mucositis):按照 1:2:8 的比例配制:苯海拉明酊剂、2%~4% 利多卡因、氢氧化镁铝悬浊液,餐前含漱并吞咽。
- 念珠菌病(candidiasis):如果无深部感染,首选制霉菌素(0.5~1MU)＋ 甘油(10~20ml)涂口腔;或清洁口腔同时,予克霉唑 10mg,含服,每日 5 次,或氟康唑

150mg，po，1 天，此后 100mg/d，po，5 天。

- 严重口臭（halitosis）：用醋酸氯己定或硼砂含漱液漱口；严格口腔及牙齿护理。

分泌物过多（excessive secretions）

非药物治疗

需要时予体位引流和吸引，但可能会加重患者不适。

药物治疗

东莨菪碱 0.3~0.6mg，sc，prn，或阿托品 0.3~0.5mg，皮下，舌下 / 颊黏膜，雾化，prn，q4h。

心理、社会、灵性照顾

在照顾生命期有限的患者时需要"全人"的视角；除了"躯体"症状之外，患者的心理（如抑郁、焦虑等）和社会（如经济、与家人及朋友的关系等）等一切能够影响他自我感受的环节都应该被关注，因为，所有这些都会相互影响，影响患者整体感受 / 生活质量。

- 灵性（spirituality）：是自我超越以发现生命意义的人类习性。当一个人为了面对无法改变的困境，进而问自己"我是谁"、"我活着的意义是什么"等问题，这些就是灵性的活动。能够找到答案，灵性得以安适；反之，陷入这些问题而无法突破，则陷入灵性痛苦。
- 灵性关怀就是我们去关怀患者或家属的灵性活动，协助他们走出灵性痛苦，进而拥有灵性安适。

有助于灵性安适的情况

- 认为生命有意义与价值
- 认为死亡和痛苦是有意义的
- 相信死后会进入其他的生命状态
- 认命，接受生命是有限的
- 能够宽恕别人或被人宽恕
- 有希望（不是治疗疾病的希望，指其他的希望，

如希望家人能够坦然、能够继续生活等）

阻碍灵性安适的情况

- 觉得生命没有意义、没有价值
- 觉得痛苦没有意义
- 恐惧死亡
- 怨天尤人
- 不甘心、不放心
- 愤怒
- 麻木、孤立自己
- 恩怨未化解、不能宽恕
- 抑郁、自怜、自杀意图
- 感觉无助、绝望

家属照顾

家属是缓和医疗／安宁疗护的照顾对象。一个人离世的过程是否"好"，家属的感受非常重要。亲人去世的"悲伤"是正常的情绪反应。

哀伤陪伴（bereavement care）

是安宁疗护的一部分，针对离世患者亲友的悲伤反应所进行的一种心理疏导。目的是疏导离世患者亲友的正常哀伤反应，使其接受失落的事实，从悲伤痛苦中走出来，适应没有逝者的新环境，重新定位逝者，并开始新的生活；避免因为过度哀伤对其健康造成不良影响。

家属照顾内容包括但不局限于：

- 帮助和鼓励他们做好道歉，道谢，道爱，道别。
- 指导他们如何作末期患者陪伴。
- 关注家属的焦虑、抑郁情绪并帮助他们尽可能地减轻。
- 建议和帮助他们得到"喘息"的机会。
- 指导他们照顾好自己。

- 陪伴他们度过哀伤的整个历程。

伦理学相关内容

很多临床"困难的话题"都是和伦理学相关的话题。无论是否不给予或撤除医疗干预,都应尽力确保患者处于舒适的状态,所有不适症状得到充分关注并尽最大可能地去缓解。随着病情的发展,对决策进行动态评估,必要时再次获得知情同意。

医学伦理学四大原则

- 自主性(autonomy):患者偏好。
- 受益(beneficence):生命质量为基准。
- 不伤害(non-maleficence):生命质量为基准。
- 公正(justice):考虑情境因素。

(宁晓红 康 琳)

第14章

慢 性 疼 痛

定义

疼痛是一种令人不愉快感觉和情感经历,是一种主观感受,伴有组织损伤或潜在的组织损伤(国际疼痛研究协会)。

持续性疼痛

由持续性伤害性刺激、神经病理或混合性病理生理机制所致,患者常合并功能受损或心理障碍;其特点和疼痛强度随时间波动,在 ≥ 65 岁老年人中很普遍。

急性疼痛

起病急,通常有明确的病因,持续时间短,小于 3 个月。常见的原因:外伤和术后疼痛。

评估

疼痛主诉的特征

- P:provocative 诱发(加重)和 palliative 缓解(减轻)因素。

- Q:quality 性质(如刺痛、钝痛、灼烧痛、搏动性痛)。

- R:region 范围(如疼痛地图)。

- S:severity 程度(Numeric Rating Scales,NRS:如 0 代表无疼痛,10 代表最严重疼痛,0~3 分轻度疼痛,4~6 分中度疼痛,7~10 分重度疼痛)。

● T：timing 时间（如疼痛的发生时间、频率和持续时间）。

疼痛程度

● 标准的疼痛量表，如疼痛直接数字分级评估（NRS）（0~10 分，打分或口头评分）。

● 疼痛视觉模拟评分（visual analogue scales，VAS，标尺 0~10 分）。

● 疼痛面部表情分级评分（face rating scale，FRS），适用于老幼和各种文化水平患者。

● 有感觉功能受损者的疼痛量表（如视力下降者用大字体打印、听力下降者用写代替说）。

● 采用"是／否"的简单问题或通过询问照料者，运用评估表来评估认知功能障碍患者的疼痛程度（表14-1，表 14-2）。

表 14-1 认知障碍老年人中常见的疼痛行为

行为	示例
面部表情	轻轻皱眉；忧愁、受惊的表情 作苦相、前额皱纹、闭眼或紧闭双眼 任何扭曲的表情 快速的眨眼
言辞、发声	叹息、呻吟、抱怨 咕哝声、叫喊、呼号 呼吸粗重 求助 谩骂
肢体动作	僵硬、紧张的姿势，戒备 坐立不安 频繁踱步、摇摆 活动限制 步态或灵活性变化

续表

行为	示例
与他人交流的改变	易激惹、好斗、拒绝照料 社交减少 交际不适宜、混乱 孤僻
行为模式或日常例行事务的改变	拒绝进食、食欲改变 休息时间增加 睡眠、休息习惯改变 日常例行事务改变 无目的的游荡增多
智力状态改变	哭喊或流泪 混乱状况增加 易怒或忧虑

表 14-2　晚期痴呆患者疼痛评估表（pain assessment in advanced dementia scale，PAINAD）

评分 行为	0	1	2	分数
呼吸（与发声没有相关）	正常	偶尔用力呼吸 短暂过度换气	大声用力呼吸 长时间过度换气 Cheyne-Stokes呼吸	
不适的发声	没有	偶尔呻吟 声音低而表达不适或不满	重复大叫 大声呻吟 哭泣	
面部表情	没有表情或微笑	忧伤 害怕 皱眉	愁眉苦脸 鬼脸怪相	

续表

行为＼评分	0	1	2	分数
身体语言	放松	紧绷 不适的动作 坐立不安,烦躁	僵硬 紧握拳 膝屈曲 推开或拉着别人 攻击别人	
可安抚性	不需要安抚	可用声音或触摸安抚或分散注意力	无法安抚或分散注意力	
	总分			

注:0~3分轻度疼痛,4~6分中度疼痛,7~10分重度疼痛

治疗

目标是缓解疼痛、改善功能、减少不良反应。

非药物治疗

- 教育患者及其照料者,寻找病因,对因治疗。

- 强调自我调整治疗(如按摩、止痛膏和局部用药、热敷、冷敷、分散注意力、放松、音乐舒缓)。

- 对躯体性疼痛或严重情绪/人格障碍患者进行心理性疼痛治疗(如生物反馈、冥想、催眠术、针灸)。

- 康复治疗:利用机械装置减轻疼痛并增加运动量(如夹板),经皮电神经刺激,运动范围和日常生活能力训练。

- 当多种保守治疗无效时,可请疼痛科医生采取介入治疗(如神经调节、神经轴索阻滞、注射治疗)。

- 必要时可进行以下治疗

  ◇ 放射性核素及双膦酸盐,治疗转移性骨痛。

  ◇ 针对疼痛病因进行治疗,如放疗、化疗。

药物治疗

药物的选择

● 根据疼痛的严重程度选择初始镇痛治疗

◇ 轻度疼痛(疼痛指数 1~3)选择非阿片类药物,如对乙酰氨基酚(泰诺林)每日最大剂量 <2g;塞来昔布 100mg/d;NSAIDs:萘普生(甲氧萘丙酸)的心血管毒性较小,双氯芬酸钠(扶他林)的心血管风险较高,NSAIDs 对消化道黏膜损伤风险大。

◇ 轻 - 中度疼痛(疼痛指数 4~6)选择低剂量联合制剂(表 14-3)。

◇ 较严重疼痛(疼痛指数 7~10)使用有效的阿片受体激动剂(表 14-3)。

● 根据疼痛的类型选择初始镇痛治疗

◇ 对神经病理性疼痛或其他一些慢性疼痛,考虑单独使用辅助药物(表 14-3)或联合应用阿片类或非阿片类药物。

◇ 对发作性疼痛和暴发痛尽量选择创伤小(通常为口服)、起效快及作用时间短的镇痛药物。

◇ 对持续性疼痛,短效镇痛药剂量恒定后可换用缓释剂型。

◇ 神经病理性疼痛、纤维肌痛、难治性持续性疼痛,应考虑使用辅助镇痛药,包括抗抑郁药物和抗惊厥药物。

◇ 局限性神经痛和非神经痛,可考虑局部利多卡因治疗。

◇ 局限性持续性非神经疼痛,可考虑局部 NSAIDs 治疗。

● 选择副作用最小的药物

◇ 根据风险 / 效益评估,对抗炎镇痛治疗获益的患者考虑使用 COX-2 抑制剂。

◇ 对慢性疼痛,避免长期使用非选择性 NSAIDs。

表14-3 治疗持续性疼痛的全身药物治疗

药物	用法	最大剂量	剂量增加	备注
非阿片类				
* 对乙酰氨基酚(泰诺林)	325mg,q4h~500mg,q6h	4g/d	4~6剂后	有肝脏功能不全或滥用酒精病史的患者,最大剂量减少50%~75%,老年人建议每日不超过2g
抗惊厥药				
* 卡马西平	800~1200mg/d	2400mg/d	3~5天后	监测肝酶水平,CBC,BUN/Creat,电解质,仅获准用于治疗三叉神经痛和舌咽神经痛;未批准用于其他类型的疼痛
* 氯硝西泮	0.25~0.5mg,睡前	0.05~0.2mg/(kg·d)(20mg)	3~5天后	监测镇静情况,记忆力,CBC
* 加巴喷丁	100mg,qhs	300~900mg,tid	1~2天后	监测镇静情况,共济失调,水肿。批准用于疱疹后神经痛;未批准用于治疗其他类型的疼痛
* 糖皮质激素(泼尼松)	5.0mg,qd	不定(NA)	2~3剂后	为防止皮质激素的长期作用,尽可能使用最小剂量;会出现液体潴留和高血糖

续表

药物	用法	最大剂量	剂量增加	备注
阿片类药物				
轻-中度疼痛				
氢可酮	5mg,q4~6h	30mg	3~4剂后	治疗急性反复发作的、发作性或暴发痛;每日剂量受与固定剂量的对乙酰氨基酚或NSAIDs复方制剂的限制
氢吗啡酮	2mg,q3~4h	不定	3~4剂后	用于治疗苏破痛或成为维持24小时镇痛效果时用
中-重度疼痛				
*吗啡,速释剂型	2.5~10mg,q4h	不定	1~2剂后	口服液体推荐用于治疗暴发痛
*缓释吗啡	15mg,q12h	不定	3~5天后	速释阿片类药物的作用决定了初始剂量后再开始使用;吗啡的毒性代谢产物使其在肾功能不全患者或需要大剂量用药时受到限制;如果经常出现剂末效应,需要更频繁地使用持续释放剂型

续表

药物	用法	最大剂量	剂量增加	备注
速释羟考酮	5mg, q4~6h	不定	3~4 剂后	治疗急性反复发作的、发作性或爆发痛；每日剂量与固定剂量的对乙酰氨基酚或 NSAIDs 复方制剂的限制
*缓释羟考酮	10mg, q12h	不定	3~5 天后	通常根据速释阿片类药物的作用决定了初始剂量再开始使用
*曲马多	25mg, q4~6h	50~100mg (300mg/24h)	4~6 剂后	阿片样作用和中枢神经系统神经递质的双重作用机制；监测阿片类药物的不良反应，包括嗜睡和恶心。与其他 5-羟色胺能药物合用时须谨慎，注意观察 5-羟色胺综合征，会降低癫痫发作阈值
*透皮吸收芬太尼	一般初始剂量 25μg/h, patch, q 72h	不定	更换 2~3 贴后	通常根据快速释放阿片类药物的作用决定了初始剂量再开始使用；建议对目前最小剂量的贴剂(25μg/h)用于需要的患者：24 小时口服吗啡相当剂量：口服吗啡 60~134mg/d 等效 25μg/h；首剂口服吗啡后 18~24 小时作用达高峰。作用持续时间通常为 3 天，但自 48 小时至 96 小时不等

*常用药物

✧ 如果用阿司匹林作为心血管疾病预防用药,不要同时服用布洛芬。

✧ 避免同时使用多种阿片类或非阿片类药物。

✧ 半衰期较长及有蓄积作用的药物(如美沙酮、左啡诺、经皮芬太尼贴剂)应慎用,并逐渐调整剂量,密切观察疗效;因代谢和清除的减少可能会使药物作用时间超过通常的给药间隔。

✧ 根据需要改变给药途径,如经皮、经黏膜、经直肠、经阴道给药,局部麻醉,硬膜外给药及鞘内给药。

剂量调整

● 尽可能从最小剂量开始,通常为成人剂量的25%~50%,缓慢滴定加量。

● 在长期需要用量的基础上,滴定增量来控制暴发痛。如果每日暴发痛药物使用 ≥ 3 次,则考虑增加缓释药物的剂量。

● 非阿片类及 NSAIDs 的治疗剂量可增至其天花板效应剂量,根据药物的不良反应或危险因素逐渐滴定加量。

● 增加阿片类药物剂量直至疼痛缓解,或直至发生无法处理的不良反应时再更换药物(阿片类药物无最大剂量或天花板效应)。

● 应用等效剂量的吗啡作为所有药物剂量转换的标准,以避免错误并调整剂量至有效剂量。

● 更换阿片类药物种类时,减少等效镇痛剂量的25%~50%,以防止交叉耐药。

● 对于持续性疼痛应按时给药。

● 定期重新评估、重新检查、重新调整治疗方案,直至疼痛缓解。

● 不能突然停用阿片类药物,需逐渐减量以避免出现戒断综合征(如恶心、腹部痉挛、激惹、焦虑、大汗、心动过速和高血压)。10 日内每日减少 10%~20%,可使大多数患者顺利停药而不出现不良反应。减量过程中可能需要加用短效阿片类药物。

不良反应的处理

● 老年人对副作用更加敏感,要提前、预防性、有效地治疗不良反应。

● 告诫患者关于阿片类药物的镇静作用,且1周内可逐渐消退。

● 告诫患者关于对乙酰氨基酚(泰诺林)的中毒风险,计算所有用药中(包括OTC)含对乙酰氨基酚的每日总剂量(健康成年人用量不超过4g/d,老年人不应超过2g/d)。

● 阿片类药物治疗开始,同时预防性应用渗透性或刺激性缓泻剂。若患者液体摄入量充足,可谨慎增加纤维素;根据阿片类药物剂量调整缓泻剂剂量。对阿片类药物引致的严重便秘纳洛酮有效,0.8~2mg,q12h,口服,最大剂量12mg/d。使用阿片类药物,监测口干、便秘、镇静状态、恶心、谵妄、尿潴留及呼吸抑制的发生;药物耐受时出现轻度镇静、恶心和认知功能障碍,可采取减少剂量和(或)加用其他对抗不良反应的药物,直到能够耐受药物。

● 对于肾功能不全的患者,宜用芬太尼和美沙酮,慎用吗啡,慎用羟考酮和氢吗啡酮;肝功能不全的患者均需慎用对乙酰氨基酚和阿片类药物。

● 长期应用NSAIDs,应定期监测胃肠道出血、肾功能不全和药物-药物及药物-疾病相互作用。如果选择NSAIDs或选择性COX-2抑制剂与阿司匹林同时应用,建议使用质子泵抑制剂(PPI)或米索前列醇,可起到胃肠道保护作用。

注意

对于持续性疼痛患者,镇痛不能看作问题解决,进一步改善功能才是目的。老年患者开始药物治疗时,衡量获益/风险比值很重要。有效镇痛的要点是需要对疼痛定期再评估。

患者自控镇痛（PCA）

要求患者清楚 PCA 泵的使用方法。

● 适应证

◇ 急性疼痛（如术后疼痛、外伤）。

◇ 持续性疼痛，且不能经口进食。

● 给药策略（表 14-4）

◇ 如果 12 小时后疼痛仍控制不佳，则上调 PCA 泵剂量 25%~50%。

◇ 除非患者因疼痛无法入睡或痛醒，不推荐阿片类药物持续性输注，因为有可能增加阿片类药物的蓄积和毒性。

◇ 如果使用基础量输注，则需保证每小时监测镇静及呼吸状态。如果在阿片类药物峰浓度过后呼吸频率仍 ≤ 8 次 /min 并且中度镇静（从睡眠中唤醒困难），则需暂停阿片类药物直到呼吸频率增加或疼痛加重，必要时可给予低剂量纳洛酮并可重复给药。

◇ 当患者可以口服镇痛药，或因精神状态或生理受限不能自行调节泵速时，停用 PCA 泵。

表 14-4　疼痛老年患者 PCA 泵的常用起始剂量

药物（常用浓度）	常用剂量范围（mg）*	常用锁定时间（min）
吗啡（1mg/ml）	0.5~2.5	5~10
氢吗啡酮（0.2mg/ml）	0.05~0.3	5~10

* 对于从未使用过阿片类药物的患者，可适当缩小剂量范围

（葛 楠 康 琳）

第 15 章

住院获得性问题

住院获得性问题(hospital-acquired problems)的要点

- 住院治疗的老年人,其医疗花费、住院并发症、住院日均高于年轻人。

- 判断住院治疗的成功与否,不应只看疾病的改善与否,而是要看住院是否让老年人真正获益、是否维持或改善老年人的功能状态及生活质量。

- 老年人多患有多种慢性病、有多种老年问题,一次住院难以解决所有问题,应作出合理的取舍,优先解决主要的与重要的问题。

- 很多老年住院患者的不良事件是可以预防的。

- 对适合的老年患者,采用以老年综合评估为基础的多学科团队的干预可以改善预后。

- 在老年患者入院时,即应由多学科团队开始制订出院计划,并考虑出院后的后续计划,保证医疗连续性。

住院过程中容易被忽视的老年问题

谵妄
- 老年人住院的谵妄发生率较高。
- ◇ 髋部骨折术后、监护病房发生谵妄的风险高。
- ◇ 原有认知功能损害(MMSE<24 分)者、痴呆患者,发生谵妄风险高。

◇ 抑郁、高龄、疾病的严重程度,均为诱发谵妄的风险因素。

● 注意区分原本的痴呆与新发的谵妄(表 15-1)。

表 15-1　痴呆与谵妄的区别

	痴呆	谵妄
病程不同	渐进性	发作性
表现不同	持续性	波动性
诱因不同	无明确诱因	有诱因(内因或外因的变化)

● 谵妄的处理(详见第 9 章"谵妄")

◇ 预防胜于治疗。

◇ 尽量去除可能的诱因。

◇ 需要多学科的干预措施。

◇ 非药物措施优于药物治疗。

衰弱(frailty)

● 衰弱老人容易发生各种意料之外的并发症,其预后往往较差,在制定医疗决策时应充分考虑。

● 入院时应筛查有无衰弱,予以重视并采取相应的预防措施。

● 决策时应提前考虑后续计划,并与患者或家属沟通。

营养不良

● 住院老年患者的营养不良发生率较高。

● 老年人在住院过程中也可能进一步发生营养不良。

● 入院时应进行营养风险筛查,确认后需及时予以营养支持;有营养不良风险者应密切监测;营养状态正常者也应定期评估。

● 营养不良处理上口服优于静脉(详见第 10 章"营养不良")。

抑郁

- 抑郁会使住院日延长、住院并发症增加。
- 住院老年患者应筛查有无抑郁。
- 抑郁的评估、治疗参见第 7 章"抑郁"部分。

感知能力损害

- 感知能力的损害容易诱发谵妄、导致抑郁。
- 尽量纠正或补偿老年人感知能力的损害。
- ◇ 是否携带日常使用的眼镜、助听器。
- ◇ 病房的光线设置。
- ◇ 沟通技巧:采用低沉语调、缓慢语速、让老人看见你的嘴唇动作,可以有较好的效果。
- ◇ 严重视力异常者也有可能出现视幻觉;应与谵妄区分。

药物问题

- 入院时、住院过程中、出院时进行药物重整有助于发现药物使用的问题。
- 入院时,应和患者确认服药来源,是由医院发药,还是自己服用平时的药物,以免出现重复或漏服的情况。
- 住院不是静脉输液的理由。

受虐、社会支持不足

- 观察可能的异常表现(详见第 20 章"受虐与忽视")。
- 与患者家属及单位各方面进行有效的沟通很重要。

深静脉血栓 / 肺栓塞

- 老年住院患者同样是发生深静脉血栓 / 肺栓塞的高风险人群,需要相应的管理制度,采取有效的预防措施。详见第 26 章"血液系统疾病"中"深静脉血栓 / 肺栓塞预防"部分。

住院过程中容易发生的问题

功能状态下降

卧床是造成老年人功能状态下降的重要原因之一。

卧床可能造成的危害

- 肌肉萎缩
- 关节活动范围减少
- 骨质疏松
- 心输出量、储备能力下降
- 体位性低血压
- 血栓形成
- 肺炎
- 厌食
- 便秘
- 压疮
- 抑郁
- 焦虑
- 定向力障碍
- 肺不张
- 跌倒风险增加

住院期间功能下降的原因——制动

- 卧床。
- 管路:包括静脉输液、尿管、鼻饲管、监护仪的线路等,虽然有时管路是治疗必需的,但管路也会影响患者活动,增加感染、谵妄、跌倒的风险;因而应充分考虑利弊,慎重使用管路,并及时去除。

住院期间跌倒

- 住院期间功能状态下降,容易发生跌倒。
- 老年人适应能力下降、环境变化,容易发生跌倒。
- 本身疾病因素增加跌倒风险。
- 老年住院患者跌倒的风险因素

  ⬦ 高龄
  ⬦ 有跌倒史
  ⬦ 痴呆 / 谵妄
  ⬦ 视力缺陷
  ⬦ 脱水
  ⬦ 频繁如厕 / 失禁
  ⬦ 头晕
  ⬦ 平衡能力障碍
  ⬦ 行走功能障碍
  ⬦ 多重用药
  ⬦ 使用镇静催眠药
  ⬦ 肢体肌肉力量减弱
  ⬦ 护理人员数量不足

- 跌倒的预防及处理(详见第5章跌倒)。
- 维持患者正常行走能力有助于防止跌倒。
- 住院期间应采取综合措施:包括入院的评估、对患者及照顾者的宣教、多学科团队工作、环境的改善,可以有效降低跌倒的发生。

院内感染

院内感染是老年住院患者最常见的医源性问题之一,以泌尿系感染、肺炎、难辨梭状芽孢杆菌感染及导管相关感染最多见。预防院内感染的要点包括:标准的规章制度及相应的预防监督措施、保持手卫生、合理隔离、合理使用抗生素。

泌尿系感染

- 严格掌握使用尿管的适应证,避免不必要的插尿管。
- 使用尿管的适应证
  ◇ 不能排尿。
  ◇ 手术麻醉后。
  ◇ 需要监测尿量,不能正常收集尿液计量。
  ◇ 有尿失禁,保护局部伤口。
  ◇ 出于缓和医疗的目的使用。
- 男性患者,如果没有尿潴留,可考虑使用集尿器。
- 无症状菌尿不建议使用抗生素治疗;除非进行有可能出现黏膜损伤的泌尿外科操作之前,才考虑筛查并治疗无症状性菌尿。

院内获得性肺炎

是指住院48小时后发生的肺炎,包括呼吸机相关性肺炎和非呼吸机相关性肺炎。

- 院内获得性肺炎的风险因素(表15-2)。

表 15-2　老年患者院内获得性肺炎的风险因素

防御功能下降 / 误吸增加	
气管插管	精神异常
放置鼻胃管、管饲	镇静
仰卧体位	
较多细菌的侵袭	
细菌定植	营养不良
胃酸减少(管饲、抑酸药物)	呼吸治疗装置的污染
鼻窦炎	
致病微生物的过度生长	
长期使用抗生素	反复住院 / 住院日延长
医院获得性(不充分洗手)	共病 / 伴随其他疾病
中心静脉导管	

● 院内获得性肺炎的预防

◇ 避免气管插管,使用无创通气(但是面部创伤及神志异常患者不建议使用,会增加误吸风险)。

◇ 抬高床头,保持直立或半卧位。

◇ 避免过度使用抑酸药物;有证据表明,抑酸药预防应激性溃疡仅在休克、呼吸衰竭、凝血功能障碍的患者可以获益。

◇ 保持口腔卫生。

难辨梭状芽孢杆菌感染

是医源性腹泻的最常见原因。

● 难辨梭状芽孢杆菌感染的风险因素

◇ 使用抗生素　　　◇ 住院

◇ 高龄　　　　　　◇ 病重

◇ 使用质子泵抑制剂　◇ 管饲

● 预防措施:对感染患者采取隔离措施,合理使用抗生素。

详细内容见第 24 章"消化系统疾病"中"抗生素相关性腹泻"部分。

过度检查

● 选择检查应考虑:检查目的是否与住院的医疗方案相一致? 检查结果是否能够改变治疗策略? 是否能让老年患者获益?

● 避免重复检查。

● 造影剂肾病的预防(见第 27 章"泌尿系统疾病")。

血栓形成

● 常见深静脉血栓(DVT)及肺栓塞(PE)。

● 静脉血栓的危险因素

◇ 高龄　　　　　　◇ 长期卧床或制动

◇ 心力衰竭　　　　◇ 髋部或膝关节手术

◇ 严重肺部疾病　　◇ 有 DVT 或 PE 病史

◇ 恶性肿瘤

● 对于高风险住院患者(没有大出血风险),应考虑预防性抗凝治疗,首选低分子肝素。

● 对于有较高出血风险的患者,可采用间歇性腿部充气压迫法,或进行腿部按摩。

● 对老年卧床患者静脉输液或采血时,应避免在下肢静脉进行。

住院过程中的缓和医学

在老年患者入院时应注意评估和识别那些能从缓和医学中获益的患者。需注意缓和医学的工作内容是整合在平时的临床工作中的,而非只在终末期才需要考虑。

入院时识别有缓和医学需求的情况

● 患者病情较重可能危及生命,或有潜在的危及生命的风险,同时:

◇ 患者在 1 年内去世,不会让人觉得吃惊。

◇ 脏器功能处于终末阶段(心、肺、肝、肾、脑等),而反复入院。

◇ 较高的医护需求,如生活不自理、需要呼吸机或管饲等。

◇ 有远处转移的肿瘤,无有效治疗方法。

(朱鸣雷)

第 16 章

围手术期管理

围手术期管理（perioperative care）的要点

- 年龄本身不是限制手术的因素；手术的决策应从患者整体考虑，是否与治疗目标一致。
- 老年人的术后并发症发生率及死亡率高于普通人群，需要充分的术前准备以降低风险。
- 老年人的个体差异大，认知功能损害、躯体功能依赖、营养不良和衰弱，是手术发生不良并发症的危险因素，需要结合老年人的功能情况，进行个体化的评估及多学科的干预。
- 急诊手术（"救命"手术）处理原则是为尽快手术创造条件。
- 应由外科、麻醉科、内科/老年科、康复科、护士等，共同组成围术期管理团队，对高风险的老年手术患者共同进行评估和干预。

术前评估与处理

心血管系统

围手术期心血管风险评估及处理的流程

内科治疗可以降低围手术期心脏事件的发生，许多研究表明，无创的负荷试验和有创的 PCI 在减少围手术期心脏事件发生上几乎没有益处，只有当上述操作可能会对手术策略有影响时，才需要考虑。围手术期非心脏手术心血管风险评估及处理的流程如下：

- 是否为急诊手术，是则进行手术，同时给予积极的内科治疗。
- 非急诊手术，看是否有需要优先处理的心脏情况，包括：不稳定心绞痛、30天内的心肌梗死、失代偿的心力衰竭、严重的主动脉瓣狭窄、有症状的二尖瓣狭窄、严重的心律失常（Mobitz Ⅱ度房室传导阻滞、Ⅲ度房室传导阻滞、有症状的室性心律失常、静息心率 >100 次/min 的室上性心律失常、新发现的室性心动过速），有则先处理心脏情况。
- 没有需要优先处理的心脏情况，看手术的风险。
- 低风险手术，如门诊手术、白内障、乳腺或表浅的手术，可直接手术。
- 中等风险手术（如小的腹腔或胸腔内的手术、胆囊切除、食管裂孔疝修复、颈动脉内膜剥脱或支架术、血管内腹主动脉瘤修补术、头颈部手术、骨科手术、前列腺手术等）和高风险手术（如切开主动脉或其他大血管手术、胰腺/十二指肠手术、肝切除/胆道手术、肠穿孔修补、肾上腺全切、膀胱全切、肺切除等）须看活动耐量情况。
- 活动耐量好，≥ 4MET 而无症状（如从事轻的家务劳动、上一段楼梯、爬小山坡、短距离跑步），可直接手术。
- 活动耐量差，或无法评估活动耐量，则评估5条临床风险因素：曾有或目前有代偿性心力衰竭、有缺血性心脏病病史、有脑血管病病史、有糖尿病、有肾功能不全。
- 没有风险因素，则直接手术。
- 有 1~2 个风险因素，进行手术、并给予充分的内科治疗*，或如果能改变手术计划，可考虑做心脏无创负荷试验。
- 有 ≥ 3 个风险因素，中等风险手术，进行手术、并给予充分的内科治疗*,或如果能改变手术计划,可考虑做心脏无创负荷试验。

● 有 ≥ 3 个风险因素,高风险手术,如能改变治疗策略,强烈建议进行心脏无创负荷试验;如不能改变手术策略,则进行手术并给予充分的内科治疗*。

*注:充分的内科治疗包括:①血压控制稳定。②如已经服用 β 受体阻滞剂和他汀类药物,应持续服用;对于冠状动脉粥样硬化性心脏病患者,可考虑至少在术前 2 天加用 β 受体阻滞剂并在术后持续使用,以达到目标心率且收缩压不低。③心力衰竭患者可考虑术前加用血管紧张素转换酶抑制剂类药物。④血管手术患者可术前 2 周加用他汀类药物(具体用药见表 16-1)。

围手术期使用心血管相关药物的建议

表 16-1　围手术期心血管药物的建议

药物名称	建议
β 受体阻滞剂 (β-RB)	● 目标心率 60~70 次 /min ● 血压:收缩压 >100mmHg ● 应从低剂量开始,逐步加量 ● 已经服用 β-RB 则继续服用
他汀类药物	● 如建议使用,至少术前 1 周 ~1 个月开始服用 ● 已经服用他汀类药物则继续服用
硝酸酯类药物	● 可以考虑在围手术期使用来预防缺血造成的损害 ● 应警惕低血压、心率增快
ACEI/ARB	● 因高血压而服用 ACEI/ARB,如患者血压控制良好建议术前 24 小时(术前 1 天即停用)停用;术后只要容量稳定,应尽快开始服用
Ca 离子拮抗剂 (CCB)	● 变异型心绞痛患者,建议继续服用 ● β-RB 有禁忌证,可以考虑控制心率的 CCB 类 ● 不建议常规使用 CCB 来减少围手术期心血管事件的风险 ● 不建议使用短效 CCB ● 已经服用长效 CCB,可持续服用

药物名称	建议
α₂ 受体阻滞剂	● 血管手术患者可以考虑使用,以降低心血管风险
利尿剂	● 术前应纠正电解质失常 ● 建议高血压患者在手术当天停用小剂量利尿剂,术后情况许可,再恢复口服 ● 因心力衰竭服用利尿剂的患者,建议手术当日继续服用,可间断使用静脉利尿药过渡,情况许可时再继续口服
阿司匹林	● 如需停用,一般至少停用 5 天 ● 目前国外建议,已经服用阿司匹林的患者,围手术期继续服用;只有考虑手术过程中止血困难者,可以考虑停用

围手术期的抗凝过渡

● 建议过渡的情况包括:3 个月之内的血栓事件、3 个月之内的脑血管事件、风湿性心脏病、心房颤动伴脑血管疾病病史(或多个脑血管病的高风险因素:75 岁以上、高血压、心力衰竭、糖尿病)、机械瓣膜;其他情况需个体化权衡血栓和出血风险。

● 华法林至少术前第 5 天停用。

● 停用华法林 2 天,第 3 天开始使用治疗剂量的低分子肝素。

● 术前至少 12 小时前使用最后 1 次低分子肝素。

● 手术当日 INR 应 <1.5。

● 术后视出血情况,至少应在 12 小时以后,再开始使用低分子肝素。

● 使用低分子肝素的同时,恢复口服华法林(术后 1~2 天)(以前的维持剂量 +50% 的负荷剂量)×2 天→以前华法林的维持剂量→ INR 达到治疗范围后停用低分子肝素。

经皮冠脉介入治疗（PCI）或外科冠脉旁路移植治疗（CABG）术后对于手术时间和药物的建议（表 16-2）

表 16-2　心脏 PCI 或 CABG 手术后的要求

手术	建议
CABG 术后	CABG 术后 5 年之内、内科情况无变化者,可以直接手术
裸支架	至少术后 6 周、最好 >3 个月,再行手术,围手术期可持续服用阿司匹林
药物涂层支架	至少术后 1 年再行手术,围手术期可持续服用阿司匹林
新的可降解支架	至少术后 6 个月再行手术,围术期可持续服用阿司匹林
球囊扩张	至少术后 2 周再行手术,围手术期持续服用阿司匹林
特殊情况需停用阿司匹林	如果出血风险高,需停用阿司匹林,可考虑肝素或Ⅱb/Ⅲa 受体拮抗剂预防;术后 24 小时可开始重新服用阿司匹林

注:心脏风险评估内容引自 Fleisher LA, et al.2014 ACC/AHA guideline on perioperative cardiovascular evaluation and management of patients undergoing noncardiac surgery:a report of the American College of Cardiology/American Heart Association Task Force on practice guidelines〔J〕.Circulation,2014,130 :e278

呼吸系统风险评估

不建议将术前肺功能检查作为常规检查;考虑做术前肺功能检查的情况包括:

● 肺叶切除。

● 呼吸困难的患者,不能明确呼吸困难的原因是心源性还是肺源性。

● COPD 或哮喘的患者,如果临床不好判断是否已经达到了最好的基线水平

术后肺部并发症的个体危险因素

● COPD。

● 健康状况较差,日常生活（ADL）不能自理。

- 心功能不全。
- 肥胖。
- 目前仍在吸烟。
- 心力衰竭。
- 谵妄。
- 体重减轻。
- 酗酒。
- 老年人误吸多见,术前应明确有无吞咽困难。
- 血清白蛋白低于 35g/L。

术后肺部并发症的手术危险因素

- 手术时间长(>3 小时)。
- 上腹部、胸部等靠近膈肌的手术。
- 神经、头颈、血管手术,腹主动脉瘤修补术。
- 急诊手术。
- 全身麻醉。

降低出现术后肺部并发症风险的措施

- 术前 6~8 周戒烟。
- 术前采用诱导型肺计量器进行锻炼,并学会呼吸控制和咳嗽的技巧。
- 术后采用诱导型肺计量器进行锻炼,进行胸部理疗、适当咳嗽、体位引流、拍背、吸痰及下地活动。
- 控制术后恶心呕吐,如症状重、不能耐受经口进食、有症状的腹胀,可考虑下鼻胃管。

肾脏评估

- 老年人血肌酐产生减少,血肌酐水平不能反映老年人的真实肾功能。

用 Cockcroft-Gault(CG)公式来计算肌酐清除率(CrCl)。IBW(140- 年龄)(女性 ×0.85)/(72)(稳定的血清肌酐);注意使用体重为理想体重,对于肌肉严重萎缩、肾功能快速变化的患者,该公式不适用(详见第 27 章相关内容)。

- 慎用肾毒性药物及造影剂。

谵妄评估(详见"谵妄"章节)

- 术前风险因素:高龄(≥ 70 岁)、认知功能损害、活动受限、酗酒、电解质紊乱、腹主动脉瘤修补术和髋部手术。

- 术中风险因素:失血,术后血细胞比容 <30%。

- 对于谵妄高风险患者,应注意纠正水、电解质和代谢的异常,补充术中的失血,维持正常睡眠生理周期,鼓励日间下床活动,夜间减少对睡眠的干扰。

- 慎用可能诱发谵妄的药品(如镇静药)。

- 美国老年医学会的"术后谵妄防治指南"建议通过多学科团队,重点采用非药物干预手段,对谵妄进行防治。

消化系统评估

- 有消化道出血或溃疡病史者,应警惕应激性溃疡引起大出血的风险;可预防性使用抑酸药或胃黏膜保护剂,如 H_2 受体阻滞剂、硫糖铝,或质子泵抑制剂。

- 老年患者便秘多见,应注意通便处理。

内分泌系统评估

- 2 型糖尿病在手术老年患者中很常见。

 ◇ 手术当天停用口服降糖药物。

 ◇ 不能经口进食,可恒速静脉给予含葡萄糖溶液,同时密切监测指血血糖。

- 泼尼松(强的松)超过 20~30mg/d、使用时间超过 1 周,或者有明确肾上腺皮质功能不全,在围手术期应当给予"应激"剂量的激素。

 ◇ 小手术,在手术当日给予相当于 25mg 氢化可的松的剂量。

 ◇ 中手术,可以每天使用相当于 50~75mg 氢化可的松的剂量(氢化可的松 20mg,q8h),使用 1~2 天。

 ◇ 强烈应激,可以每天使用相当于 100~150mg

氢化可的松(在手术前 2 小时开始静脉用氢化可的松 50mg, q8h),手术后再继续使用 2~3 天,然后过渡到平时服用的激素剂量。

营养状态

- 营养不良会影响伤口愈合。
- 测量身高、体重和血清白蛋白。
- 进行营养风险评估,常用 NRS2002、MNA 或 MNA-SF。
- 由于外科术后多会有一段时间不能正常进食,所以对于有营养不良风险的患者,可考虑早期进行营养干预,推荐经口补充营养制剂(oral nutrition supplement,ONS)。

常规实验室检查

- 过多的术前检查对手术并无帮助,反而会延长术前等待时间,除非检查结果可能会改变手术的策略。
- 推荐检查:血常规、肝功能、肾功能、电解质、白蛋白、凝血、感染指标(乙肝、丙肝、梅毒、HIV);特殊患者可考虑血气分析。
- 为评估心脏或肺部的风险,可做 ECG 和(或)CXR。

白内障手术

- 局麻下行白内障手术,无需行常规实验室检查和心肺风险评估;术前通常不需要停用抗凝治疗。
- 在白内障手术前 2 周内,服用过 α_1 受体阻滞剂,其并发症(术中虹膜松弛综合征)风险增加;但是术前停用 α_1 受体阻滞剂是否会降低风险尚不清楚。

药物评估

- 术前对应对全部用药进行核查,纠正或择期纠正不合理的用药。
- 许多植物药物制剂可增加手术出血风险,如银杏叶、姜、蒜、人参、圣约翰草等制剂,应在术前停用。

● 5- 羟色胺再摄取抑制剂 (SSRIs) 也可增加手术出血风险,但并不建议术前停用该类药物,除非常规药物核查发现并不需要该类药物治疗。

预防感染性心内膜炎、人工关节感染(见第 25 章"感染"部分)

手术当日的管理

● 避免因术前禁食水而导致血容量不足,如胃动力正常,术前 2 小时饮水、果汁、糖盐水等是安全的,必要时可通过临时补液来维持术前血容量。

● 术中的管理主要由麻醉科医师完成,团队成员应了解相关内容,包括麻醉方式(在能够满足外科手术的条件下,可优先选用区域麻醉技术)、术前器官功能评估与优化、术后镇痛及恶心等不适的对症治疗等,共同制订最佳决策,监测不良反应。

术后问题与处理

心血管问题

术后高血压

● 注意有无非心血管的原因,如疼痛或尿潴留。

● 核查是否恢复了术前的降压药。

● 如不能进食,可局部用药[如硝酸甘油、酒石酸美托洛尔片(倍他乐克)含服或硝酸甘油贴剂];必要时经静脉泵入降压药;注意避免血压骤降。

术后心律失常

● 诱发因素多为术后感染、电解质紊乱、容量负荷过多及低氧等。

● 室上性心律失常多见

  ◇ 危险因素:既往室上性心律失常、哮喘、心力衰竭、多源性房性期前收缩。

  ◇ 处理上应早期恢复窦性心律,或控制心室率。

◇ 室上性心动过速可静脉用普罗帕酮、β-RB(艾司洛尔)或 CCB(维拉帕米)

◇ 快速心房颤动可静脉用胺碘酮或去乙酰毛花苷(西地兰)控制心室率;心房颤动持续时间≥48 小时,应当考虑抗凝治疗。

术后心力衰竭

● 老年人心脏储备功能下降,心肌缺血、心律失常和容量过多均可诱发心力衰竭,应注意监测每日出入量。

● 术后肺部感染常伴发心力衰竭;在出现心力衰竭时,应注意鉴别有无合并肺部感染(根据肺部体征、胸片、BNP 指标等)。

术后心肌缺血

● 术后心肌缺血是术后死亡的高危险因素。

● 心绞痛症状有可能被止痛药物掩盖。

● 有冠心病风险的患者(前文的 5 条风险),术后应立即行心电图检查,术后 1~2 日应每日复查心电图;血清肌钙蛋白(CTnI)水平监测也有助于发现心肌梗死。

避免医源性损害(详见第 15 章住院获得性问题)

● 鼓励早期下床活动,避免约束,有助于维持功能状态,降低并发症。

● 导尿管增加感染风险,并使活动受限;除非有尿潴留,否则使用导尿管不应超过 48 小时。

● 在患者恢复进食的过程中,应及时对静脉补液量进行调整,以免造成容量负荷过多。

术后血栓预防

● 肺栓塞(PE)仍然是院内死亡的主要原因之一,应警惕。

● 下肢深静脉血栓(DVT)在术后老年患者中应予重视。

●髋关节或膝关节置换术、泌尿生殖系统手术发生血栓并发症的风险较高,应考虑使用低分子肝素抗凝。

- 对于低风险手术,术后应进行腿部按摩,鼓励患者进行收缩小腿肌肉的运动(屈伸踝关节)。

呼吸问题

主要问题为肺部感染,使用抗生素的同时应加强排痰,具体措施同术前。

术后谵妄

- 及时识别(CAM,ICU-CAM),警惕淡漠型谵妄。
- 纠正可能的诱因。
- 通过对环境因素的干预来预防和改善症状(床旁陪护、家属探视、加强定向力刺激、减少突然的环境变化、恢复正常昼夜节律等)。

消化系统问题

- 便秘在术后常见,多由于饮食改变、活动减少、使用止痛药所致。
- 口服铁剂和钙剂均可造成便秘,不要术后立即补充。
- 在使用阿片类止痛药的同时加用通便药。
- 术后的腹泻,主要见于粪便嵌塞和抗生素相关性肠炎。

内分泌系统问题

- 糖尿病患者术后应密切监测血糖,临时静滴或皮下注射胰岛素控制血糖,直到患者可以正常进食再逐步恢复术前的降糖治疗。
- 除 ICU 患者外,尚无证据显示在围手术期严格控制血糖在功能康复、降低感染或是伤口愈合上更有优势;因此,允许老年患者在术后血糖稍高。

泌尿系统问题

- 术后应注意有无容量不足造成血肌酐升高。
- 警惕药物(如抗生素)造成肾脏损害,应按 CrCl 来调整药物剂量。

- 有前列腺增生的老年人,应注意有无尿潴留。

术后疼痛

- 老年人的疼痛易被忽视,应定期使用疼痛评分来了解术后患者的疼痛情况。

- 预计患者下床活动后疼痛会加重,应提前使用止痛药。

（朱鸣雷）

第 17 章

管路的护理

肠内营养管路护理

营养管路包括：

- 无创途径置管：鼻胃管、鼻十二指肠管、鼻空肠管。
- 有创途径置管途径：经皮内镜下胃/空肠造瘘术（percutaneous endoscopic gastrostomy，PEG/percutaneous endoscopicjejunostomy，PEJ）、手术中造瘘术（十二指肠造瘘、空肠造瘘）。

评估和观察要点

- 患者的病情、意识状态、营养状况及合作程度。
- 管路情况、输注方式，有无误吸风险。
- 观察营养液输注中、输注后患者的反应。

操作要点

- 营养液温度接近正常体温为宜。
- 输注前，检查并确认喂养管位置，抽吸并评估胃内残留量，如 >200ml 则应慎重。
- 输注前、后用 30~50ml 温水冲洗喂养管。
- 输注速度均匀，输注完毕包裹、固定喂养管。
- 病情允许，患者在输注中和输注后 30 分钟内保持半卧位。

管路护理要点

心理护理

- 解释管饲的目的、途径、方法等。

- 有些患者在初始期会出现腹胀、腹泻等情况,有时需要反复尝试,为了避免患者产生厌烦和不信任心理,需向患者解释肠内营养的重要性及必要性。

防止营养管脱落

- 对不合作患者需要评估使用管路的必要性,可使用约束带或约束手套,但应注意其副作用,特别是对于有谵妄的患者。

- 约 25% 的肠内营养患者的鼻饲管可被自行拔出,或因咳嗽、呕吐致管路移位,应以胶贴妥善固定。

- 每日输注后,将营养管末端封闭好并妥善固定,并嘱患者翻身时小心。

防止营养管堵塞

- 每次输注前、后需用 30~50ml 温开水冲管。

- 输注营养液前充分摇匀,以防沉淀物堵塞管道。

- 药物尽可能不经管饲,如需管饲,应与食物分开输注,给药后立即用温开水冲管。

- 管饲多种药物时应注意药物之间有无配伍禁忌或相互作用。

- 如发生堵管,且反复冲洗无效,可用碱性溶液(如无糖苏打水)冲洗。

常见并发症的预防及处理

胃潴留

- 每次输注前抽吸胃液检查胃排空情况,如抽出清亮的胃液,且含较少食物残渣,则表示患者没有胃潴留;若空腹 8 小时以上或喂食 4 小时后,胃残留量 >200ml,且胃内仍有较多食物残渣,则提示有胃潴留。

- 如有胃潴留需要暂停输注营养液 2~8 小时,并寻找原因,考虑相应对策,如使用促进胃肠动力药物、治疗便秘、调整营养液剂型、改用空肠管等。

腹泻

- 腹泻是肠内营养最常见的并发症,与输注营养液的速度过快、剂量过大、浓度发生改变、温度过低或营养液在配制及使用过程中受到污染等有关。

- 应调整好营养液的浓度、温度及输注速度。
- 初起营养液的输注速度宜慢(40~50ml/h),剂量宜小(500ml/d),并随时调整流速直至患者适应。
- 肠内营养液的温度以 37~40℃为宜。
- 营养液配制、输注过程中应严格无菌操作,现配现用,暂不用时可置于冰箱内保存,但时间不宜超过 24小时。
- 发生腹泻的患者,应注意保持肛周清洁、干燥,预防湿疹、皮肤破损等,同时留取粪标本送检。

反流、误吸

- 老年人长期卧床导致胃呈水平位,在咳嗽、用力排便时造成腹压增高,易使胃内容物反流而致误吸,其他引起误吸的原因还包括鼻饲管脱出、鼻饲液注入量过多等。
- 表现
  ◇ 明显的呕吐、呛咳。
  ◇ 在输注肠内营养液过程中若患者发生心率加快、咳嗽、发热等情况时应警惕有无误吸。
  ◇ 衰弱的老年人有时表现不明显,可通过影像学检查明确有无吸入性肺炎的表现。
- 处理
  ◇ 选用内外径比例理想、刺激小的鼻胃管。
  ◇ 抬高床头达 35°~45°,直到灌注后 30 分钟。
  ◇ 一旦发现患者有胃内容物误吸时,应立即停止营养液输注,迅速吸净气道、口鼻内液体,密切观察患者呼吸、血氧饱和度等情况。

长期留置尿管的护理

护理要点

- 尿管更换时机:不宜频繁更换导尿管,但更换时间不应长于产品说明书要求的时限；出现导尿管破损、无菌性和密闭性被破坏、导尿管结垢、引流不畅或不慎脱出等情况及时更换。

● 引流袋更换时间：根据临床指征更换，不固定更换的时间间隔，但更换时间不应长于产品说明书要求的时限；发生感染、堵塞、密闭的引流装置破坏等情况应及时更换。

● 膀胱冲洗：膀胱冲洗不作为常规预防和治疗泌尿系统感染的手段；膀胱冲洗多用于长期留置尿管且有泌尿系感染、尿液排出不畅的患者。

● 拔管时机：膀胱充盈时拔管是最佳时机，拔管时疼痛感、拔管后尿潴留发生率明显低于传统的膀胱空虚时拔管。

并发症的预防与护理

漏尿

● 原因

◇ 老年生理退行性变化：尿道括约肌松弛、前列腺增生、膀胱结构及容量变化、便秘导致膀胱内压增高等。

◇ 导尿管引流不畅：钙质沉淀引起尿管阻塞。

◇ 膀胱痉挛：膀胱肌肉过度收缩、膀胱内压增高。

● 处理方法

◇ 老年人选择气囊导尿管 16~18 号为宜。

◇ 保持尿管引流通畅。

◇ 球囊内注入液量适当增加。

◇ 避免膀胱痉挛：冲洗液温度适当，以减少对膀胱的冷刺激。

感染

留置尿管超过 1 周，100% 将发生泌尿系感染；防止尿管感染的原则是避免不必要的插管（详见第 27 章"泌尿系统疾病"中"泌尿系感染"部分）。

● 长期留置尿管,会有细菌生物膜形成。不易形成生物膜的导尿管依次为:纳米银涂层导尿管、全硅导尿管、硅化处理乳胶导尿管、未硅化处理乳胶导尿管。

● 处理方法

◇ 操作时严格执行无菌操作,使用一次性密闭式引流袋。

◇ 选择优质导尿管,以减少黏膜刺激和生物膜形成。

◇ 及时倾倒尿液,至少每 8 小时或尿液 2/3 满或转运患者前排空集尿袋中尿液。

◇ 保持引流管通畅,防止引流管受压、扭曲。

◇ 尿管开放的时候,保持尿袋在膀胱水平以下,防止尿液逆流。

◇ 减少不必要的膀胱冲洗。

外周静脉置入中心静脉导管(PICC)管路护理

护理要点

置管后的监测

● 置管成功后妥善固定 PICC 导管,应用无菌透明贴膜,面积为 10cm×15cm,防止导管脱出。

● 观察穿刺点有无渗血,上肢有无疼痛、肿胀等不适。

● 穿刺成功后需拍摄 X 线片,确定 PICC 导管位置,使 PICC 导管尖端位于上腔静脉处,然后再使用。

● 每班床头交接班时,交班 PICC 插管深度。

● 置管 24 小时后换药一次,若渗血较多,及时更换敷料。以后每周酌情更换 1~2 次,如敷料有潮湿、脱落、被污染,应及时更换,并注明更换敷料时间。

● 穿刺点渗血可用绷带在穿刺处加压包扎,并观察渗血及血运情况。

管路的换药

● 换药必须在生活护理前或生活护理 30 分钟后进行（避免污染）。

● 严格执行无菌操作，换药前操作者必须严格六步洗手法洗手。

● 换药时将旧贴膜四周平行松动，自下而上平行皮肤掀开，避免导管脱出。

● 脱出的导管严禁再次送入。

● 换药时先用 75% 酒精棉签或纱球消毒皮肤 3 遍（勿触及穿刺点伤口和导管），再用安尔碘棉签或纱球消毒穿刺点周围皮肤 3 遍，上下半径至少 10cm，左右到臂缘，大于敷料范围，完全待干，不要用手触及贴膜覆盖区域内的皮肤。使用透明敷料，使贴膜与皮肤贴实，贴膜下无气泡。

● 置管成功后密切观察穿刺点有无红肿、渗血、渗液，观察导管体外留置长度，观察上臂皮肤情况，触摸穿刺点周围有无疼痛和硬结。

日常监测

● 每 12 小时测臂围一次，测量时手臂外展 90°，在肘横纹以上 10cm 的部位测量，并记录。

● 若臂围周长增加 <2cm 则继续观察，增加 ≥ 2cm 则高度怀疑是血栓的早期表现。

● 若置管后发生机械性静脉炎，应抬高患肢，避免剧烈运动，依据临床情况处理；若发生化学性静脉炎、细菌性静脉炎、血栓性静脉炎均应立即拔除导管。

● 留置 PICC 的一侧上肢禁止测血压。

PICC 的使用

● 应用无针密闭接头连接导管与输液装置，无针密闭接头、输液器、三通、可调节输液器、泵管及泵针需 24 小时更换一次；疑被污染或无针密闭接头附着有血迹，需及时更换。

● PICC 使用时需用安尔碘消毒无针密闭接头,用力擦拭并待干,时间 >15 秒,用 20ml 注射器抽取 20ml 无菌生理盐水脉冲式正压冲管,检查导管通畅情况。

● 输液器与 PICC 连接,观察最大滴速,无异常即可调节至所需输液速度;若滴速明显减慢或不滴,提示管路不通畅,应及时用 20ml 注射器抽取 20ml 无菌生理盐水脉冲式正压冲管。

● 使用肝素盐水或无菌生理盐水封管,封管液量大于 2 倍导管容积 + 延长管容积,成人 1~2ml。PICC 使用完毕后先用 10ml 以上注射器抽取至少 10ml 无菌生理盐水脉冲式冲管,再进行封管。封管时采取正压封管,在注射器还剩 0.5ml 封管液时,以边推液边退针的方式拔出注射器,夹闭导管系统以保证管内正压。

● 若连续输液且没有泵入血管活性药时则每日用 20ml 无菌生理盐水正压冲管一次。

● 原则上不允许从 PICC 输入红细胞,输注黏稠度较大的药物,或因抢救需要从 PICC 输入蛋白、血浆等,输注完毕后需用 20ml 注射器抽取 20ml 无菌生理盐水脉冲式正压冲管后再接其他液体。

● 严禁使用小于 10ml 的注射器,并绝对不可用力注射任何注射液,以免导管破裂。

导管的拔除

● 拔出 PICC 导管时,要保持导管的完整性,封闭导管后将导管慢慢向自己方向与皮肤平行拉出,拔出后测量导管长度并与插入时长度进行比较。

(郭欣颖　张　悦)

第 18 章

筛查与预防

老年人的肿瘤筛查（screening）

原则

- 目的是早发现、早治疗，降低肿瘤的死亡率，但是需要患者有足够的生存期方能看出效果。

- 筛查要考虑老年人的预期寿命（通常 ≥ 5 年）；要考虑老年人的健康情况，是否有条件进行后续治疗。

- 与受检者充分沟通，使其了解相关检查可能的局限性（如敏感性和特异性，过度医疗等）。

推荐的肿瘤筛查

乳腺癌筛查

- 40~74 岁女性每两年筛查 1 次乳腺靶相，对于 75 岁以上预期寿命超过 4 年可以考虑筛查。

- 亚洲人乳腺多小而致密，可以采用每年 1 次乳腺 B 超检查；乳腺脂肪含量高的，可用乳腺钼靶像每两年 1 次筛查。

- 高风险者（如 *BRCA* 基因突变、10~30 岁期间因病接受过胸部放疗）可考虑 MRI 检查。

宫颈癌筛查

- 建议开始有性生活的女性每 3 年进行 1 次宫颈巴氏涂片或 TCT（基液薄层细胞检测，已基本取代巴氏涂片）检查。

- 结合 HPV-DNA 检测，可每 5 年筛查 1 次。

- 做过子宫全切术（含宫颈）的女性停止筛查。

- ≥ 65 岁女性,10 年之内连续 3 次涂片检查结果正常,最近一次检查在 5 年之内,则可以考虑终止筛查。

结直肠癌筛查

- 建议筛查年龄 50~75 岁,75 岁以上应结合健康状态及预期寿命来决定。
- 国内建议通过便隐血进行初筛(3 次阳性率更高),阳性的高危人群再行有创检查。
- 高危人群包括:一级亲属有大肠癌病史、肠道腺瘤史、癌症史、盆腔放疗史、符合后面 6 项之中 2 项者(慢性腹泻、慢性便秘、黏液血便、慢性阑尾炎或阑尾切除史、慢性胆囊炎或胆囊切除史、长期压抑)。
- 高危人群筛查手段
- ✧ 便潜血,每年 1~3 次。
- ✧ 乙状结肠镜,5 年 1 次。
- ✧ 结肠镜,10 年 1 次。
- ✧ CT 结肠重建,5 年 1 次(检出直径 >6mm 病变应进行结肠镜检查)。

有研究证实可获益的检查(是否适用于所有老年人群仍有争议)

- 用 PSA 筛查前列腺癌,但应了解以下情况
- ✧ 假阳性的情况,任何造成前列腺损伤如前列腺炎、挤压等,均可使 PSA 升高。
- ✧ 发现 PSA 升高后,通过前列腺穿刺活检确诊前列腺癌的,诊断率不高。
- ✧ 前列腺癌自然病程较长,对于预期寿命短的老年人,处理前列腺癌可能不会获益。
- ✧ 使用非那雄胺的第一年,PSA 最多可降低 50%,对于用药前已有 PSA 升高的患者,应考虑药物影响,并观察 PSA 的动态变化。
- ✧ 美国预防服务任务组(US preventive services

task force, USPSTF)对 PSA 筛查持反对态度。

- 用胸部低剂量 CT 筛查肺癌(USPSTF 目前建议高危人群:55 岁以上,吸烟累计超过 30 年包的,可考虑使用低剂量 CT 筛查肺癌)。

老年人的非肿瘤疾病筛查

- 筛查高血压,每年 1 次。
- 筛查血脂异常,每 5 年 1 次,对于有血管病变的人群应增加频率。
- 筛查骨质疏松
  - ◇ ≥ 65 岁女性,至少 1 次骨密度检查。
  - ◇ ≥ 70 岁男性,至少 1 次骨密度检查。
- 筛查血糖异常,每年 1 次。
- 筛查肥胖,测量身高、体重,每年 1 次。
- 腹主动脉瘤筛查适用于 65~75 岁有吸烟史的男性,用 BUS 筛查 1 次。
- 老年综合征的筛查,每年 1 次,包括抑郁、认知功能、视力及青光眼、听力以及跌倒风险评估。

推荐老年人采取的预防(prevention)措施

- 戒烟。
- 停止酗酒。
- 每年接种流感疫苗。
- 65 岁时接种肺炎球菌 13 价结合疫苗(PCV13,国内多为早期的 PCV7)1 次,6~12 个月后可接种 23 价肺炎球菌多糖疫苗(PPSV23)1 次,如已接种 PPSV23 则 1 年后补种 1 次 PCV13。
- 国外建议 60 岁后,接种 1 次带状疱疹疫苗,每 10 年接种 1 次破伤风疫苗。
- 每日补充钙剂(在日常饮食之外,500~600mg)和维生素 D_3(800~1 000IU)预防骨质疏松、骨折(因维生素 D 吸收个体差异较大，可根据血清 25-OH- 维生素 D 的水平调整，USPSTF 指南建议每天不低于400IU）。

- 每周 2 次服用 ω-3 脂肪酸，预防心肌梗死及卒中。
- 每日服用多种维生素 1 片，注意部分维生素或矿物质的剂量可能与其他药物或保健品重叠造成过量。

（朱鸣雷）

第 19 章

老 年 康 复

定义

老年康复（geriatric rehabilitation）是指为了恢复老年人的功能能力或增强他们的残存功能而采取的评定诊断和治疗措施。

流程

首先，由康复科医师进行康复评定，根据康复评定结果制订康复的长期目标和短期目标，然后制订相应的长期康复计划和短期康复计划，最后由康复团队实行康复治疗。康复的目标应与患者的整体干预目标相一致。

老年康复评定

生活质量评定

指的是老人对自己的身体、精神、家庭和社会美满的程度和对老年生活的全面过程的评定，包括下列 4 个方面：

- 躯体健康：包括疾病的躯体症状、基本日常生活活动能力（basic activities of daily living，BADL）、工具性日常生活活动能力（instrumental activities of daily living，IADL）、主观身体健康等。
- 心理健康：包括焦虑或抑郁感、正相健康感觉、行为情绪控制、认知功能等。
- 社会功能：包括人际交往、社会资源等。

● 角色功能:包括在家庭和社会的角色以及病后的角色转换等。

评定方法:量表法:MOS SF-36 量表、WHO QOL-100 量表、诺丁汉健康调查量表、生活质量指数量表、社会支持量表、生活满意度量表等。

功能和残疾的评定

根据国际功能、残疾和健康分类(international classification of function disability and health,ICF)进行,主要包括躯体功能和结构评定、活动能力评定、参与能力评定这三个层面。

老年康复目标的制订

● 结合老年人的特点。

● 减少卧床不起、长期依赖医院和护理机构,减少社会和家庭的负担;提高生活自理能力和生活质量。

● 如有可能,恢复部分做家务能力和社会参与能力;多不要求恢复职业能力。

● 制订合理的康复目标,避免因为目标过高无法完成而打击老年人的积极性。

老年康复的原则

● 清楚老年患者病情的复杂性。

● 强调任务指向性锻炼,简化康复程序。

● 强调预防性康复,避免失用和误用,防止恶性循环。

● 充分利用辅助器具。

● 注意康复过程中和生活中的安全性。

常见老年疾病的康复

高血压病康复

康复评定

通过运动试验评定患者体力活动能力。

康复治疗

- 物理治疗

⬦ 高压交变电场疗法，靠坐在治疗椅上，双足踩踏电极板，以高压交变电场作用于全身；通过调节自主神经，改善血压，适用于临界性高血压，或者作为高血压的辅助治疗。

⬦ 水疗法：水温 37~38℃，全身或半身浸浴，调节血管张力，改善血压，可作为高血压的辅助治疗。

- 运动疗法

⬦ 病例选择：对于血压正常偏高者，可达到一级预防的目的；对以舒张压增高为主的患者作用更显著。慎用于临床情况不稳定者，合并严重心律失常、心动过速、心力衰竭、不稳定型心绞痛等严重并发症者。

⬦ 方法：建议进行中小强度、较长时间、大肌群的动力性运动以及各类放松性活动，运动量宜小不宜大。

- 有氧训练：常用方式为步行、慢跑、踏车、游泳、慢节奏舞蹈等。通常，强度为 50%~70% 最大心率（HR_{max}）或 40%~60%（VO_{2max}），自觉用力程度分级（rating of perceived exertion，RPE）为 11~13。步行速度为 50~80m/min，每天运动时间 30~40 分钟。

- 循环抗阻训练：采用相当于 40% 最大一次收缩力作为运动强度，作大肌群（如肱二头肌、腰背肌、股四头肌等）的抗阻收缩，每节运动持续 10~30 秒，10~15 节为一个循环，每次训练 1~2 个循环，每周 3 次，8~12 周为一疗程。

- 放松训练：气功、太极拳和降压舒心操等。

冠心病康复

康复评定

根据运动试验评估患者体能状况。

康复治疗

冠心病的康复治疗分为三期，即急性心肌梗死

(AMI)住院期康复(Ⅰ期)、AMI 出院后康复期(Ⅱ期)和慢性冠心病或慢性期康复(Ⅲ期)。稳定型心绞痛的康复一般列入Ⅲ期康复。冠状动脉旁路手术(CABG)和经皮腔内成形术(PTCA)住院期和出院后的康复治疗也可参照以上分期。

● 住院期康复(Ⅰ期)

✧ 病例选择:适用于病情稳定且无严重合并症的 AMI、CABG 后或心绞痛住院患者。开始治疗时间一般在发病后 2 周以内,最早可在心肌梗死发病、CABG 和 PTCA 后第二天开始。慎用于不稳定型心绞痛,血流动力学不稳定,严重并发症(包括体温超过 38℃、急性心肌炎或心包炎、未控制的糖尿病、血栓形成或栓塞;手术切口异常;心电图出现新的心肌缺血改变)。

✧ 康复目标:①减轻绝对卧床对肌肉和心血管调节的不利影响,防止静脉血栓、肺栓塞等并发症的发生;②促进体力恢复;③减轻抑郁和焦虑;④待病情达到临床稳定后,可进行一般的家庭活动而不出现心血管症状;⑤低水平运动试验阴性,或可以按正常节奏连续行走 200m 或上下 1~2 层楼而无症状和体征。运动能力达到 3~5METs(metabolic equivalent,METs)。

✧ 运动疗法

● 基本原则:低强度运动,逐渐增加代谢量,保证安全。一般早期活动时能量消耗应限制在 1~1.5METs 以下,训练期 2~3METs,出院时可达 3~5METs。训练必须在医务人员的指导和监护下进行,活动场所应有心电监护装置和心肺复苏等抢救设施。

● 康复程序:老年人推荐 3、4 周康复程序。

● 出院后康复期(Ⅱ期)

✧ 病例选择:适用于 AMI 和 CABG 后刚出院、稳定型心绞痛,运动能力可达到 3METs 以上的患者。治疗时机一般在发病后 4~12 周之内。

◇ 康复目标:①逐步恢复 ADL,轻度家务劳动和娱乐活动等;②运动能力达到 4~6METs。

◇ 运动疗法

● 基本原则:通常在门诊进行。早期进行肌力和关节活动度训练,肌力训练应尽量避免等长运动成分。病后 6~8 周开始按照运动处方进行中等强度的耐力训练,如步行、慢跑、蹬梯、踏车、医疗体操等,METs 在 3~5,心率保持在 $40\%~50\%HR_{max}$,自觉用力程度不超过 13~15。每周训练 3~4 次,每次持续 10~30 分钟。

● 康复程序:推荐 AMI 出院后步行程序(Ostermann)。

● 健康教育:内容包括冠心病的知识,康复目标,训练原理,自我监测方法,危险因素的预防及如何改善不利于心脏健康的生活方式。

● 维持期康复(Ⅲ期)

◇ 病例选择:适用于 AMI 和 CABG 后 3~6 个月以上患者,较长期稳定状态的冠心病(包括陈旧性心肌梗死、稳定型心绞痛及有冠心病危险因素),运动能力可达到 5METs 以上。慎用于临床情况不稳定者;全身急性炎症、发热、传染病和下肢功能障碍;主动脉瘤、严重主动脉瓣狭窄或主动脉瓣下狭窄;血栓性脉管炎或心脏血栓;精神疾病发作期间或严重神经症。

◇ 康复目标:①巩固 Ⅱ 期康复成果,控制危险因素,减少 AMI 复发;②改善和提高体能和心血管功能,提高生活质量;③运动能力达到 6~7METs。

◇ 运动疗法

● 基本原则:居家训练,以耐力训练为主,多采用持续法进行,运动能力可达 5~7METs,靶心率可以 $70\%HR_{max}$ 开始,经 3~6 个月可达到 $85\%HR_{max}$,运动持续时间可长达 30~60 分钟,每周 3~4 次。

● 康复程序:可采用南京医科大学制定的慢性冠心病康复治疗方案,包括家庭非监护性治疗程序、门诊普通治疗程序、门诊心电监护性治疗程序和高强度心电监护性治疗程序等。

● 作业疗法:包括家庭卫生、厨艺、园艺、购物等。能量消耗在 5~7METs。

慢性充血性心力衰竭的康复

康复评定

● 心功能分级

◇ NYHA 分级法(见心血管章节)

◇ Goldman 分级法

Ⅰ级:METs ≥ 7;剧烈体育活动,如篮球、足球;

Ⅱ级:5 ≤ METs<7;普通体力活动,如爬楼梯;

Ⅲ级:2 ≤ METs<5;一般性活动,如穿衣、洗漱,平地行走 200 米;

Ⅳ级:METs<2。仅能休息或户内缓慢行走。

● 体能分级:递增负荷运动试验,采用次极量运动试验或症状限制性运动试验。具体有活动平板试验、踏车试验、6 分钟步行试验。

康复治疗

包括运动疗法、物理疗法、心理疗法、饮食疗法、健康教育及原发病治疗。

● 运动疗法

◇ 病例选择:适用于稳定型慢性心力衰竭,心功能Ⅰ~Ⅲ级的患者。慎用于不稳定型心脏病、进行性左心功能不全、运动中血压和心率不升、并发发热性疾病、栓塞及原发疾病不适宜活动者。

◇ 运动处方

● 运动方式:主要为有氧运动,包括步行、踏车、腹式呼吸、气功、太极拳、放松疗法及医疗体操等。

● 运动强度:根据心功能分级或递增负荷运动试验的评定结果来确定。一般采用症状限制性运动试验(即:有任何症状,立即停止试验)中峰值吸氧量的

70%~75%,METs 一般不超过 5。

● 持续时间:开始训练时 5~10 分钟,每运动 2~4 分钟休息 1 分钟。运动时间以 1~2 分钟的幅度递增,直到 30 分钟。

● 训练频率:一般以隔日锻炼 1 次,每周 3~4 次为宜。

◇ 训练程序:WHO 专家委员会于 1993 年推荐以步行运动为核心的训练程序。

● 物理疗法:主要采用水疗。

◇ 温水浴疗法:适用于心功能 II 级的患者

糖尿病的康复治疗

现代糖尿病治疗的五个方面是饮食疗法、运动疗法、血糖监测、药疗以及教育,其中饮食、运动与药疗是糖尿病患者康复的三个关键。

● 运动疗法

◇ 病例选择:主要适用于 II 型糖尿病患者尤其是体型肥胖者。慎用于并发各种急性感染,心、肾衰竭,未得到有效控制的高血压,严重坏疽,糖尿病性肾病,视网膜病变,眼底出血,空腹血糖 >16.8mmol/L(300mg/dl),有明显酸中毒、酮症患者。

◇ 运动处方

● 运动方式:首选有氧运动,如步行、慢跑、游泳、划船、骑自行车等,另外还有医疗体操、太极拳、气功等,对症状较轻的肥胖型年轻患者还可安排非比赛性球类活动,如乒乓球、羽毛球、排球等。

● 运动强度:通常根据运动负荷试验的结果选取 $50\%\sim60\%VO_{2max}$ 的强度或使运动中的靶心率达到最大心率的 70%~80%。

● 运动时间:每次 30 分钟 ~2 小时,依个人情况而定。

● 运动频率:1 次 / 日或隔日 1 次。

颈椎病的康复治疗(建议由专业的骨科或康复科医师来给予治疗建议)

- 物理治疗
  - ◇ 颈椎牵引　　◇ 低频调制中频电疗
  - ◇ 超短波疗法　◇ 磁疗法
  - ◇ 半导体激光
- 运动疗法因人而异。

◇ 颈椎活动度训练,包括颈屈、伸、侧屈、左右旋活动,宜单一动作逐步进行,避免绕颈、前伸后移活动。活动强度、时间及频次等依个人具体情况而定,其原则为活动后自觉轻松、症状无加重。

◇ 颈背肌力训练

- 颈背肌等张训练:可采用俯卧位,挺胸抬头脱离床面,同时手背后伸;或坐位,颈伸、收缩颈背肌肉。

- 颈背肌等长收缩训练:每个动作持续 3~5 秒,连续 10~20 次,每日 1~2 次,30 次一疗程。可采用靠墙,坐或立位,头枕部顶墙;俯卧,头枕顶床肩背抬起离开床面。

◇ 注意事项:①运动疗法只适于病情稳定的慢性期,其方法、运动量的选择依个人具体情况而定,循序渐进,持之以恒。②颈椎活动度及颈背肌力训练不适于脊髓型颈椎病和影像学检查脊髓或硬膜囊受压者。

- 手法治疗
  - ◇ 澳式手法:除脊髓型颈椎病外,皆可应用。
  - ◇ Mekenzie 手法:脊髓型颈椎病慎用。

腰椎间盘突出症的康复

- 物理治疗
  - ◇ 腰椎牵引　　◇ 低频调制中频电疗
  - ◇ 超短波疗法　◇ 磁疗法
  - ◇ 半导体激光　◇ 红外线疗法
- 运动治疗

急性期应制动减少病变区活动范围,可采取腰围固定,睡硬板床等方法,以减轻局部炎症反应及椎间盘水肿。待急性症状逐渐缓解后,可开始进行运动治疗。

❖ 推拿治疗

❖ 医疗体操:主要采取腰背肌、腹肌力量训练。

骨关节炎的康复

康复评定

● 疼痛分析与评估

● 关节活动度分析与测定

● 肌力的分析与评定

● Barthel-ADL 评定

康复治疗

● 物理疗法

❖ 冷疗法　　　❖ 红外线疗法

❖ 超短波疗法　❖ 超声波疗法

❖ 中频电疗

● 运动疗法

❖ 运动与休息的平衡:当负重关节或多个关节受累时,应限制关节的活动量。一旦出现关节肿胀,疼痛加剧时,病变关节应制动。除必要休息外,每日应进行主动运动,每次运动应达到患者所忍受的关节最大活动度,随病情好转由主动运动向辅助运动过渡,最终进行阻抗运动。局部关节固定时,进行肌肉的等长收缩训练,防止肌肉萎缩,解除固定后,进行等张收缩直到抗阻训练。

❖ 体位回流:关节明显肿胀应采用体位回流治疗方法。根据受累关节部位,采用提高关节位置,增加回流,促进关节肿胀消退。

❖ 恢复期应逐渐增加关节运动范围与负重。

关节置换术后康复

康复评定

● 术前评定

包括评测上、下肢肌力;各关节尤其是手术关节的活动度,确定有无关节挛缩畸形;观察步态,确定步态类型、有无使用助步器;检查脊柱活动性;测定手术肢体的长度和 X 线片检查。

● 术后评定

可分别在术后 1~2 天、术后 1 周、2 周进行评定,术后 1 个月、3 个月和半年进行门诊随访。出院患者要评测心肺功能、神经功能检查和 X 线片检查、伤口情况、关节有无水肿和疼痛、肌力和关节活动范围、转移能力。门诊随诊要评定关节稳定性和活动度、肌力情况、步态和功能性活动能力。

康复治疗

● 术前康复治疗

◇ 健康教育,使其了解手术、手术并发症,告知有关注意事项。

◇ 增强患肢及其他肢体的肌力训练。

◇ 教会患者学会深呼吸和咳嗽,预防肺部感染;教会踝关节泵式往复运动,预防术后卧床引起的深静脉血栓和肺栓塞。

◇ 教会患者术后早期床上体位转移的方法,各关节的助力活动和主动活动以及助行器的使用。

● 术后康复治疗

关节置换术后的康复重点包括增强肌力和改善关节活动度的训练、负重练习、步态训练、ADL 训练。

◇ 增强肌力:手术后 1~2 天,进行手术一侧关节周围肌肉等长收缩和非手术关节周围肌肉等张或等速收缩。术后 1 周可开始渐进性抗阻力量练习。

◇ 关节活动范围的训练:应使非手术关节达到并

维持全范围活动,对于手术关节,术后早期可以进行持续被动活动(CPM)、主动－辅助关节活动练习并逐渐过渡到主动活动。全髋关节置换术后早期应避免关节全范围活动,预防关节脱位和半脱位。

◇ 负重原则:限制负重的时间究竟应该多长,仍无明确定论。临床上限制负重时间为6周,因为6周可以使骨折愈合,但骨骼重塑的时间却需更长。

◇ 负重练习和步态训练:负重练习可借助平行杠和助行器,从部分负重逐步过渡到完全负重。步态训练也是必要的,通过步态训练可以使施加在假体上的异常应力降到最低。

脑卒中的康复

康复评定

● 脑损伤严重程度的评定 昏迷阶段可采用Glasgow昏迷量表;清醒后可由康复专科采用Halstead-Reitan成套心理学测验来评定脑损伤的严重程度。

● 运动功能的评定

◇ Brunnstrom法:共分5期,分别为:Ⅰ期迟缓期,无任何活动,肌张力低,腱反射减弱或消失;Ⅱ期联合反应期,仅出现联合反应的模式,有极少量肌肉活动;Ⅲ期共同运动初期,可发起协同运动,肌张力高;Ⅳ期共同运动中期:出现脱离协同运动的活动;Ⅴ期分离运动期,出现相对独立的分离运动;Ⅵ期协调运动期,运动协调接近正常。可由康复专科进行评估。

◇ 简式Fugl-Meyer评估:可由康复专科进行评估。

◇ 痉挛的评定

● 平衡功能的评定

● 日常生活活动能力的评定

● 言语和认知功能的评定

康复治疗

● 目的:通过运动疗法的综合措施,防治并发症,减少后遗症,调整心理状态,充分发挥残余功能,最大限度促进功能恢复,争取达到生活自理、回归社会。

- 原则

✧ 恢复和加强高级中枢对低级中枢的调控作用,抑制异常的、原始的反射活动,打破异常的运动模式,建立正常的运动模式。

✧ 正确加强软弱肌肉的力量训练,包括患侧的恢复和健侧代偿。

✧ 训练内容应个体化、阶段化,根据患者病情制订相应的短期和长期康复目标。

- 方法

✧ 急性期的康复治疗

主要目的为预防并发症:包括预防褥疮、呼吸道感染、泌尿系统感染和深静脉血栓形成;以及预防关节挛缩。包括:

- 被动活动:对昏迷患者在病情平稳后应给予肢体被动活动,每日 2 次,直至主动活动恢复。

- 体位治疗:休息时肢体宜置于抗痉挛体位,比如仰卧位时,头下置一枕头,面朝患侧,患侧肩胛骨用枕头支撑,防止肩胛骨后缩,前臂旋后,手掌心朝上,手指伸展、张开,防止屈曲挛缩。患侧腿部及大腿下垫枕头,防止骨盆后缩,枕头外缘卷起,防止髋关节外展、外旋。足底放置固定物以防止跟腱缩短、足下垂。

- 按摩:要轻柔、缓慢和有节律地进行,强度不能太大。

✧ 恢复期的康复治疗:以 Brunnstrum 分期为基础的分阶段治疗。

- 第一阶段:相当于 Brunnstrum Ⅰ～Ⅱ期,时间为发病后 1~3 周内,软瘫期。康复训练内容包括:翻身训练、桥式运动、床边坐起、坐位平衡训练、下肢控制能力训练等。

● 第二阶段：相当于 Brunnstrum Ⅲ~Ⅳ期，时间可持续 3 个月，主要表现为痉挛和异常运动模式的出现，即痉挛期。康复训练内容包括：继续抗痉挛治疗，必要时可采用抗痉挛药物和充气夹板等、负重训练、坐站转换和站立平衡训练、步行训练、上肢控制能力训练、作业治疗等。

● 第三阶段：相当于 Brunnstrum Ⅴ~Ⅵ期，此期康复训练的主要内容位进一步改善手功能的训练和步态训练。以作业治疗为主。

◇ 后遗症期：主要是维持性训练、辅助器具的运用、环境的改造等，补偿患肢功能。

常见老年综合征的康复

跌倒

● 寻找并纠正可逆性因素（详见跌倒章节）。

● 改造老人居住环境。

● 肌力训练

◇ 徒手抗阻训练：在患者肢体远端增加阻力，让患者做关节全范围运动，每一运动重复 8~10 次，休息 3~4 分钟后适当增加次数再做一组。

◇ 器械抗阻训练可分为等长练习、等张练习；向心性收缩、离心性收缩。

◇ 运动负荷量：可以根据肌肉作连续 10 次运动的最大负荷量来确定，（即 10 RM——注：RM，repetition maximum：指某一肌肉或肌群在疲劳前能举起的某一指定次数的最大负荷——10RM 指可反复举起 10 次的重量），也可用体重的百分比计算，例如下肢伸展练习为 20% 体重，下肢下压练习为 50% 体重。

◇ 运动速度：宜采用低速，以保证安全和减少势能作用。

◇ 运动重复次数：总重复次数应大于 5~6 次，小于 15~20 次；如需改善耐力时，则可安排 3~5 组训练，总重复次数 40~50 次。

　　◇ 运动频度:每日 1 次或 4~5 次 / 周。

　　◇ 疗程:以增强肌力为目的时,应至少 6 周以上。

　　◇ 等长训练又称静力性练习。基本方法:使肌肉在可耐受的最大负荷下等长收缩,持续 6 秒,重复 20 次,每次间隔休息 20 秒。

　　◇ 多角度等长训练:在整个关节运动幅度中,每隔 20°~30° 做一组等长练习,每组重复收缩 10 秒(其中初始 2 秒为增加张力的时间,最后 2 秒为降低张力的时间,中间 6 秒为持续高强度等长收缩时间)。

　　● 平衡功能训练

　　◇ 静态平衡训练法主要依靠肌肉相互协调的等长收缩,来维持身体的平衡。可在任意位并采用加负载的方法以刺激姿势反射。一般先从比较稳定的体位开始,然后转至较不稳定的体位。如:前臂支撑俯卧位、前臂支撑俯卧跪位、前倾跪位、跪坐位、半跪位、坐位、站位(可以先扶平衡杠站,再独立站,单腿站),在站位时,可以先睁眼再闭眼进行。

　　◇ 动态平衡训练法在支撑面由大到小、重心由低到高的过程中,逐步施加外力完成。可通过他人、摇晃平衡板(开始用表面较粗糙的,以后用较光滑的板)、圆棍(上铺塑料布)及大小不同的充气球进行。

　　◇ 利用平衡训练仪的训练,利用视觉反馈系统,使患者发现静态或动态过程中失衡的情况,并通过这一反馈系统不断校正,以达到改善平衡的目的。

　　● 应付姿势变化的训练对策

　　◇ 太极可改善平衡能力,并增加身体柔韧性,增强肌力。

　　◇ 本体感觉训练。

　　◇ 闭链运动训练如下肢 0°~40° 小范围下蹲练习、下肢侧向踏台练习、坐位时上肢的推起、手膝跪位的重力移换练习等。

◇ 坐站转换训练:患者在坐位屈髋、身体前倾、双腿负重,然后伸膝、伸髋、挺胸直立。

● 步行训练:加强踝背屈、伸髋屈膝的控制能力、训练重心转移能力,助行器步行练习、复杂步行和上下楼练习。

吞咽困难

康复评定

● 饮水试验判断有无吞咽障碍:患者取坐位,一次饮 30ml 温水,依其表现和用时判断吞咽功能。①吞咽功能正常:一饮而尽、无呛咳,用时 5 秒内。②可疑功能障碍:一次饮尽,无呛咳,但用时 5 秒以上,或虽无呛咳但需 2 次以上饮完。③功能障碍:有呛咳发生。

● 钡餐造影录像:确定障碍部位、障碍性质、掌握障碍与体位食物形态的相应关系。但应警惕,钡餐误吸的风险。

康复治疗

● 基本训练即训练与摄食、吞咽相关器官的功能。

◇ 咽部冷刺激吞咽训练:即通过寒冷刺激诱发强化吞咽反射。用冷冻棉棒沾水少许,轻轻刺激软腭、舌根及咽后壁后,令患者做吞咽动作,反复训练。

◇ 声门闭锁训练:即训练声门的关闭功能、强化软腭的肌力。患者坐位深吸气后屏气,同时双手撑推椅面,令胸廓固定,声门紧闭,然后突然抬手,呼气发声使声门陡开。

◇ 吞咽治疗仪:每次 40~60 分钟,每日 1 次。

● 摄食训练:在基本训练的基础上,进行摄食训练。

◇ 体位:30° 或半坐位,头前屈,如有偏瘫则于瘫侧肩后垫枕,辅助者立于患者右侧。

◇ 食物形态:选择密度均一、有适当黏性、不宜松散、通过咽及食管时容易变形不粘黏膜的食物。

◇ 入口量:从小量(3~4ml)开始,酌情逐渐增加。

◇ 为减少或避免误咽,可充分利用辅助吞咽动作。

• 交互吞咽:每次进食吞咽后,再做几次吞咽动作,使食物全部咽下后再进食。或每次吞咽后饮水少许(1~2ml)。

• 侧方吞咽:吞咽后令患者做下颌左右移动时的吞咽动作,有助于清除梨状隐窝残留食物。

• 点头样吞咽:反复进行颈前屈的吞咽动作,可除去会厌上凹的残留食物。

失禁

尿失禁(详见尿失禁章节)

• 寻找病因,针对可逆性病因治疗。

• 排尿日记:记录尿急 – 排尿的规律,制订个体化的排尿功能训练。

• 定时排尿方案:按规律的时间间隔,给予上厕所的机会,来维持排尿自控。间隔时间逐渐延长。

便失禁(详见便失禁章节)

• 寻找病因,针对可逆性病因治疗。

• 针对感觉性大便失禁,可采用生物反馈疗法。

• 对于继发性大脑病变的患者,如大面积脑梗后或老年痴呆者,可使用定期诱导排便法,来诱导患者形成规律排便的习惯。

• 加强皮肤护理,避免并发褥疮和皮肤感染。

疼痛

依疼痛原因、性质综合选择物理治疗、运动疗法。

物理治疗

• 冷疗:①冷敷法:可用冰袋冷敷,15~20 分钟;②冰水浴:将患肢浸于 ±5℃冰水中,数秒出水后擦干。可反复数次,逐渐增加入水时间至 20~30 秒。

- 电疗：低中频电疗法、短波、分米波、毫米波等。
- 光疗：紫外线局部照射、红外偏振光疗、He-Ne激光血管内照射、红外线、可见光疗法
- 超声波疗法：适于骨骼肌肉神经系统疾患引起的疼痛
- 热疗：用于疼痛并肌肉痉挛、关节活动障碍性疾患，包括石蜡疗、蒸汽、热砂等。

运动疗法

- 作用：①通过运动改善血液循环、减少局部致痛物质、促进内啡肽的释放而止痛；②运动治疗可以恢复肌肉的正常张力、肌力和关节的正常活动，达到止痛目的；③运动治疗可产生良好的心理效应，消除或减轻疼痛。
- 方法

  ◇ 被动运动疗法：①按摩、手法治疗，包括传统按摩、西式按摩和澳式手法；②关节被动运动训练；③牵引疗法，适于颈、腰椎等肢体；④体位疗法如纠正不良姿势，以缓解腰背疼痛。

  ◇ 主动运动疗法：①关节活动度训练；②肌力训练，包括等张训练和等长训练；③放松训练。

睡眠障碍（详见第8章"睡眠障碍"）

- 物理治疗：高压电位治疗，可改善自主神经，缓解焦虑，有利于睡眠障碍的治疗。
- 运动疗法：放松性医疗体操。

（刘淑芬）

第 20 章

受虐与忽视

受虐（mistreatment）

定义

指对 60 岁以上老人施加各种形式的暴力,包括身体和情感虐待,性虐待,忽视,财务剥削等,使老人可能或实际受到伤害或陷入处境困难。

流行病学

美国老人受虐的发生率约 4%,香港一项社区研究提示 27.5% 的老人曾遭受虐待,韩国研究提示老年虐待发生率为 6.3%,中国内地尚无明确数字。有受虐经历的老年人死亡风险增加。

主要类型

身体虐待

受到暴力导致身体伤害,疼痛或功能受损。

- 暴力行为:如砸、打、推晃、踢、掐和烧灼。
- 强制使用不合理的药物。
- 身体约束。
- 强迫进食。
- 各种形式的体罚。

性虐待

任何未经对方允许的性接触以及对无能力表达意愿者的性接触。

精神情感虐待

受到语言或非语言的手段导致苦恼、疼痛或窘迫。

- 言语刺激、谩骂、威吓、侮辱和骚扰。
- 当作婴儿对待。
- 被隔离：不能和家人、朋友交流，不能进行正常社交。

遗弃

指有责任照顾老年人或有监护权的人将该老人抛弃。

经济和物质剥夺

违法或不恰当的使用老人的资金和财产。

- 未经授权或允许使用老人的支票付账，伪造签名，挪用或盗用老人的财物，强迫或欺骗老年人签署任何文件（如契约或遗嘱）。
- 不恰当地使用自己的托管权、监护权及被委托职责。

忽视（neglect）

拒绝或没有能力实现对老年人的责任和义务。

- 拒绝或不能为老年人提供生活必需品（食水、衣物、住处、个人用品、药品、安慰、安全及其他责任）。
- 不能按照义务为老年人提供照顾（如支付生活费）。
- 家政人员不能为老年人提供必需的照顾。

自我忽视

- 指老年人拒绝或不能为自己提供足够的食水、衣物、住处、个人用品、药物和安全性。
- 不包括：精神健全的老人在了解自己所作决定的后果后，自愿作出危及自己健康或安全的选择。

受虐及忽视的风险因素

- 老人、护理者或两者均有认知功能障碍。
- 照护者对老人(或老人对照护者)有经济上或心理上的依赖。
- 家庭纠纷。
- 照顾者有虐待行为、酒精或药物滥用、精神疾病的历史；智力迟钝或进行性失能。
- 照料者有财务压力。
- 老人、护理者或两者与社会脱离。
- 老人有抑郁症或营养不良。
- 老人居住环境的安排欠妥。
- 发生家庭压力的事件(比如亲人去世或失业)。

可疑的征象及临床表现(表 20-1)

表 20-1　老人受虐的可疑的征象及临床表现

总体情况

衣着不适合，破烂、肮脏	营养不良
个人卫生差	皮肤破损

被遗弃：询问患者有无可联系的照护者

患者被不安全地独自留下	患者自述被遗弃
照料者突然终止照料	

身体受虐：询问患者是否遭受攻击或撞击

焦虑、神经质，尤其对照料者	反复跌倒
身体有伤痕或骨折	性虐待
反复急诊就诊	患者自述被身体虐待

经济虐待：询问患者是否被夺走自己的物品

财产被滥用	被索要钱物来交换护理或服务
无法说明财产数目	自述财产被剥削
无法支付基本照护费用	

续表

忽视：询问患者是否得到足够的照护

- 反复跌倒
- 肌肉挛缩，压疮
- 营养不良、脱水
- 反复住院治疗
- 个人卫生状况差

- 尿道烧灼感、粪便嵌塞、腹泻；
- 抑郁
- 有病不去治疗
- 药物不正确应用
- 自述被忽视

心理虐待：询问患者是否遭受责备或威胁以及被取笑

- 对老人不耐烦、激惹或贬低
- 老人对照顾者有焦虑、恐惧、矛盾、愤怒情绪
- 老人自述受到心理虐待

评估和处理

- 全面老年综合评估。
- 对于可疑病例，采取病史应私下进行，分别询问患者和照顾者。
- 考虑不同文化背景，仔细措辞，避免造成患者或看护人员的反感。
- 按照表 20-1 建议的方面询问时最好征得对方同意。
- 体检时寻找异常迹象，或表 20-1 列出的状况。

编者注：在许多国家对老人受虐有明确的法律及处理机构。我国尚无相关的管理部门。在处理有关问题时应与老人、家属、照顾者及单位充分沟通，应以让老人获益为出发点。

（曾　平）

第 21 章

物 质 滥 用

定义

物质滥用（substance use disorders），指长期持续使用某种物质，对该物质产生依赖，并引起相关问题。以酗酒和吸烟成瘾最为常见。药物依赖（drug addiction）指长期或过量使用某种药物，给患者带来伤害，无法减量与停止，若减量或停止会发生戒断反应。

危险性饮酒（hazardous drinking）

定义

● 饮酒量超出推荐饮酒剂量（男性和女性每周分别为 14 和 7 个标准单位）或特别爱好饮酒（男性每天 8 个标准单位、女性每天 6 个标准单位）。

注：1 个标准单位 =14g 酒精 ≈ 150ml 葡萄酒，或 350ml 啤酒，或 45ml46° 白酒。

● 美国国立酗酒和酒瘾研究所定义为：65 岁以上，无论男性或女性，任何时间单次饮酒大于 3 个基本单位或每周大于 7 个基本单位。

● 危险性饮酒可导致身体或精神健康的损害。引起跌倒、认知功能下降和内科疾病（如：急性胰腺炎，脂肪肝炎、贫血）。

● 酗酒者一般不会寻求治疗。

● 可以通过询问饮酒情况，来判断有无饮酒的问题：

✧ 每周饮酒几天？

✧ 哪种酒（如啤酒、葡萄酒或白酒）？

✧ 每天饮酒多少？

✧ "喝一顿"都有什么酒？

✧ 一天最大的饮酒量？

评估

● 酒精滥用问题在老年人中常被漏诊。

● 酒精依赖的筛查：可用 CAGE 问卷调查。

C：cut down，你是否有过感觉你应该减少饮酒？

A：annoy，别人指责你饮酒你会烦恼或恼怒吗？

G：guilty，你为饮酒感而到过内疚自责吗？

E：eye opener，你是否需要通过喝酒来稳定情绪或者来提神醒脑，以便开始一天的工作？

（任何阳性的回答，均提示受访者存在饮酒问题）

加重饮酒问题的因素

● 老年人瘦体组织减少，或体内水分减少，可有较高的血液酒精浓度。

● 药物：很多药物与酒精有相互作用，如对乙酰氨基酚，麻醉剂，降压药，抗组胺药，抗精神病药，有麻醉效果的镇痛药，NSAIDs，镇静药，抗抑郁药，抗惊厥药，硝酸酯类，β受体阻滞剂，口服降糖药，抗凝药，抗生素等。

● 增龄相关疾病与问题：存在认知障碍，高血压，功能障碍，共病，多重用药等情况，建议戒酒。

处理

社会心理学干预

● 教育：指出饮酒危害，明确限定安全饮酒量。

● 酒精依赖者须戒酒：专业医疗机构；专业救助，如心理动力学疗法，认知行为疗法，咨询，社会支持，家庭治疗，住院或门诊治疗。

药物治疗

药疗只能作为辅助治疗，疗程至少应满3个月，或延至12个月,在此期间复发率最高。药物联合使用并不能增加疗效。戒酒1周后如出现明显抑郁,抗抑郁治疗可改善预后。

- 纳曲酮:25mg×2d,口服,之后50mg/d。或每月380mg肌内注射,监测肝酶,肾衰竭、肝炎、肝硬化时禁用,禁与阿片类药物合用;10%出现恶心、头痛。托吡酯:300mg/d,口服,减少复发有效。
- 急性酒精戒断

  ◇ 可出现震颤、激惹、恶心、呕吐、幻觉、失眠、心动过速、高血压、谵妄、癫痫发作等情况。

  ◇ 症状一般在最近一次饮酒的6~24小时之后出现,需要按需使用苯二氮䓬类药物。

  ◇ 建议由精神专科医师协助干预。

戒烟(smoking cessation)

医务人员应该做到
- 每次随访时询问吸烟情况。
- 建议所有吸烟者戒烟。
- 评价戒烟的意愿。帮助患者制订戒烟计划,给予教育及药物治疗,或推荐去戒烟门诊就诊。建立戒烟日期和制订戒烟计划,戒烟当日去除所有香烟及相关物品。

戒断症状的处理

生理症状的处理

药物治疗可减轻躯体症状,使戒烟成功率提高2~3倍(表21-1)。
- 尼古丁替代治疗可提高戒烟成功率

  ◇ 联合使用尼古丁贴剂、口香糖或鼻腔喷雾剂,与单一手段相比可提高戒烟率。

  ◇ 最佳用药周期为3~6个月。

  ◇ 近期心肌梗死、未控制的高血压、心律失常、严重心绞痛、胃溃疡患者禁用尼古丁制剂。

◇ 吸烟少于 10 支/d,可不用尼古丁替代治疗。

◇ 电子烟的安全性和有效性尚缺乏研究,需注意有的电子烟的液体中含有尼古丁,同样具有成瘾性和相关风险。

● 其他药物(安非他酮,伐尼克兰等):当尼古丁禁忌时可使用;既往单用尼古丁替代治疗失败者,可联合使用安非他酮。

心理依赖的处理

● 远离会引诱吸烟的人和地点。

● 改变习惯:同时转变饮酒和咖啡的习惯,用散步、白开水、无糖口香糖或硬糖果替代。

● 有效干预包括:医务人员对戒烟的建议,自我帮助的物品,能够得到及时咨询;医疗及社会的支持。

戒烟的维持

与治疗戒断症状的方法相同。

表 21-1　烟草滥用的药物治疗

药物	剂量	注意事项
安非他酮	150mg,q12h,7~12 周	卒中、脑肿瘤、脑外伤、癫痫禁用
伐尼克兰(畅沛)	0.5mg×3d 0.5mg,q12h×4d 1mg,q12h×(12~24)周	开始戒烟的 7 天前开始使用;常见不良反应:恶心,多梦,便秘,抑郁,轻度增加心血管事件的风险;肾功能不全,CrCl<30ml/min 者需减量。单药使用效果较好
尼古丁贴剂(nicotinell 克烟)	21mg/d×(4~8)周[b] 14mg/d×(2~4)周 7mg/d×(2~4)周	轮换贴于干净无毛发的躯干上部皮肤,心血管疾病患者、体重<45kg 或吸烟每天<10 支从 14mg/d 开始

续表

药物	剂量	注意事项
尼古丁咀嚼胶（*nicorette* 力克雷）	通常每天 9~12 片	迫切想吸烟时咀嚼 1 片；最多每天 30 片

处方药物滥用（drug abuse）

定义

自行使用不是医生开的处方药物,或者凭自己经验使用某种药物,或者不是用于治疗某种病情,而是因为药物造成某种感觉(如欣快感)而使用该药。常见滥用处方药有阿片类,治疗焦虑和睡眠障碍的中枢性抑制剂,治疗注意缺陷性多动症和发作性睡病的中枢性兴奋剂。

危险因素

- 服用对精神行为有影响的药物者,具有潜在药物滥用可能。
- 使用酒精,烟草等。
- 可能社交孤立,或有精神心理障碍病史的人。

药物可能造成的不良事件

- 苯二氮䓬类:跌倒,活动能力和 ADL 下降,认知功能损害,机动车事故,压疮,尿失禁。
- 非苯二氮䓬类镇静剂:焦虑,抑郁,神经质,幻觉,眩晕,头痛,睡眠障碍。
- 阿片类:跌倒和骨折。

诊断

- 开具镇静、镇痛药处方时,对于高风险患者应评估和监测。
- 基于临床判断,观察患者行为,有无按照用药计划用药,有无从其他途径获取药物。

处方药物滥用的处理

阿片类

● 可能需要医疗监视下的戒毒,治疗药物有美沙酮,丁丙诺啡。

● 需要逐步减量。

● 行为疗法,通常与药物治疗合用有效。

中枢抑制剂或兴奋剂

● 一线处方时应尽量减少使用这类药物。

● 药物减量要逐渐、缓慢减量。

● 认知行为治疗:指导患者一些有效解决问题的技巧。

（吴　瑾　朱鸣雷）

下　篇

老年常见疾病

第 22 章

心血管疾病

冠状动脉性疾病 (coronary artery disease, CAD)

危险因素

- 年龄和性别 (45 岁以上的男性, 绝经后的女性)。
- 早发冠心病家族史 (父兄在 55 岁以前, 母亲 / 姐妹在 65 岁前发病)。
- 血脂异常。
- 高血压。
- 糖尿病。
- 吸烟。
- 肥胖。
- 饮食因素。
- 缺乏运动。

诊断性检查

- 冠状动脉造影是诊断冠心病的"金标准",可对冠脉狭窄部位及严重程度作出准确判断,是作冠脉血运重建前必不可少的检查手段。
- 冠脉 CTA:与冠脉造影相比,无创伤,灵敏性为 98%,特异性 88%;即对阴性预测值较高,可作为疑似冠心病患者的一线诊断手段。
- 负荷试验:通过运动(如平板运动,踏车运动)或药物增加心脏负荷的检查。常用平板运动试验及心肌核素灌注扫描：它诊断冠心病的准确性在 60%~70%。

- 不要为了筛查而对冠心病低风险的无症状的患者进行负荷试验或冠脉 CTA 检查。

急性冠脉综合征(acute coronary syndrome, ACS)

- 急性冠脉综合征包括 ST 段抬高性心肌梗死(STEMI)、非 ST 段抬高性心肌梗死(NSTEMI)和不稳定性心绞痛。
- 诊断依据：临床症状、血清心肌标志物及心电图动态改变
  - ◇ STEMI：血清心肌标志物升高，ST 段抬高。
  - ◇ NSTEMI：血清心肌标志物升高，ST 段压低或 T 波倒置。
  - ◇ 不稳定性心绞痛：血清心肌标志物正常，ST 段正常或压低，T 波正常或倒置。
- 血清心肌标志物测定
  - ◇ 心肌肌钙蛋白 I/T(cTnI/T)是特异度高、敏感度好的生物学标志物，高敏感方法检测的 cTnI/T 称为高敏肌钙蛋白(hs-cTn)。
  - ◇ 推荐首选 hs-cTn 检测，如果结果未见增高(阴性)，应间隔 1~2 小时再次采血检测，并与首次结果比较，若结果增高超过 30%，应考虑 ACS。若初始两次检测结果仍不能明确诊断，则在 3~6 小时后重复检查。
  - ◇ 发生心肌梗死后第一周，肌钙蛋白不是检测再梗死的有效指标。CK-MB 是检测早期再梗死的常用指标。
  - ◇ 心肌酶阴性，尤其在症状出现 6 小时内，不能除外心肌梗死。
  - ◇ 同时查验 CK-MB、BNP 或 NT-proBNP 等有助于临床诊断和评价病情。

❖ 非 ACS 原因也可造成肌钙蛋白水平一过性或持续小幅度升高,包括高血压、快速性心律失常、冠状动脉痉挛、心力衰竭、心内膜炎、心肌炎、心包炎、癌症化疗、外伤、肺栓塞、败血症、肾衰竭和卒中。

ACS 的初始处理

- 卧床、持续心电监护。

- 吸氧,氧饱和度 >90%。

- 双抗治疗:阿司匹林首剂量 300mg,嚼服,继以 100mg/d 长期维持,联合一种 P2Y12 受体抑制剂至少 12 个月,首选替格瑞洛 180mg 负荷量,以后 90mg/ 次, 2 次 /d;其次氯吡格雷 300~600mg 负荷量,以后 75mg/次,1 次 /d。

- 抗凝治疗:依诺肝素,1mg/kg,sc,q12h;普通肝素,首剂 60~70U/kg(最大剂量 5 000U)iv,负荷,之后 12~15U/(kg·h),iv(需监测 APTT 调整肝素剂量)。

- 如果缺血仍未缓解(基于症状或心电图改变),硝酸甘油 0.5mg,舌下含服,每 5 分钟用 1 次,可用 3 次。

- 对于持续心肌缺血、高血压、心肌梗死或心力衰竭者可予静脉使用硝酸甘油。5~10μg/min 始,渐增剂量至疼痛缓解,或心电图异常改变消失。注意收缩压应 >90mmHg。

- 在有效的双联抗血小板及抗凝治疗情况下,不推荐造影前常规应用 GP Ⅱ b/ Ⅲ a 受体拮抗剂。

- 如果上述治疗后胸痛仍持续存在,应立即行冠状动脉造影及 PCI(NSTEMI 或不稳定性心绞痛,持续胸痛也是 36 小时内行 PCI 的指征),目前吗啡已较少应用,因其可致恶心呕吐,并有呼吸抑制风险。

- 按照血流重建策略给予抗血小板制剂,抗凝药物,血小板糖蛋白Ⅱ b/ Ⅲ a 受体拮抗剂(表 22-1)。

表 22-1 急性冠脉综合征的抗血栓治疗

药物	剂量	治疗策略			
		TT	PCI	MM	CABG
抗血小板药物					
阿司匹林	首剂 300mg,po;之后 100mg,po,q24h	●	●	●	●
替格瑞洛	首剂 180mg,po;之后 90mg,po,2 次 /d	●	●	●	
氯吡格雷	首剂 300~600mg,po;之后 75mg,po,q24h	●	●		
抗凝药物					
依诺肝素	1mg/kg,sc,q12h	●	●	●	
普通肝素	首剂 60~70U/kg(最大剂量 5000U),iv,负荷,之后 12~15U/(kg·h),iv (需监测 APTT 调整肝素剂量)	●	●	◊	●
GP Ⅱ b/ Ⅲ a 受体拮抗剂					
替罗非班	0.4μg/(kg·min),iv,30min,之后 0.125μg/(kg·min)维持		◊		

注:TT:溶栓治疗;PCI:经皮心脏介入治疗;CABG:冠状动脉旁路移植术;MM:药物保守治疗。●首选或一线治疗;◊可选或二线治疗

- ACS 患者应终身服用阿司匹林治疗。
- 5 天内拟行 CABG 的患者禁用替格瑞洛或氯吡格雷。
- 普通肝素和依诺肝素只用一种,一般选用低分子肝素。
- 对于有胃肠道出血风险的患者,建议在双联抗血小板治疗的基础上加用质子泵抑制剂。

ACS 的后续住院治疗

● 在发病 24 小时内开始口服 β 受体阻滞剂,并长期维持,根据心率调整剂量,维持心率在 55~60 次 /min;除非出现急性心力衰竭,心搏出量降低,明显的心动过缓或心源性休克。

● 若无禁忌证且收缩压 ≥ 100mmHg 的患者,应在发病 24 小时内开始口服 ACEI 类药物。不能耐受 ACEI 者可口服 ARB。

● 尽早应该开始他汀类治疗。目标水平 LDL-C<70~100mg/dl(1.81~2.58mmol/L)。

● 心肌梗死后合并心房颤动的患者推荐达比加群酯或华法林的抗凝治疗。心肌梗死后合并左室血栓的患者推荐抗凝治疗。

● 血红蛋白 ≤ 6g,并且没有心力衰竭的患者应该接受输血;如果患者有因贫血导致的心肌缺血、考虑纠正贫血至关重要,则输血标准可放得更宽,血红蛋白 <8g 即可考虑输血。

● 对出院患者给予速效硝酸酯类药物并告知使用方法:必要时舌下含服硝酸甘油或硝酸甘油喷雾剂每 5 分钟用 1 次,15 分钟内最多 3 次。

● 对于拟行药物治疗而非外科手术或血管成形术的症状性心绞痛患者,应予以长效硝酸酯类药物。常用的硝酸酯类药物有:单硝酸异山梨酯 20mg/ 片,20mg,bid;单硝酸异山梨酯缓释剂型 60mg/ 片,30~60mg,qd。

心肌梗死后和慢性稳定性心绞痛治疗

● 除非有禁忌,所有心肌梗死后患者均应服用阿司匹林、β 受体阻滞剂、ACEI 和他汀类药物。

● 对于置入支架的患者,需服用替格瑞洛或氯吡格雷至少 12 个月,对于没有接受支架治疗的 ACS 患者,需服用替格瑞洛或氯吡格雷至少 1 个月。

● 若 β 受体阻滞剂服用有禁忌,对慢性心绞痛患者可予长效硝酸酯类药物或长效钙离子通道阻滞剂。

- 急性心绞痛时舌下含服硝酸甘油或使用硝酸甘油喷雾剂。

- 高血压治疗；目标血压 <140/90mmHg，糖尿病患者 <140/85mmHg。

- 血脂异常治疗；目标 LDL-C<80mg/dl(2.07mmol/L)[*]，TG<150mg/dl(1.7mmol/L)。尽量使用他汀类药物治疗，LDL-C 达标后继续长期服用。

- 糖尿病治疗；HbA1c<7%（老年人的糖尿病控制指标详见内分泌章节）。

- 肥胖者减轻体重；目标 $BMI<25kg/m^2$。

- 有氧运动每天 30~60 分钟，至少中等强度（如快步走）。

- 戒烟。

- 建议采取控制高血压饮食或地中海饮食。

- 对于左室射血分数 ≤ 30% 的患者，应在心肌梗死 40 天后或 CABG 3 个月后考虑安装植入式心律转复除颤器。

- 避免同时使用除阿司匹林以外的非甾体抗炎药。

心力衰竭 (heart failure, HF)

评估

- 对所有出现心力衰竭的患者均应超声心动图检查评估左心室功能。EF<45% 的心力衰竭为收缩性心力衰竭，称 EF 减低的心力衰竭（EFRHF）；EF ≥ 45% 的心力衰竭为舒张性心力衰竭，称 EF 保留的心力衰竭（EFPHF）。超声心动图还可以用来评价宽 QRS 波患者的心脏非同步化收缩。

- 测定血浆脑钠肽（BNP）或 N 末端脑钠肽（NT-proBNP）水平可辅助诊断以急性呼吸困难为

表现的心力衰竭。在 >70 岁的呼吸困难患者,如果 BNP<100pg/ml 或 NT–BNP<300pg/ml,心力衰竭可能性很小;如果 BNP>400pg/ml 或 NT–BNP>1 500pg/ml,心力衰竭可能性很大。

- 其他常规检查:卧立位血压、身高、体重、BMI、心电图、胸片、血常规、心肌酶谱、肝肾功能、电解质、血脂、血糖、血尿酸、TSH、血气分析或指氧饱和度、尿常规等。
- 如果心力衰竭同时伴有心绞痛或心肌缺血征象,强烈推荐行冠状动脉造影。
- 如果心力衰竭伴有不典型胸痛或患者已知或怀疑冠状动脉疾病,可考虑冠状动脉造影。
- 应避免使用噻唑烷二酮类降糖药(胰岛素增敏剂)和非甾体抗炎药。
- 应避免使用普罗帕酮等抗心律失常药物,如果必要,可使用胺碘酮。

心力衰竭的分级(表 22-2)

表 22-2　心力衰竭分级和处理

临床概况	ACC/AHA 分期	纽约心脏协会分级	处理[a]
无临床症状,但有发生心力衰竭的高危因素(如高血压、糖尿病、冠心病)	A	—	RFR,E
无临床症状,有结构性心脏病变:左室肥厚、EF 降低、心肌梗死史或心瓣膜病变	B	Ⅰ级	RFR、E、ACEI(不能耐受 ACEI 者可予 ARB)、BB

续表

临床概况	ACC/AHA 分期	纽约心脏协会分级	处理 [a]
射血分数正常；现在或之前有症状（舒张功能不全）	C	I～Ⅳ级	RFR、药物治疗症状性心力衰竭，控制心室率
射血分数减低 [b]；现无症状但既往有症状	C	I级	RFR、E、DW、SR、ACEI（不能耐受 ACEI 可予 ARB）、BB
射血分数减低；休息时无不适，日常体力活动后有症状	C	Ⅱ级	RFR、E、DW、SR、药物治疗症状性心力衰竭（见下），LVEF ≤ 35% 可考虑植入 ICD。对于 QRS ≥ 130ms、EF ≤ 30%、预期生存 >1 年，可建议行心脏同步化起搏器治疗（CRT）
射血分数减低；休息时无不适，轻微体力活动后有症状	C	Ⅲ级	
射血分数减低；休息时有症状	C	Ⅳ级	
住院休息时症状难以缓解，需要特殊干预（如移植）或临终关怀	D	Ⅳ级	根据治疗目标决定；采取以上措施或适时给予安宁缓和医疗

注 a：RFR = cardiac risk factor reduction，减少心脏危险因素；E = exercise，运动（常规散步或骑车）；BB = β-blocker β 受体阻滞剂；DW = measurement of daily weight，每日测量体重；SR = salt restriction，限盐（严重心力衰竭者≤ 3g/d）；b. 射血分数减低 = 射血分数 <40%；ACC 为美国心脏病学会；AHA 为美国心脏学会

症状性心力衰竭的药物治疗(AHA C 和 D 级，NYHA Ⅱ~Ⅳ级)：

收缩性心功能不全(射血分数减低，EFRHF)

● 容量负荷过重给予利尿剂，常用呋塞米或托拉塞米；新型利尿剂托伐普坦，具有仅排水不利钠的作用，适用于低钠血症者。

✧ 托伐普坦，15mg，qd，老年人可从小剂量开始，低钠血症患者应注意避免血钠水平升高过快。

● 给予 ACEI，对不能耐受 ACEI 者，可予以 ARB。

● 一旦血容量稳定，加用 β 受体阻滞剂。

● ACEI、ARB 和 β 受体阻滞剂的剂量应根据患者血压或(和)心率逐渐调整，达到目标剂量或最大耐受剂量(表 22-3)。

● 加用醛固酮受体拮抗剂可降低死亡率。对 NYHA Ⅲ~Ⅳ级心力衰竭患者予以螺内酯，初始剂量 10~20mg，1 次 /d，目标剂量 20mg，1 次 /d，或依普利酮，初始剂量 12.5mg，1 次 /d，目标剂量 25~50 mg，1 次 /d。注意监测血钾水平，血钾 >5.0mmol/L、肾功能受损者不宜应用。

● 经利尿剂和 ACEI(或 ARB)，β 受体阻滞剂和醛固酮受体拮抗剂治疗心力衰竭仍未控制，可加小剂量地高辛，0.125~0.25mg/d。

● 使用 ACEI 或 ARB，β 受体阻滞剂、醛固酮受体拮抗剂已达到推荐剂量或最大耐受剂量，窦性心律，心率仍然 ≥ 70 次 /min，并持续有症状的患者，可加用伊伐布雷定。不能耐受 β 受体阻滞剂、心率 ≥ 70 次 /min 的有症状患者，也可使用伊伐布雷定，起始剂量 2.5mg，2 次 /d，根据心率调整用量，最大剂量 7.5mg，2 次 /d，静息心率宜控制在 60 次 /min 左右，不宜低于 55 次 /min。

● 联用硝酸异山梨酯，对症状持续存在的患者可能有效。

● 存在铁缺乏者，无论是否有贫血，需利用铁剂予以纠正。

● 心力衰竭伴高血压或心绞痛,其他药物不能控制而须应用CCB,可选择氨氯地平或非洛地平,避免应用短效的二氢吡啶类以及非二氢吡啶类如维拉帕米和地尔硫草。

表 22-3　心力衰竭及射血分数减低患者 ACEI、ARB 和 β 受体阻滞剂的目标剂量

药物	起始剂量	目标剂量
ACEI		
贝那普利	2.5mg/d	40mg/d
卡托普利	6.25mg,q8h	50mg,q8h
依那普利	2.5mg,q12h	10mg,q12h
福辛普利	5mg/d	40mg/d
赖诺普利	2.5mg/d	20mg/d
培哚普利	2mg/d	8mg/d
喹那普利	5mg,q12h	20mg,q12h
雷米普利	1.25mg/d	10mg/d
ARB		
坎地沙坦	4mg/d	32mg/d
氯沙坦	12.5mg/d	50mg,q12h
缬沙坦	20mg,q12h	160mg,q12h
β 受体阻滞剂		
比索洛尔	1.25mg/d	10mg/d
卡维地洛	3.125mg,q12h	25mg,q12h
美托洛尔	12.5~25mg/d	200mg/d

收缩功能保留的心力衰竭(舒张性心功能不全;EF正常)

● 病因和诱因治疗,如高血压降压治疗,心房颤动控制心室率,避免容量负荷过度等。

● 利尿剂慎用,仅在血容量负荷过重时使用。

● 目前尚无统一治疗方案。β 受体阻滞剂、ACEI和(或)非二氢吡啶类钙离子通道阻滞剂可能有效。

● 心力衰竭合并糖尿病的患者尽量避免使用噻唑烷二酮类药物。

血脂异常（dislipidemia）

风险评估

根据心脑血管病发病的综合危险大小来决定干预的强度。干预强度见表 22-4，ASCVD 风险评估见表 22-5。

表 22-4 不同危险程度的血脂干预强度

危险程度	疾病类型	LDL-C 目标值
极高危	ASCVD 患者（急性冠脉综合征、心肌梗死的病史、稳定或不稳定心绞痛、冠状动脉血管重建术、动脉粥样硬化源性的卒中或 TIA、外周动脉疾病或血管重建术）	<1.8mmol/L（70mg/dl）
高危	1. LDL-C ≥ 4.9mmol/L 或 TC ≥ 7.2mmol/L 2. 糖尿病患者 1.8mmol/L ≤ LDL-C<4.9mmol/L（或）3.1mmol/L ≤ TC<7.2mmol/L；且年龄 ≥ 40 岁 3. 10 年 ASCVD 发病风险大于 10% 4. 10 年 ASCVD 发病风险中危，且年龄 <55 岁，具有以下任意两项危险因素者： ◇ 收缩压 ≥ 160mmHg 或舒张压 ≥ 100mmHg ◇ 非 -HDL-C ≥ 5.2mmol/L（200 mg/dl） ◇ HDL-C<1.0mmol/L（40 mg/dl） ◇ BMI ≥ 28kg/m² ◇ 吸烟	<2.6mmol/L（100mg/dl）

续表

危险程度	疾病类型	LDL-C 目标值
中危	10 年 ASCVD 发病风险 5%~9%	<3.4mmol/L(130mg/dl)
低危	10 年 ASCVD 发病风险 <5%	<3.4mmol/L(130mg/dl)

表 22-5 ASCVD 发病风险评估

危险因素个数 ◇ 吸烟 ◇ 低 HDL-C ◇ 男性 ≥ 45 岁或女性 ≥ 55 岁		血清胆固醇水平分层（mmol/L）		
		3. 1 ≤ TC <4.1 或 1.8 ≤ LDL-C <2.6	4. 1 ≤ TC <5.2 或 2.6 ≤ LDL-C <3.4	5. 2 ≤ TC <7.2 或 3.4 ≤ LDL-C <4.9
无高血压	0~1 个	低危(<5%)	低危(<5%)	低危(<5%)
	2 个	低危(<5%)	低危(<5%)	中危(5%~9%)
	3 个	低危(<5%)	中危(5%~9%)	中危(5%~9%)
有高血压	0 个	低危(<5%)	低危(<5%)	低危(<5%)
	1 个	低危(<5%)	中危(5%~9%)	中危(5%~9%)
	2 个	中危(5%~9%)	高危(≥ 10%)	高危(≥ 10%)
	3 个	高危(≥ 10%)	高危(≥ 10%)	高危(≥ 10%)

来源：中国成人血脂异常防治指南(2016 年修订版),中国循环杂志,2016,31(10):937-949.

注：对于 80 岁以上的高龄老年人,往往服用多种药物,伴有肝肾功能减退,使用降脂药物容易发生不良反应,并且其降脂目标尚无固定标准;AGS 强调使用他汀类药物,而非固定的降脂目标;建议考虑老人的具体综合情况,如预期寿命、病情稳定程度、脏器功能、营养状况等,制订个体化的血脂控制目标

治疗

生活方式改变(见第 1 章"健康生活方式")

血脂异常的药物治疗

- 他汀类药物,该类药物能显著降低 TC、LDL-C,

轻度降低 TG 和轻度升高 HDL-C。

　　◇ 常用药为:阿托伐他汀 10~20mg/d,瑞舒伐他汀 5~10mg/d,辛伐他汀 20mg/d,普伐他汀 20mg/d。国产中药血脂康胶囊含有多种天然他汀成分,其中主要是洛伐他汀。常用剂量为 0.6g,2 次 /d。

　　◇ 大多数人对他汀类药物的耐受性良好,少数人可出现肝脏转氨酶升高,肌病,包括肌痛、肌炎和横纹肌溶解。用他汀类药物时,要检测肝转氨酶(ALT、AST)和 CK,治疗期间定期监测复查。

　　● 贝特类药物,该药物能显著降低 TG,轻度降低 TC、LDL-C 和轻度升高 HDL-C。

　　◇ 常用药有:非诺贝特(片剂 0.1g,3 次 /d;微粒化胶囊 0.2g, 1 次 /d);苯扎贝特 0.2g,3 次 /d;吉非贝齐 0.6g,2 次 /d。

　　◇ 常见不良反应为消化不良、胆石症等,也可引起肝脏血清酶升高和肌病。应用贝特类药时也须监测肝酶与肌酶。

　　● 他汀类与贝特类药物联合应用

　　◇ 适用于混合型高脂血症患者,合用时发生不良反应的概率增高。

　　◇ 开始合用时宜都用小剂量,采取早晨服用贝特类药物,晚上服用他汀类药物,避免血药浓度的显著升高。逐步增加剂量。

　　◇ 治疗期间密切监测肌肉症状,监测 ALT、AST 和 CK。

　　● 烟酸类药物,该药物属 B 族维生素,当用量超过作为维生素作用的剂量时,可有明显的降脂作用。适用于高三酰甘油血症,低高密度脂蛋白血症或以 TG 升高为主的混合型高脂血症。烟酸缓释片常用量为 1~2g,1 次 /d。

　　● 胆酸螯合剂,主要使 TC、LDL-C 降低,常用的胆酸螯合剂有考来烯胺(每日 4~16g,分 3 次服用),考来替泊(每日 5~20g,分 3 次服用)。

- 胆固醇吸收抑制剂,依折麦布常用剂量为10mg/d,使 LDL–C 约降低 18%,安全性和耐受性良好。可与他汀类或贝特类药物合用。

- ω–3 脂肪酸:为海鱼油的主要成分,可降低 TG 和轻度升高 HDL–C,对 TC 和 LDL–C 无影响。主要用于高三酰甘油血症;可以与贝特类合用治疗严重高三酰甘油血症,也可与他汀类药物合用治疗混合型高脂血症,4g/d,分次服用。

高血压(hypertension)

定义

老年高血压是指在年龄 ≥ 60 岁的老年人群中,血压持续或 3 次非同日血压测量收缩压 ≥ 140mmHg 和(或)舒张压 ≥ 90mmHg;若收缩压 ≥ 140mmHg 及舒张压 <90mmHg,则诊断为老年单纯收缩期高血压。

评估

- 休息 5 分钟后测量坐位血压。
- 首次就诊应测双上臂血压。
- 测卧立位血压,注意有否体位性低血压。
- 一旦诊断确立,应作下列评估
  ◇ 心血管危险因素:吸烟、血脂异常、肥胖和糖尿病。
  ◇ 靶器官损伤:左心室肥厚、心绞痛、心肌梗死病史、冠脉血管重建史、心力衰竭、卒中或 TIA、肾病、外周动脉疾病、视网膜病变。
  ◇ 常规实验室检查:血常规、肝功能、肾功能、电解质、血尿酸、空腹血糖、血脂、HbA$_{1c}$ 尿微量白蛋白与尿肌酐比值、尿蛋白、eGFR 和心电图。
  ◇ 新出现的收缩性高血压、既往血压控制良好却突然升高,3 种降压药仍难以控制的高血压或 ACEI/

ARB 治疗导致的氮质血症,应考虑有否肾动脉狭窄。

肾动脉狭窄

- 肾动脉狭窄的确定检查包括:肾动脉超声检查,CT 血管造影或核磁造影。
- 肾动脉狭窄的治疗为对血管危险因素的控制和包括 ACEI、ARB(密切监测肌酐水平)在内的降压治疗方案。
- 对于轻度到中度肾动脉狭窄的患者,肾动脉支架置入术并不比药物治疗更具优势。所以仅对积极药物治疗血压仍无法控制且肾动脉狭窄非常严重的患者,考虑肾动脉支架置入术。

加重因素

- 情绪波动
- 缺乏有氧运动
- 吸烟
- 饮酒过量
- 钾摄入不足
- 肥胖
- 盐摄入过量
- 钙摄入不足

处理

降压目标

- 老年高血压治疗目标是降至 <150/90mmHg,若能耐受可逐步降至 <140/90mmHg。
- 对于高血压合并心、脑、肾等损害的患者,需采取个体化、分级达标的治疗策略:对于年龄 <80 岁且一般状况好、能耐受降压的老年患者,可逐步降至 <130/80mmHg。
- 不建议将老年人血压降至 110/60mmHg 以下。
- 对于白大衣高血压患者,在家庭监测血压比在诊室测量更可靠。
- 对于收缩压高,舒张压低的老年人,建议保持舒张压在 60mmHg 以上。如收缩压过高,可在监测血压水平的同时谨慎使用小剂量降压药物。

非药物治疗

- 适量进食富含钙、镁的食物,并低脂饮食,尽量保持身体一般状况良好。

- 进食富含钾的食物,如水果和蔬菜。
- 有氧运动:每日多为 30~45 分钟。
- 限酒:白酒、葡萄酒与啤酒的每日量分别少于 50ml、100ml、300ml。
- 限盐:每日食盐摄入量 <6g/d。
- 戒烟。
- 肥胖者减轻体重:体重减少 5kg 可明显降低血压。目标 BMI<25kg/m^2。

药物治疗(表 22-6,22-7)

- 直立性低血压者慎用降压药物。
- 根据立位血压制订治疗方案。
- 若无伴随疾病,钙离子拮抗剂、ACEI、ARB、β 受体阻滞剂及噻嗪类利尿剂可作为一线用药。
- 若有伴随疾病,治疗应个体化。如左室肥厚、动脉粥样硬化、冠心病、心肌梗死、糖尿病、蛋白尿、肾功能不全、心力衰竭、卒中等,应选有针对性的药物(表 22-8)。
- 用药时应逐步增加剂量,避免造成血压快速下降。
- 联合应用降压药物。
- 每月随诊监测血压至血压达标;如果血压平稳达标,可每 3~6 个月随诊 1 次。

表 22-6 常用的各种降压药

口服降压药物	每天剂量（mg）	分服次数	主要不良反应
钙拮抗剂			
二氢吡啶类			踝部水肿,头痛,潮红
氨氯地平	2.5~10	1	
硝苯地平	10~30	2~3	

续表

口服降压药物	每天剂量 （mg）	分服 次数	主要不良反应
缓释片	10~20	2	
控释片	30~60	1	
左旋氨氯地平	1.25~5	1	
非洛地平缓释片	2.5~10	1	
尼群地平	20~60	2~3	
非二氢吡啶类			房室传导阻滞，心功能抑制
维拉帕米	40~120	2~3	
维拉帕米缓释片	120~240	1	
地尔硫䓬缓释片	90~360	1~2	
利尿药			
噻嗪类利尿药			血钾减低，血钠减低，血尿酸升高
氢氯噻嗪	6.25~25	1	
吲哒帕胺	0.625~2.5	1	
吲哒帕胺缓释片	1.5	1	
袢利尿药			血钾减低
呋塞米	20~80	2	
保钾利尿药			血钾增高
阿米洛利	5~10	1~2	
氨苯蝶啶	25~100	1~2	
醛固酮拮抗剂			
螺内酯	20~40	1~3	血钾增高，男性乳房发育
β受体阻滞剂			支气管痉挛，心功能抑制

续表

口服降压药物	每天剂量（mg）	分服次数	主要不良反应
比索洛尔	2.5~10	1	
美托洛尔平片	50~100	2	
美托洛尔缓释片	47.5~190	1	
阿替洛尔	12.5~50	1~2	
α-β 受体阻滞剂			体位性低血压，支气管痉挛
卡维地洛	12.5~50	2	
阿罗洛尔	10~20	1~2	
血管紧张素转换酶抑制剂			咳嗽，血钾升高，血管性水肿
卡托普利	25~300	2~3	
依那普利	2.5~40	2	
贝那普利	5~40	1~2	
赖诺普利	2.5~40	1	
雷米普利	1.25~20	1	
福辛普利	10~40	1	
西拉普利	1.25~5	1	
培哚普利	4~8	1	
血管紧张素 II 受体拮抗剂			血钾升高，血管性水肿（罕见）
氯沙坦	25~100	1	
缬沙坦	80~160	1	
厄贝沙坦	150~300	1	
替米沙坦	20~80	1	
坎地沙坦	4~32	1	

续表

口服降压药物	每天剂量（mg）	分服次数	主要不良反应
奥美沙坦	20~40	1	
α 受体阻滞剂			体位性低血压
多沙唑嗪	1~16	1	
哌唑嗪	1~10	2~3	
特拉唑嗪	1~20	1~2	
中枢作用药物			
利血平	0.05~0.25	1	鼻充血,抑郁,心动过缓,消化性溃疡
可乐定	0.1~0.8	2~3	低血压,口干,嗜睡

表 22-7 固定配比复方制剂

主要组分与每片剂量	每天剂量（mg）	分服次数	相应组分的不良反应
复方利血平片（利血平 0.032mg/ 氢氯噻嗪 3.1mg/ 双肼屈嗪 4.2mg/ 异丙嗪 2.1mg）	1~3 片	2~3	消化性溃疡;困倦
复方利血平氨苯蝶啶片（利血平 0.1mg/ 氨苯蝶啶 12.5mg/ 氢氯噻嗪 12.5mg/ 双肼屈嗪 12.5mg）	1~2 片	1	消化性溃疡;头痛;血钾异常

续表

主要组分与每片剂量	每天剂量（mg）	分服次数	相应组分的不良反应
珍菊降压片（可乐宁 0.03mg/ 氢氯噻嗪 5mg）	1~2 片	2~3	低血压；血钾异常
氯沙坦钾 / 氢氯噻嗪（氯沙坦钾 50mg/ 氢氯噻嗪 12.5mg）	1 片	1	偶见血管神经水肿，血钾异常
（氯沙坦钾 100mg/ 氢氯噻嗪 12.5mg）	1 片	1	
缬沙坦 / 氢氯噻嗪（缬沙坦 80mg/ 氢氯噻嗪 12.5mg）	1~2 片	1	偶见血管神经水肿，血钾异常
厄贝沙坦 / 氢氯噻嗪（厄贝沙坦 150mg/ 氢氯噻嗪 12.5mg）	1 片	1	偶见血管神经水肿，血钾异常
替米沙坦 / 氢氯噻嗪（替米沙坦 40mg/ 氢氯噻嗪 12.5mg）	1 片	1	偶见血管神经水肿，血钾异常
复方阿米洛利（阿米洛利 2.5mg/ 氢氯噻嗪 25mg）	1 片	1	血钾异常，尿酸升高
培哚普利 / 吲达帕胺（培哚普利 4mg/ 吲达帕胺 1.25mg）	1 片	1	咳嗽，偶见血管神经水肿，血钾异常
氨氯地平 / 缬沙坦（氨氯地平 5mg/ 缬沙坦 80mg）	1 片	1	头痛，踝部水肿，偶见血管神经水肿

表 22-8 根据并存疾患选择降压药物

并存疾患	适用药物	避免应用或禁用药物
心绞痛	β 受体阻滞剂,二氢吡啶类,非二氢吡啶类	
房性心动过速,心房颤动	β 受体阻滞剂,非二氢吡啶类	
气管痉挛		β 受体阻滞剂,α 和 β 受体阻滞剂
慢性肾病	醛固酮阻滞剂,ACEI,ARB	
糖尿病	ACEI,ARB,β 受体阻滞剂,小剂量噻嗪类利尿剂	大剂量噻嗪类利尿剂
血脂异常		β 受体阻滞剂,噻嗪类利尿剂
特发性震颤	β 受体阻滞剂	
心力衰竭	醛固酮受体阻滞剂,ACEI,ARB,β 受体阻滞剂,α 和 β 受体阻滞剂,襻利尿剂	非二氢吡啶类
甲状腺功能亢进	β 受体阻滞剂	
高尿酸血症		襻利尿剂,噻嗪类利尿剂
心肌梗死	β 受体阻滞剂,醛固酮受体阻滞剂,ACEI,ARB	非二氢吡啶类
骨质疏松	襻利尿剂	
良性前列腺增生	α 受体阻滞剂	
急迫性尿失禁	二氢吡啶类,非二氢吡啶类	襻利尿剂,噻嗪类利尿剂

注:ACEI 和 ARB 一般不联合应用

高血压急症的处理(表 22-9)

● 仅血压升高,无症状或靶器官损伤,无需紧急降压治疗。

● 合并高血压脑病、颅内出血、不稳定性心绞痛、急性心肌梗死、急性左心力衰竭或主动脉夹层需要紧急降压治疗。

● 高血压急症初始治疗一般多选硝普钠。

表 22-9　高血压急症静脉注射用降压药

降压药	剂量	起效	持续	不良反应
硝普钠	0.25~10μg/(kg·min),iv	立即	1~2 分	恶心、呕吐、肌颤、出汗
硝酸甘油	5~100μg/min,iv	2~5 分	5~10 分	头痛、呕吐
艾司洛尔	250~500μg/kg,iv 此后 50~300μg/(kg·min),iv	1~2 分	10~20 分	低血压,恶心
乌拉地尔	10~50mg,iv 6~24mg/h	5 分	2~8 小时	头晕,恶心,疲倦

肺动脉高压(pulmonary arterial hypertension, PAH)

评估

● PAH 分为原发性和继发性。

● 几乎所有老年患者均为继发性,大多常伴有慢性肺部和(或)心脏疾病,包括 COPD,间质性肺病,睡眠呼吸暂停综合征,肺栓塞,心力衰竭和二尖瓣病变。

● 早期症状常为非特异性,包括劳累后呼吸困难,乏力和胸部不适。

● 晚期症状包括劳累后重度呼吸困难,发绀,晕厥,胸痛,心力衰竭和心律失常。

- 体格检查可见上述疾病的相关表现。

诊断检查

- ECG 可见电轴右偏,右房和右室肥厚,T 波改变。

- 胸片可示右室增大,肺动脉扩张。

- 超声心动图可评估肺动脉压和可能的瓣膜病变。

- 右心导管检查是"金标准",PAH 定义为休息时平均肺动脉压 >25mmHg 或运动时 >30mmHg。

- 其他检查(如肺功能检测,睡眠监测)可明确并存疾患的严重程度。

治疗

- 治疗 / 改善基础疾病。

- 慢性低氧血症患者给予吸氧治疗。

- 血容量负荷过重的心力衰竭患者给予利尿剂治疗。

- 避免使用钙离子通道阻滞剂,除非右心导管血管舒张试验提示这类药物有效。

- 其他药物主要用于原发性 PAH,其在继发性 PAH 中的安全性和有效性尚不确切。如华法林、前列环素、波生坦、西地那非、他达拉非等。

心房颤动 (atrial fibrillation, AF)

评估

危险因素

老年、高血压、糖尿病、心肌梗死、心脏瓣膜疾病、心力衰竭、左心室肥厚、左心房增大、脉压增大、呼吸睡眠暂停、心胸外科手术、吸烟、运动、饮酒、甲状腺功能亢进、慢性肺病、感染、肺栓塞、家族史、基因变异等。

常规检查

血常规、电解质、肝功能、肾功能、甲状腺功能、心电图、超声心动图、胸片。

处理

心房颤动合并快心室率的紧急处理

可考虑静脉用药或电复律,未充分抗凝或持续时间不确定的房颤患者,可能会出现血栓栓塞的潜在风险。

● 去除诱因。

● 伴有低血压、心绞痛或心力衰竭的心房颤动患者首选紧急直流电复律。

● 对于未接受电复律或电复律无效的患者,需应用以下一种或多种药物快速降低心室率。

◇ β受体阻滞剂,如美托洛尔 2.5~5mg,iv,大于 2 分钟,可重复两次。

◇ 地尔硫䓬,0.25mg/kg,iv,大于 2 分钟。

◇ 维拉帕米,0.075~0.15mg/kg,iv,大于 2 分钟。

◇ 心房颤动伴心力衰竭时可用胺碘酮 150mg,iv,大于 10 分钟和(或)去乙酰毛花苷(西地兰)0.2~0.4mg,iv。

抗栓治疗

应制订个性化抗血栓治疗方案,在降低卒中风险和避免出血风险之间做权衡。除非患者过度虚弱或存在严重的出血风险,否则抗凝治疗的好处大于风险。

● 卒中风险可用 CHADS2 和 CHA2DS2-VASc 分数评估,出血风险用 HAS-BLED 分数评估(表 22-10)。与 CHADS2 相比,CHA2DS2-VASc 评分可更准确地预测栓塞事件。将更多老年患者划分到需要抗凝治疗的群体。

表 22–10 指导心房颤动患者抗血栓治疗的风险评估工具

评估工具	评估对象	分数计算	根据分数使用不同的抗血栓治疗
CHADS$_2$	卒中风险	心力衰竭、高血压、年龄 ≥ 75、糖尿病各计 1 分；卒中史计 2 分	0：不需治疗 1：ASA 或抗凝药或不治疗 ≥ 2：抗凝药
CHADS$_2$–VASc	卒中风险	心力衰竭、高血压、糖尿病、血管病变、年龄 ≥ 65、女性各计 1 分；年龄 ≥ 75、卒中史各计 2 分	0：不需治疗 1：ASA 或抗凝药或不治疗 ≥ 2：抗凝药
HAS–BLED	抗凝治疗的出血风险	高血压、肾功能异常、肝功能异常、卒中史、主要出血史、不稳定 INR、年龄 ≥ 65、酗酒、药物各计 1 分*	若 CHADS$_2$ 或 CHADS$_2$–VASc 分数小于 HAS–BLED 分数，则抗凝治疗的出血风险大于卒中风险

*注：肝功能异常定义为慢性肝病（如肝纤维化）或胆红素 >2 倍正常上限，丙氨酸氨基转移酶 >3 倍正常上限；肾功能异常定义为慢性透析或肾移植或血清肌酐 ≥ 200μmol/L；INR 不稳定指 INR 值易波动，在治疗窗内的时间 <60%；药物指合并应用抗血小板药物或非甾体抗炎药

● 如果 CHA2DS2–VASc 评分 0，例如年龄 <65 岁的孤立性 AF，没有危险因素的低风险患者，不建议使用抗血栓治疗。

● 如果 CHA2DS2–VASc 评分 1 分，基于出血并发症的风险评估和患者的意愿，可考虑给予患者抗板治疗或抗凝治疗或不治疗。

● 阿司匹林或氯吡格雷可用于预防血栓事件，但效益远不如华法林，阿司匹林常用剂量 75~150mg/d，氯

吡格雷常用剂量 75mg/d。

● 如无禁忌证,CHA2DS2–VASc 评分 ≥ 2 的心房颤动患者需华法林或新型口服抗凝药物治疗。

◇ 华法林始用剂量 2.0~3.0mg/d,2~4 天起效,5~7 天达治疗高峰。因此,在开始治疗时应每周监测 1~2 次,稳定后,每月复查 1 次,维持 INR 在 2.0 ~3.0 之间。对于年龄 ≥ 70 岁的患者建议 INR1.6~2.6 之间。

◇ 新型口服抗凝药物:在保证抗凝疗效的同时显著降低出血风险,应用过程中勿需常规监测凝血功能,更便于患者长期治疗。药物有达比加群酯(dabigatran),110mg 或 150mg,2 次 /d;利伐沙班(rivaroxaban),15mg 或 20mg,1 次 /d;阿哌沙班(apixaban),2.5mg 或 5mg,2 次 /d;艾多沙班(edoxaban)30mg 或 60mg,1 次 /d。该类药仅用于非瓣膜病心房颤动患者,瓣膜病心房颤动患者仍应接受华法林治疗。用药前应评价肾功能,根据肾功能情况调整药量,终末期肾病不适用。

控制心室率

心室率目标值:无严重症状的,心室率静息时 <110 次 /min 即可;仍有症状的患者,可进行严格的心室率控制,静息时 60~80 次 /min,中等活动时 90~115 次 /min。

● 对于没有左心室功能不全的患者,可通过口服美托洛尔或其他 β 受体阻滞剂、地尔硫䓬或维拉帕米控制心室率。

● 对于存在左心室功能不全的患者,控制心率的治疗包括体液状况稳定后使用 β– 受体阻滞剂,也可用地高辛联合 β 受体阻滞剂或胺碘酮控制心室率。不建议用屈奈达隆。

● 预激合并心房颤动者禁用地高辛、非二氢吡啶钙拮抗剂和胺碘酮。

● 有症状的患者,若药物治疗无法控制心室率,则应通过房室结消融联合起搏器控制心率。

复律治疗

心房颤动转复为窦律的方式有自动复律、药物复律、电复律及导管消融。

● 药物复律方法简单,患者易于接受,但复律的成功率低于电复律,电复律成功率虽然高,但操作复杂,需镇静或麻醉。对于血流动力学稳定患者,药物复律可先于电复律(常用药物见表22-11)。当药物治疗不能迅速控制心房颤动的心室率而导致心肌缺血、低血压或心力衰竭时,应紧急电复律。

表 22-11 常用转复心房颤动的药物

药物	剂量	副作用
胺碘酮	100~400mg/d	肺间质纤维化,肝毒性,甲状腺功能减退,角膜沉积,与华法林相互作用
普罗帕酮	150~300mg,q8h	诱发室速和心力衰竭,避免用于冠心病和明显心脏结构异常患者
氟卡尼	100~150mg,q12h	可引起低血压、室速、心力衰竭,避免用于冠心病和明显心脏结构异常患者
多非利特	125~500μg,q12h	QT间期延长、尖端扭转室速
伊布利特	1mg,10分钟静脉注射,观察10分钟,无效可给第二剂	QT间期延长、尖端扭转室速

● 对心房颤动持续≥48小时或时间不详的患者,建议至少在复律前3周和复律后4周行抗凝治疗。

● 对心房颤动或房扑持续<48小时的患者,若血栓栓塞风险为低危,复律前可抗凝或不抗凝治疗,复律后无需口服抗凝药。若为高危,建议在复律前尽快或复律后立即静脉应用肝素或低分子量肝素,或使用新型口服抗凝药,而后维持抗凝治疗至少4周。

- 所有心房颤动患者在复律后是否需长期抗凝治疗,取决于血栓栓塞风险的评估。

- 对于症状明显、药物治疗无效的阵发性心房颤动,可行导管消融治疗,有效率达 60%~80%。

主动脉瓣狭窄(aortic stenosis,AS)

评估

- 伴有心绞痛,晕厥和心力衰竭(常为舒张性心功能不全)症状者提示病情严重,若不进行手术,预期寿命将低于 2 年。

- 行超声心动图检查测定主动脉跨瓣压差(AVG)和主动脉瓣面积(AVA)。

  ◇ 轻度主动脉瓣狭窄:AVG 为 <25mmHg,AVA 为 > 1.5cm^2。

  ◇ 中度主动脉瓣狭窄:AVG 为 25~50mmHg,AVA 为 1.0~1.5cm^2。

  ◇ 重度主动脉瓣狭窄:AVG 为 50~80mmHg,AVA<1.0cm^2。

  ◇ 若 AVG>80mmHg 且 AVA<0.5cm^2,则提示危及生命的主动脉瓣狭窄。

- 无症状的轻中度主动脉瓣狭窄患者,超声心动图每 6~12 个月随访 1 次。

- 主动脉瓣重度狭窄,即使无症状也应手术治疗

- 初始即行心电图和胸片检查,注意有无传导阻滞、左室肥厚及肺淤血。

治疗

- 主动脉瓣置换(AVR)术。

  ◇ 可减轻症状和改善心室功能。

  ◇ 通常情况下,一旦出现症状应尽早行主动脉瓣置换术。

  ◇ 手术 AVR 或经导管 AVR(TAVR 是一种经皮

导管手术,通过导管植入人工瓣膜)

- 对于低危患者(年轻、无其他心脏病或严重合并症),AVR 优于 TAVR。
- 对于中等和高危手术患者(老年、有其他心脏病和/或严重合并症),应进行 TAVR;与手术 AVR 相比,该治疗 30 天死亡率、出血和新发心房颤动的发生率更低,但卒中发生率较高。
- 建议 TAVR 后使用阿司匹林 75~100mg/d 和氯吡格雷 75mg/d 进行双联抗血小板治疗 6 个月,然后需终身服用阿司匹林 75~100mg/d。
- 尽量避免使用血管扩张剂。

腹主动脉瘤(abdominal aortic aneurysm, AAA)

- 如果体检发现主动脉直径超过 3cm,应行超声检查。
- 对于有吸烟史或正在吸烟的 65~75 岁男性,推荐行超声检查筛查腹主动脉瘤 1 次。

处理

处理取决于腹主动脉瘤直径:

- <4.5cm:每 12 个月复查超声。
- 4.5~5.4cm:每 3~6 个月复查超声。
- >5.4cm:手术治疗。

血管内修补和外科切开手术修补比较

- 血管内修补术围术期并发症及 30 天死亡率较低、患者恢复快。
- 外科切开手术远期疗效肯定,而血管内修补术远期并发症多,再手术率高。
- 随访 2 年,两者死亡率接近。
- 手术风险低、预期寿命 10 年以上的患者可考虑外科切开手术修补治疗。

- 并存疾病多和预期寿命短的患者适合血管内修补治疗。

外周动脉疾病(peripheral arterial disease, PAD)

评估

病史

- 下肢活动后乏力或疼痛,或静息时疼痛。
- 伤口难以愈合或不愈合。
- 心脏危险因素。

查体

- 脉搏触诊(桡动脉、肱动脉、尺动脉、股动脉、腘动脉、胫后动脉、足背动脉)。
- 听诊腹部、腰部、股动脉血管杂音。
- 足部检查。

诊断

依据踝肱指数 <0.9 或其他检查。正常人休息时踝肱指数的范围为 0.9~1.3,低于 0.8 预示着中度疾病,低于 0.5 预示着重度疾病。间歇性跛行的患者踝肱指数多在 0.4~0.9 之间,而静息痛的患者踝肱指数常低于 0.4,一般认为这样的患者若不积极治疗将可能面临截肢的危险。

处理策略(表 22-12)

表 22-12 外周动脉疾病的处理分类

症状和体征	检查	治疗
无症状;外周脉搏搏动减弱或消失	踝肱指数	减少危险因素
不典型的腿痛	踝肱指数,平板运动试验	减少危险因素,抗血小板治疗

续表

症状和体征	检查	治疗
跛行；活动后乏力、不适，休息后疼痛缓解	踝肱指数，平板运动试验，多普勒超声，必要时血管造影（MRI、CT）	减少危险因素，抗血小板治疗，跛行治疗；必要时可考虑血管内或手术血管重建
静息痛，伤口不愈合，坏疽	踝肱指数、多普勒超声、血管造影（MRI、CT）	减少危险因素，抗血小板治疗，跛行治疗，血管内或手术血管重建

治疗

减少危险因素

- 戒烟。
- 降脂治疗目标 LDL-C<100mg/dl（2.58mmol/L），有静息痛或极高危者 <70mg/dl（1.81mmol/L）。
- 血压控制（目标值 <140/90mmHg，糖尿病患者 <140/85mmHg）。
- 糖尿病治疗（良好的足部护理，HbA1c<7%）。

抗血小板治疗

- 阿司匹林 75~300mg/d。
- 如果阿司匹林无效或不能耐受，予以氯吡格雷 75mg/d。

跛行治疗

- 步行计划（目标：每天分次步行 50 分钟，每周 3~5 次）。
- 西洛他唑 100mg，q12h，餐前 1 小时或餐后 2 小时（心力衰竭患者禁用）；二线替代治疗为己酮可可碱 400mg，q8h。
- 若无禁忌，推荐跛行患者常规服用 ACEI 以预防心血管事件。

晕厥（syncope）

晕厥分类（表 22-13）

表 22-13 晕厥的分类

病因	发生频率（%）	特点	死亡风险增加
血管迷走性	21	发作前轻微眩晕、恶心、出汗；恢复缓慢、常伴乏力	否
心源性	10	发作前无或很少有前兆，恢复迅速完全	是
体位性	9	站立后有眩晕前驱症状，恢复缓慢	否
药源性	7	有眩晕前驱症状，恢复缓慢	否
癫痫发作	5	无前兆，可能有神经功能缺陷，恢复缓慢	是
脑卒中、TIA	4	甚少或没有前兆，神经功能缺陷	是
其他原因	8	先有咳嗽、排尿或某种特定症状	否
不明原因	37	以上任何状态	是

评估

• 着重了解意识丧失前、后和其间的症状；晕厥相关病史尤其是心脏病病史；仔细询问用药史。

• 体格检查着重心血管系统和神经系统。

• 均需行心电图、卧立位血压和脉搏检查。

• 以下情况均提示预后不良并且需要进一步检查和监测：

◇ 年龄 >90。

◇ 异常心电图。

◇ 男性。

◇ 心力衰竭。

◇ 心律失常（VT，症状性室上速，Ⅲ度或莫氏Ⅱ度房室传导阻滞，窦性停搏 >3 秒，症状性心动过缓）。

◇ 呼吸困难。

◇ 肌钙蛋白Ⅰ升高。

◇ 收缩压 <90mmHg 或 >180mmHg。

● 初始评估建议如下检查

◇ 动态心电图监测以进一步评估心律失常。

◇ 行负荷试验了解有无缺血性心脏病。

◇ 行超声心动图检查，了解有无结构性心脏病。

◇ 对疑诊血管迷走性晕厥的患者行直立倾斜试验。

◇ 对疑诊神经源性晕厥的患者行头部影像学及脑电图检查。

◇ 对可疑体位性晕厥的患者需要评估是否患有帕金森病、自主神经病、糖尿病及血容量不足。

◇ 晕厥发生多与头颈突然转动或领带系得过紧有关，应注意有否颈动脉窦过敏。

◇ 晕厥伴发低血糖，要注意有无胰岛细胞瘤的可能。

处理

● 心源性晕厥患者需要立即住院监测，除外心肌梗死和肺栓塞。

● 对神经源性或不明原因晕厥患者，尤其合并心脏病者，应住院诊疗。

● 对血管迷走性、体位性、药源性或其他原因所致的晕厥患者，尤其无心脏病史的患者，一般在门诊诊疗。

● 针对病因治疗。

直立性(体位性)低血压(orthostatic/postural hypotension)

评估

- 常在站立后出现以下症状:眩晕、头晕、晕厥、视物模糊、出汗、头痛或颈痛、听力下降。
- 诊断:卧位更换为直立位 3 分钟内收缩压降低 ≥ 20mmHg 或舒张压降低 ≥ 10mmHg。

病因

- 药物:包括降压药,酚噻嗪,三环类抗抑郁药物,单胺氧化酶抑制剂,抗帕金森病药物,磷酸二酯酶 5 (PDE5)抑制剂(详见第 30 章"头晕"部分)。
- 自主神经调节紊乱(体位性低血压时无代偿性心率增快):年龄相关的压力感受器敏感度降低,帕金森病及其相关病变,神经病,卧床时间过长。
- 低血容量。
- 贫血。

处理

- 病因治疗:注意停用加重低血压的药物。
- 改变行动方式:教育患者起立动作宜缓。站立时做交替的双腿的动作也有助于增高血压。
- 饮食:避免饮酒,适量液体摄入,增加盐和咖啡因摄入。
- 长筒弹力袜。
- 药物干预

　◇ 一线用药:氟氢化可的松:0.1~0.2mg,q8~24h;心力衰竭、心脏病、高血压、肾病、食管炎、消化性溃疡或溃疡性结肠炎患者慎用。

　◇ 米多君:2.5~10mg,q8~24h;高血压、糖尿病、尿潴留、肾病、肝病、青光眼患者慎用。

　◇ 溴吡斯的明:60mg,q24h;可与米多君 2.5~5mg/d

合用。

◇ 咖啡因：每 8~12 小时饮 1 杯含咖啡因的咖啡；或咖啡因片 100~200mg，q8~12h；与饭同服有助于治疗餐后低血压。

◇ 促红素有助于治疗贫血所致的低血压。

（吴　瑾　康　琳　朱鸣雷；朱文玲审阅）

第 23 章

呼吸系统疾病

咳嗽（cough）

定义

咳嗽是老年人临床常见的症状,可以是呼吸道急慢性疾病的表现,也可以是老年人功能状态下降和衰弱的表现,分为急性咳嗽(<3 周),亚急性咳嗽(3~8 周),慢性咳嗽(>8 周)。

病因

- 上呼吸道病毒感染,继发细菌感染
- 哮喘
- 喉功能障碍
- 反复误吸
- 胃食管反流病（GERD）
- 药物相关的咳嗽（如 ACEI）
- 心力衰竭
- 支气管扩张
- 气道肿瘤

诊断与治疗

- 老年科医师应根据症状的持续时间考虑可能的诊断,治疗特定的疾病(表 23-1)。

- 在老年患者中,上述病因也可共存,因此,如果单一治疗效果不佳,可考虑针对上述情况联合治疗。同时要重视咳嗽的对症治疗,可使用缓解咳嗽症状的药物(表 23-2)。

表 23-1 根据咳嗽症状持续时间的诊断和治疗

病因	优先治疗
急性咳嗽(≤3周)	
普通感冒	鼻窦冲洗,异丙托溴铵鼻喷剂。不推荐:抗组胺药(口干,尿潴留,精神错乱);口服伪麻黄碱(高血压,心动过速,尿潴留)
过敏性鼻炎	见本章节的介绍
细菌性鼻窦炎	羟甲唑啉鼻喷剂 ×5 天,针对流感嗜血杆菌和链球菌肺炎抗生素用1周
百日咳	大环内酯或磺胺类抗生素 ×2 周
亚急性咳嗽(3~8周)*	
感染后	吸入异丙托溴铵;用激素 2~3 周后逐渐减量;如果延长,可用右美沙芬和可待因;有支气管痉挛者需使用支气管扩张剂
亚急性细菌性鼻窦炎	与急性鼻窦炎相同,但治疗持续时间应为3周
哮喘	见本章节的介绍
百日咳	使用大环内酯或磺胺类抗菌药2周;也许需要针对上述感染后咳嗽的治疗
慢性咳嗽(≥8周)*	
常年性鼻炎或血管舒缩性鼻炎	见本章节的介绍
慢性细菌性鼻窦炎	羟甲唑啉鼻喷剂 ×5d,针对流感嗜血杆菌、链球菌肺炎、抗口腔厌氧菌 ×3 周,可能之后需要激素鼻喷剂治疗
哮喘	见本章节的介绍
另外:ACEIs,反流性食管炎	停用 ACEI,使用质子泵抑制剂治疗 6~8 周

* 要重视胸部影像学检查和痰培养,除外结核和恶性肿瘤等疾病

表 23-2　止咳药 *

药物	剂量和规格	不良反应
右美沙芬(复方制剂,如惠菲宁)口服液	10ml,口服,q6~8h	轻度困倦,疲惫;与氟西汀、帕罗西汀相互作用,联合应用可引起 5- 羟色胺综合征
愈创甘油醚糖浆	5~10ml,口服,q8h	低剂量无不良事件;大剂量会导致恶心、呕吐、腹泻、困倦、腹痛
可待因片	15~30mg, 口服,q6~8h	镇静,便秘,意识错乱

* 仅为对症治疗,需注意咳嗽有时是排出气道分泌物的正常反应,不建议过度抑制,对于稳定的 COPD 患者不建议止咳治疗

呼吸困难(dyspnea)

定义

主观感觉呼吸不畅,这种特定的感觉在强度上变异很大。这种感觉在老年人群中常见,可以是呼吸系统或心脏系统疾病的表现,也可以是某些老年综合征的表现。

特征

● 在老年人群(>65 岁),17% 在休息时偶然发生;38% 在平地或轻度斜坡上快走时发生。

● 当呼吸困难程度与劳累水平相当时,首先要考虑患者的年龄层次,询问日常的活动,比如"因为呼吸困难限制了哪些活动",并与同龄人进行比较,其次考虑患者既往的慢性疾病史。

● 询问伴随症状:咳嗽,咳痰,哮鸣,胸痛,端坐呼吸,阵发性夜间呼吸困难。

评估

通过病史采集和体格检查;然后对怀疑的系统进行评价寻找原因(表 23-3)。

表 23-3 呼吸困难的诊断

怀疑的系统	诊断方法	诊断
心脏	胸片,ECG,超声心动图,放射性核素显像	缺血性或其他的心脏病
肺	肺功能 弥散量 超声心动图	哮喘或 COPD 肺气肿或肺间质疾病 肺动脉高压
呼吸肌功能障碍	吸气和呼气口压	神经肌肉疾病
肥胖以及心理异常	心肺运动试验	运动耐力下降,显示最大氧气消耗下降,但是心肺运动反应正常

治疗

非药物治疗

● 在几乎所有的老年人中,锻炼可促进健康,减少呼吸困难。

◇ 可在家里进行低强度的活动。

◇ 根据心率或呼吸困难的症状确定基本强度。

◇ 推荐每天锻炼 20~30 分钟。

● 进行肺康复的适应证

◇ 静息或劳累时出现呼吸困难的症状。

◇ 低氧血症,高碳酸血症。

◇ 运动耐量下降或日常活动能力下降。

◇ 呼吸困难加重,平时的运动耐量水平降低。

◇ 肺叶切除术、肺移植和肺减容术的前后。

◇ 慢性呼吸衰竭,需要开始机械通气。

药物治疗

针对不同病因进行治疗,见相关疾病章节的介绍。

过敏性鼻炎(allergic rhinitis)

定义

是最常见的过敏性疾病。症状包括流鼻涕,打喷嚏。鼻和黏膜刺激症状可能是季节性的,但是老年人终年性的更常见。主要由慢性鼻炎导致的鼻后滴漏综合征是最常见的引起慢性咳嗽的原因。

临床表现

典型症状

过敏性鼻炎的典型症状主要是阵发性喷嚏、清水样鼻涕、鼻塞和鼻痒,部分伴有嗅觉减退。

- 喷嚏:每天数次阵发性发作,每次多于 3 个,多在晨起或者夜晚或接触过敏原后立刻发作。

- 清涕:大量清水样鼻涕,有时可不自觉从鼻孔滴下。

- 鼻塞:间歇或持续,单侧或双侧,轻重程度不一。

- 鼻痒:大多数患者鼻内发痒,花粉症患者可伴眼痒、耳痒和咽痒。

- 检查:鼻黏膜苍白、双下鼻甲水肿,总鼻道及鼻底可见清涕或黏涕。

辅助检查

- 变态反应科,皮肤点刺试验检查过敏原,应在停用抗组胺药物至少 7 天后进行。

- 血清特异性 IgE 检测:抽患者静脉血,做免疫学检测,不受药物及皮肤状态的影响。确诊变应性鼻炎的过敏原,需要临床表现病史、皮肤点刺试,血清特异性 IgE 检测结果综合考虑。

- 鼻激发试验是变应性鼻炎诊断"金标准",但具有风险,临床不作为常规方法。

诊断

临床症状喷嚏、清水样涕、鼻塞、鼻痒等症状出现
2 项以上(含 2 项),每天症状持续或累计在 1 小时以
上。可伴有眼痒、结膜充血等眼部症状。体征常见鼻
黏膜苍白、水肿、鼻腔水样分泌物。变应原皮肤点刺试
验阳性,和(或)血清特异性 IgE 阳性,必要时可行鼻激
发试验。

鉴别诊断

变应性鼻炎需与急性鼻炎卡他期、脑脊液鼻漏及
血管运动性鼻炎相鉴别。

治疗

非药物治疗

盐水和碳酸氢钠冲洗鼻腔可能有帮助;避免过
敏原,远离宠物及其毛发,去除湿气以减少发霉;在花
粉季节减少户外活动;减少屋内的枕套和床罩上的
虫螨。

药物治疗

根据症状的发作时间,季节性或常年,来选择治
疗,见表 23-4 和表 23-5。

渐进性治疗

从第二代抗组胺药和激素鼻喷剂开始,如果症状
不能控制,加用其他药物,如仍然不能控制,加用或将
其中一种药物替换成白三烯调节剂。

表 23-4　过敏性鼻炎和结膜炎的药物选择

药物	鼻炎	喷嚏	瘙痒	充血	眼部症状
激素鼻喷剂 *	+++	+++	++	++	0
异丙托溴铵鼻喷剂 *	++	0	0	0	0

续表

药物	鼻炎	喷嚏	瘙痒	充血	眼部症状
抗组胺药 ** ↑	++	++	++	+	++
麻黄碱滴鼻剂 ↑↑	0	0	0	++++	0
色甘酸钠鼻喷剂 ↑	+	+	+	+	0
白三烯调节剂	+	0	0	++	++

注:0=药物无效;+代表有效等级;*季节性、长期性、血管舒缩鼻炎均有效;**季节性效果更好;有鼻喷、眼用和口服剂型;眼部给药仅适用于眼部症状,鼻喷形式只适用于鼻部症状;↑在过敏季节前开始使用;↑↑局部治疗起效迅速,但使用超过数日后会反弹,不建议长期使用;会增强鼻喷激素的效果,严重发作时有助于改善睡眠

表 23-5 过敏性鼻炎的药物

药物	老年剂量	规格	老年半衰期	不良事件/注释
H₁ 受体拮抗剂或抗组胺药				
⁺√氮䓬斯汀喷雾剂(爱赛平)	2 喷,q12h*	0.1% 局部喷剂	22～25 小时	该类药物的不良事件:苦味,鼻烧灼感,打喷嚏
⁺√西替利嗪(仙特明)	10mg,口服,qd	片剂:10mg	延长	

续表

药物	老年剂量	规格	老年半衰期	不良事件/注释
√ 地氯雷他定（恩理思）	5mg，口服，qd	片剂：5mg	27 小时	
+ 氯雷他定（√ 开瑞坦）	5~10mg，口服，qd	片剂：10mg	代谢产物 >12天；变异较大	
减充血剂				
麻黄碱滴鼻剂（复方）	1~3 滴，q6~8h	滴鼻液：100mg/10ml		心律失常，失眠，焦虑，烦躁，血压升高，男性尿潴留
鼻喷激素				
倍氯米松（伯克纳）	1 喷，q6~12h*	局部鼻喷剂50μg/喷	快速吸收，肝脏代谢	该类药物的不良事件：鼻部烧灼感，打喷嚏，出血；鼻中隔穿孔（少见），真菌过度生长（少见），无显著的系统作用

续表

药物	老年剂量	规格	老年半衰期	不良事件/注释
+布地奈德（雷诺考特）	2 喷，q12h 或 4 喷，q24h*	64 μg/喷		
+氟替卡松（辅舒良）	2 喷，q24h*	50 μg/喷		
+莫米松（内舒拿）	2 喷，q24h*	50 μg/喷		
肥大细胞稳定剂				
色甘酸钠滴鼻剂	5~6 滴，q6~8h;* 在暴露于过敏原 1~2 周前使用	2%		鼻腔刺激，头痛,咽痒
白三烯调节剂				
+孟鲁司特（顺尔宁）	10mg，口服,qn	片剂：10mg；咀嚼片：4mg		不如鼻喷激素有效

续表

药物	老年剂量	规格	老年半衰期	不良事件/注释
其他				
+异丙托溴铵（爱全乐）	2 喷，q6~12h*	20μg/喷		鼻出血,鼻部刺激,上呼吸道感染,咽痛,恶心 注意:不能喷到眼睛里

√:尤其适用于老年人;*:每鼻孔一喷;+:常用药

社区获得性肺炎(community acquired pneumonia,CAP)

定义

是指在医院外罹患的感染性肺实质(含肺泡即广义上的肺间质)炎症。

主要病原菌

肺炎链球菌,军团菌,呼吸道病毒,流感嗜血杆菌,G^-杆菌,肺炎衣原体,卡他莫拉菌,结核分枝杆菌,地方性真菌,厌氧菌。

临床症状

临床表现各异,可能为隐匿的征象如嗜睡、厌食、头晕及谵妄等,但严重时可出现感染性休克或急性呼吸窘迫综合征。老年肺炎患者不一定出现胸膜疼痛、呼吸困难、排痰性咳嗽、发热、畏寒及寒战等典型症状,所以一定要仔细排查。

诊断标准

● 新近出现的咳嗽,咳痰,或原有呼吸道疾病加重,并出现脓性痰;伴或不伴胸痛。

● 发热。

● 肺实变体征和(或)湿性啰音。

- WBC$>10 \times 10^9$/L 或 $<4 \times 10^9$/L,伴或不伴核左移。
- 胸部 X 线检查显示片状,斑片状浸润阴影或间质性改变,伴或不伴胸腔积液。
- 以上 1~4 项中任何一项加第 5 项,并除外肺结核,肺部肿瘤,非感染性肺间质性疾病,肺水肿,肺不张,肺栓塞,肺嗜酸性粒细胞润浸症,肺血管炎等,可建立临床诊断。

鉴别诊断

社区获得性肺炎需要与其他肺部疾病相鉴别,如:肺结核,肺癌,急性肺脓肿,肺血栓栓塞症。

支持治疗

- 拍背、雾化吸入、祛痰治疗等利于痰排出的手段。
- 吸入 β 肾上腺能激动剂。
- 机械通气(如果有指征)。
- 吸氧(有指征时)。
- 纠正脱水。

经验性抗生素治疗(表 23-6)

基本原则为:

- 明确诊断和确定抗菌治疗指征,抗菌药物仅适用于细菌性和非典型病原体性肺炎。
- 根据病情严重度评估进行分级治疗。
- 尽早开始初始的经验性抗菌治疗。
- 重视和提高住院 CAP 患者的病原学诊断水平,以改善后续治疗。
- 参考指南并结合当地病原菌耐药性资料优化治疗策略,以求最佳疗效和最少耐药。
- 运用抗菌药物的药动学 / 药效学原理指导临床用药。
- 参考药物经济学评价选择药物。

其中,按病情分级规范抗菌治疗方案是 CAP 诊治指南的核心。表 23-6 为美国老年医学会(AGS)推荐的经验性抗感染治疗的建议。

表 23-6　根据临床情况或场所,免疫力正常患者社区获得性肺炎的治疗

临床情况或场所	治疗选择
门诊患者,既往健康或近 3 个月未接受过抗生素治疗	阿奇霉素、克拉霉素或红霉素 备选:多西环素
门诊患者,有合并症[a]或近 3 个月接受过抗生素治疗[c]	单用氟喹诺酮[b];或阿奇霉素,克拉霉素,红霉素 + 阿莫西林(大剂量)或 + 阿莫西林/克拉维酸; 备选 β 酰胺类:头孢曲松、头孢泊肟(Cefpodoxime)或头孢呋辛 备选大环内酯:多西环素
住院患者	单用氟喹诺酮[b];或阿奇霉素,克拉霉素 + 头孢他啶、头孢曲松或氨苄西林 备选碳青霉烯类:厄他培南 备选大环内酯:多西环素
住院重症患者,ICU	
考虑不是假单胞菌属	头孢他啶、头孢曲松或氨苄西林/舒巴坦 + 阿奇霉素或氟喹诺酮[b]
考虑不是假单胞菌属但 β 酰胺类抗生素过敏	氟喹诺酮[b] + 氨曲南
考虑为假单胞菌属	哌拉西林/三唑巴坦、亚胺培南、美罗培南或头孢吡肟 + 环丙沙星或左氧氟沙星;或哌拉西林/三唑巴坦、亚胺培南、美罗培南或头孢吡肟 + 一种氨基糖苷 + 阿奇霉素及环丙沙星或左氧氟沙星

临床情况或场所	治疗选择
考虑为假单孢菌属但 β 酰胺类抗生素过敏	氨曲南 + 环丙沙星或左氧氟沙星 + 一种氨基糖苷
护理院患者 [d,e]	单用氟喹诺酮或阿奇霉素、克拉霉素或红霉素 + 阿莫西林(大剂量)或阿莫西林 / 克拉维酸

a:合并症:慢性心脏、肺、肝或肾脏疾病;糖尿病、酗酒、恶性肿瘤、无脾、免疫抑制状态或服用免疫抑制药物;b:氟喹诺酮(呼吸):莫西沙星或左氧氟沙星;c:抗生素的选择应与以往不同种类;d:在护理院接受治疗的患者;对于住院治疗的护理院患者,见住院患者或 ICU 患者;e:由于在护理院 G⁻ 及非典型细菌性肺炎有一定的发生率,老年感染疾病专家建议扩大抗生素的覆盖范围,覆盖 G⁻ 细菌

疾病疗程

● 传统的抗菌治疗疗程是 7~14 天,但缺乏充分的循证医学证据。

● 近年来,有临床试验的结果支持肺炎的短程治疗,即短程治疗(≤ 5 天)取得了与常规治疗(7~14 天)相当的疗效。

● 2003 年美国感染病学会(IDSA)和美国胸科学会(ATS)推荐肺炎链球菌肺炎抗菌治疗的停药时间为热退后 48~72 小时,或疗程 7~10 天;对那些有较长血清和组织半衰期的抗生素如阿奇霉素最短疗程为 5~7 天,可引起肺实质坏死的细菌(如金葡菌、铜绿假单胞菌)所致肺炎其疗程应 >2 周,非典型病原体肺炎疗程为 10~14 天。

● 老年肺炎患者影像学改善较慢,判断疗效应以临床表现为主。

流行性感冒（influenza）

定义

简称流感，是由流感病毒引起的一种急性呼吸道传染病，传染性强，发病率高，容易引起暴发流行或大流行。主要通过含有病毒的飞沫进行传播，人与人之间的接触或与被污染物品的接触也可以传播。秋冬季节高发，多发于活动范围较大或聚集性活动较多的青少年和青壮年。本病具有自限性，但在婴幼儿、老年人和存在心肺基础疾病的患者容易并发肺炎等严重并发症而导致死亡。

临床表现

潜伏期

流感的潜伏期一般为 1~7 天，多数为 2~4 天。

单纯型流感

● 最常见，常突然起病，畏寒高热，体温可达 39~40℃，多伴头痛、全身肌肉关节酸痛、极度乏力、食欲减退等全身症状，常有咽喉痛、干咳，可有鼻塞、流涕、胸骨后不适等。颜面潮红，眼结膜外眦轻度充血。

● 如无并发症呈自限性过程，多于发病 3~4 天后体温逐渐消退，全身症状好转，但咳嗽、体力恢复常需 1~2 周。

● 轻症流感与普通感冒相似，症状轻，2~3 天可恢复。

肺炎型流感

● 实质为并发流感病毒性肺炎，多见于老年人、儿童、原有心肺疾患的人群。

● 主要表现为高热持续不退，剧烈咳嗽、咳血痰或脓性痰、呼吸急促、发绀，肺部可闻及湿啰音。胸片提示两肺有散在的絮状阴影。痰培养无致病细菌生长，可分离出流感病毒。可因呼吸循环衰竭而死亡,病死率高。

中毒型流感

极少见,表现为高热、休克、呼吸衰竭、中枢神经系统损害及弥漫性血管内凝血(DIC)等严重症状,病死率高。

胃肠型流感

除发热外,以呕吐、腹痛、腹泻为显著特点,儿童多于成人。2~3天即可恢复。

老年人群流感

因老年人常常存有呼吸系统、心血管系统等原发病,因此老年人感染流感病毒后病情多较重,病情进展快,发生肺炎率(病毒性肺炎或继发细菌感染)高于青壮年人,其他系统损伤主要包括流感病毒性心肌炎导致的心电图异常、心功能衰竭、急性心肌梗死,也可并发脑炎以及血糖控制不佳等。

实验室检查

取鼻咽部或喉部的拭子或含漱液:

● 快速流感诊断测试,30分钟,使用酶联免疫吸附法(EIA)检测流感病毒抗原,可区分甲型与乙型流感。

● 直接或间接免疫荧光染色,1~4小时,可检测甲型、乙型或其他呼吸道病毒。

● 逆转录聚合酶链反应(reverse transcription-polymerase chain reaction,RT-PCR),1~6小时,可区分流感病毒的亚型。

使用流感疫苗预防

● 对于65岁以上的老年人及养老院或长期护理机构的所有住院患者及工作人员推荐每年接种疫苗。

● 对于有可能有暴露风险的老年人,即使错过了疫苗接种的时机,在可能暴露前仍可进行接种。

● 对鸡蛋或疫苗的其他成分过敏是接种疫苗的禁忌证。

● 对于居住在北半球的人建议在每年秋季接种1次。

(来源:ACIP 指南)

使用抗病毒药物预防及治疗(表 23-7)

适应证

● 预防(在流感暴发期):适用于没有接种疫苗、存在免疫缺陷或可能传播病毒的人群。

● 预防:A 型流感暴发、距接种疫苗的时间尚未到达 2 周、未产生抗体的人群。

● 在出现症状的 48 小时内应用可减轻症状,缩短病程。

● 由于对抗病毒药物耐药以及紧急或变异的特殊流感毒株,预防和治疗的建议会经常更新(可以参考:www.cdc.gov/flu/professionals/antivirals/,以及本地卫生部门的指导意见)。

疗程

控制症状:3~5 天或症状缓解后 24~48 小时;在暴发时预防:至少 2 周或至暴发结束后 1 周。

表 23-7 流感的抗病毒治疗

药物	剂型	剂量	备注
金刚烷胺	片 剂:100mg	100mg,口服,q12h CCr(ml/min):30~50 用200mg 首剂,随后 100mg/d;15~29 用 200mg 首剂,随后100mg,qod;<15 用 200mg,q7d	不再推荐用于预防

续表

药物	剂型	剂量	备注
*奥司他韦（达菲）	胶囊：75mg	治疗 75mg,口服,q12h×5d； CCr:10~30ml/min,75mg/d,po；CCr<10ml/min 不推荐使用 预防 75mg,口服,qd×≥7d,最多 6 周；CCr:10~30ml/min,75mg,口服 q48h；如CCr<10ml/min,不推荐使用	适用于老年患者；必须在出现症状或接触患者的 2 天内开始使用
扎那米韦（乐感清）	吸入粉雾剂：5mg/泡囊	治疗 2×5mg,q12h,吸入×5d 第一日每剂使用间隔应>2小时 预防 2×5mg,吸入,q24h ● 密切接触的人:在第一个病例出现症状体征 36小时内开始使用,持续 10 天 ● 社区预防:在流感暴发后 5 天之内开始使用,持续 30 天	必须在出现症状 2 天内开始使用,避免用于 COPD 或哮喘的患者

*常用药,适合老年人使用

慢性阻塞性肺疾病(chronic obstructive pulmonary disease)

定义
是一组具有以下特征的慢性呼吸系统疾病：
- 气流受限
- 气体交换受损
- 频发的肺部感染
- 呼吸困难
- 咳嗽
- 咳痰

检查
肺功能检查是判断气流受限的主要客观指标：

- 第一秒用力呼气容积占用力肺活量百分比（FEV1/FVC）:评价气流受限。
- 第一秒用力呼气容积占预计值百分比:评估 COPD 严重程度。
- 肺总量:功能残气量和残气量增高,肺活量减低,表明肺过度通气。

诊断

- 有呼吸困难、慢性咳嗽、咳痰且有危险因素暴露史,应考虑诊断 COPD。
- 确诊 COPD 需行肺功能检查:表现为不完全可逆的气流受限是 COPD 诊断的必备条件,吸入支气管舒张药后 FEV1/FVC<70% 及 FEV1<80% 预计值可确定为不完全可逆性气流受限。有少数患者并无咳嗽、咳痰症状,仅在肺功能检查时 FEV1/FVC<70%,且 FEV1 ≥ 80% 预计值,在除外其他疾病后,亦可诊断为 COPD。

治疗

- 戒烟:不管任何年龄。
- 焦虑或抑郁:见于 40% 以上的患者,应进行抗抑郁及焦虑的治疗。
- 雾化:不能使用最大治疗剂量的吸入剂患者,或即使使用了最大治疗剂量吸入剂,但仍有窘迫性呼吸急促的患者,应考虑雾化治疗。
- 黏液溶解治疗:在 COPD 稳定期不推荐使用。慢性、有痰的咳嗽可考虑使用;若使用后咳嗽、咳痰减少则应再持续使用一段时间。黏液溶解剂可减轻急性加重期的症状。
- 康复治疗:各个时期的患者都能从功能锻炼中获益,例如,增加活动耐量可减少呼吸困难和乏力等症状(详见第 19 章老年康复)。
- 长期氧疗:适应证见表 23-8。

表 23-8　长期氧疗的适应证 [a]

PaO₂ 水平	SaO₂ 水平	其他
$\leqslant 55$mmHg	$\leqslant 88\%$	>15 小时 /d 即可获益,若能达到 20 小时 /d 将获益更多 [b]
55~59mmHg	$\geqslant 89\%$	组织缺氧表现(如通过 ECG、HF、红细胞比容 >55% 判断的肺心病);或夜间低氧,30% 以上的时间里氧饱和度 <90%
$\geqslant 60$mmHg	$\geqslant 90\%$	运动时缺氧 未用 CPAP 纠正睡眠呼吸暂停导致的缺氧

[a] 逐渐滴定氧饱和度至 90%
[b] 改善:生存、血流动力学、红细胞增多症、活动耐量、呼吸力学及认知

- 干粉吸入器:教患者如何正确使用。
- 阶梯法:根据分期进行阶梯治疗,见表 23-9 ;药物见表 23-10。

终末期患者:注意患者的情绪和困扰,应让患者或家属了解疾病最严重的后果,及相应监护及支持治疗的情况和花销;充分了解患者的意愿(详见第 13 章缓和医疗与安宁疗护)

表 23-9　COPD 的治疗

分期	治疗
轻度 COPD FEV1 $\geqslant 80\%$	必要时使用短效 β₂ 受体激动剂
中度 COPD 50% $\leqslant$ FEV1<80%	• 规律使用一种或多种支气管扩张剂 [a] • 康复治疗 如果每年加重次数超过 2 次,使用长效支气管扩张剂

续表

分期	治疗
重度 COPD 30% ≤ FEV1<50%	● 规律使用一种或多种支气管扩张剂[a] ● 康复治疗 如果每年加重次数超过 2 次,或使用吸入糖皮质激素有症状和肺功能的显著改善,应使用吸入糖皮质激素[b]
极重度 COPD FEV1<30% 或 FEV1<50% 伴有慢性呼吸衰竭	● 规律使用一种或多种支气管扩张剂治疗 ● 如果有反复加重,或吸入糖皮质激素后症状和肺功能有显著改善,可使用吸入糖皮质激素[b] ● 治疗并发症 ● 如果有呼吸衰竭,应使用长期氧疗
COPD 急性加重 (呼吸急促增加、哮鸣、咳嗽、咳痰的急性发作,且超过正常日间变异)	● 增加 β_2 受体激动剂的剂量和(或)使用频率,加或不加用抗胆碱能药物 ● 加用糖皮质激素[如口服甲泼尼龙 30~40mg,q24h × (7~10d)] ● 如果痰量↑浓痰↑或呼吸困难↑,应加用抗生素 ● 监测血象、胸片、心电图、动脉血气分析;调整氧流量使指氧饱和度维持在 90% 并复查血气 ● 如果发生 2 次或以上的严重呼吸困难、呼吸频率 ≥ 25 次 /min 或 PCO_2 在 45~60mmHg 之间,应使用无创正压通气,可以减少有创机械通气的需要,降低死亡率,缩短住院时间

a:对于有其他疾病和服用其他药物的老年人,使用 β_2- 激动剂、异丙托溴铵、缓释茶碱应注意药物不良反应、多重用药等问题;b:注意预防骨质疏松

注:对于 COPD 治疗的最新进展,可参考 GOLD(Global Initiative for Chronic Obstructive Lung Disease,慢性阻塞性肺病全球倡议)的指南和更新进展,网址:http://www.goldcopd.org/

表 23-10　哮喘和 COPD 药物

药物	剂量	不良事件
抗胆碱能药物		
√异丙托溴铵(爱全乐)	2~6 喷,q6h,或 0.5mg 雾化吸入,q6h	口干,味苦(肺,不易吸收)
噻托溴铵(思力华)	1 个胶囊(18µg),q24h,吸入	和异丙托溴铵相同
短效 β₂ 受体激动剂 [a]		该类药物的不良反应:震颤,紧张,头痛,心悸,心动过速,咳嗽,低钾血症。注意:已知或疑似冠脉疾病患者剂量应减半
√沙丁胺醇(万托林)	2~6 喷,q4~6h,或 2.5mg,q6h,雾化吸入;缓释片 4~8mg,q12h,口服;1~2 片,q4~6h	口服剂型的副作用更常见
长效 β 受体激动剂		
√福莫特罗(奥克斯都保)	4.5~9µg,q12h 吸入	1~3 分钟起效
糖皮质激素:吸入剂型		该类药物的不良反应:恶心,呕吐,腹泻,腹痛,鹅口疮;剂量 >1mg/d 可能会导致肾上腺功能抑制,减少钙质吸收及骨密度降低,以及引起淤青
√倍氯米松气雾剂	50~100µg,q8~12h	

续表

药物	剂量	不良事件
√布地奈德 （如普米克都保）	200~800μg, q12h	
√氟替卡松气雾剂 （辅舒酮）	100~500μg, q12h	
糖皮质激素：口服 泼尼松	20mg, 口服, q12h	白细胞增多, 血小板增多, 钠潴留, 欣快, 抑郁, 幻觉, 认知障碍; 长期使用还会出现其他副作用
甲基黄嘌呤 茶碱缓释片	100~200mg, 口服, q12h	该类药物的副作用: 房性心律失常, 癫痫大发作, 增加胃酸分泌, 溃疡, 反流, 利尿; 年龄65岁以上者药物清除下降30%; 小剂量开始, 使用血药浓度滴定药物剂量
白三烯调节剂		
√孟鲁司特 （顺尔宁）	10mg, 口服, qn; 片剂10mg; 咀嚼片4mg	头痛、思睡、乏力、消化不良
扎鲁斯特 （安可来）	20mg, 口服, q12h; 餐前1h, 或餐后2h	头痛, 嗜睡, 头晕, 恶心, 腹泻, 腹痛, 发热, 监测肝功能
其他药物		
√沙丁胺醇－异丙托溴铵 （可必特）	120μg/20μg/喷, 2~3喷, q6h; 3mg/0.5mg, q6h, 雾化吸入	与单药相同

续表

药物	剂量	不良事件
√ 布地奈德 – 福莫特罗 （信必可都保）	2 喷，q12h（80μg/4.5μg 或 160μg/4.5μg）	与单药相同
√沙美特罗 – 氟替卡松干粉吸入剂 （舒利迭）	1 吸，q12h（50μg/100, 250 或 500μg/ 吸）	震颤，紧张，头痛，心悸，心动过速，咳嗽，低钾血症。注意:已知或疑似冠脉疾病患者中剂量应减量。不用于急性加重。复方制剂中含有糖皮质激素，警惕激素的不良反应

√:在老年人中推荐使用;a:不推荐使用旧的非选择性 β_2 受体激动剂如异丙肾上腺素或肾上腺素,其毒副作用更大

哮喘（asthma）

定义

慢性气道炎症性疾病,可被以下因素诱发:

- 空气污染
- 吸烟
- 过敏
- 病毒感染
- 化学物质
- 精神因素
- 运动

特点

- 发病的第二个高峰出现在 65 岁以上人群;在这些人群中哮喘的发病率为 5%~10%,占整个哮喘死亡人数的 40%。

- 常见症状为咳嗽,老年人的症状变异和间断发作均较年轻患者少,而作为一种慢性后遗症,更多地存在固定性的气道阻塞。

- 症状包括胸部紧缩感,咳嗽,气短和哮鸣。
- 症状可能和心力衰竭、COPD 相混淆。

治疗

非药物治疗

避免诱发因素,对患者进行疾病管理的教育,使用 MDIs(定量吸入器)和干粉吸入剂及峰值流量计(记录严重程度和对治疗的反应)。

药物治疗

- **阶梯法**
  ◇ 根据过去 4 周的症状的控制水平(表 23-11)。
  ◇ 若症状控制已经超过 3 个月,可尝试逐步减药,例如,可将糖皮质激素的用量由 1 天 2 次减为 1 天 1 次同时加上 1 天 1 次的长效 β_2 受体激动剂。
  ◇ 若症状未控制,需升级治疗,但首先应回顾是否存在用药技术、依从性以及避免诱发因素方面的问题(表 23-10,表 23-12)。

表 23-11 哮喘症状控制的分级

特点	控制(包括以下所有项)	部分控制(在任何一周出现下列 1 到 2 种情况)	未控制(任意一周中,出现下列 3 到 4 种情况)
日间症状	无	>2 次 / 周	>2 次 / 周
影响活动	无	任何	任何
夜间症状 / 觉醒	无	任何	任何
需要使用减轻症状的或抢救的措施	无	>2 次 / 周	>2 次 / 周

表 23-12　老年人的哮喘治疗方案

分级 *	治疗选择	注意事项
第 1 级	必要时吸入短效 β 受体激动剂 SABA	
第 2 级	低剂量吸入型糖皮质激素(ICS)或白三烯调节剂	尚未研究白三烯调节剂在老年人中的应用问题
第 3 级	低剂量吸入型糖皮质激素(ICS)+ 长效 β 受体激动剂 LABA 或中至高剂量 ICS 或低剂量 ICS+ 白三烯调节剂或低剂量 ICS+ 缓释茶碱	许多老年人存在固定性的通气阻塞,异丙托溴铵可有所帮助,且耐受性良好;很多药物和茶碱有相互作用
第 4 级	中至高剂量的 ICS+ 长效 β 受体激动剂 LABA 和(或)白三烯调节剂和(或)缓释茶碱	吸入性糖皮质激素可导致骨质流失
第 5 级	吸入高剂量糖皮质激素 ICS+LABA 和(或)抗 IgE 抗体(奥马佐单抗)	
第 6 级	吸入高剂量糖皮质激素 ICS+LABA+ 口服糖皮质激素和(或)抗 IgE 抗体(奥马佐单抗)	口服糖皮质激素可导致骨质流失

* 若症状未控制需升至下一级治疗

最新内容可参考:www.ginasthma.com

(葛　楠;高金明审阅)

第24章

消化系统疾病

吞咽障碍（dysphagia）

定义

指食物从口腔至胃贲门运送过程中受阻而产生咽部、胸骨后或食管部位的梗阻停滞感觉。严重者影响进食，引起营养不足、脱水、吸入性肺炎等。吞咽行为是一个复杂过程，其后头颈肌群和神经，及脑部吞咽中枢的支配，完成将食水推至口腔后部，触发吞咽反射，送入食管的一系列协调运动。从吞咽障碍的部位分类，主要包括重叠的三个部分：

* 口腔吞咽障碍：不能将食物或药由口腔推送至咽腔；查体可见口颊部食物残留，常见病因为痴呆。
* 咽腔吞咽障碍：非自主性咽腔至食管的转运机制（气道保护机制）受损；常见病因为卒中、帕金斯病、中枢神经系统肿瘤、肌萎缩性侧索硬化症及局部结构损害。
* 食管吞咽障碍：咽喉及食管食物停滞感；常见病因为食管动力受损、梗阻性病变及药物所致。

表现

* 舌运动异常，讲话含糊，吞咽时卡食，口腔内有食物残留。
* 呛咳，鼻反流，流涎多，不愿吃某种类/稠度的食物。

常见病因

- 卒中;痴呆、帕金森综合征
- 口咽部、食管肿瘤
- 胃食管反流病,Zenker 憩室
- 牙配件不合适

评估

- 体格检查:口腔、头颈部以及锁骨上区;脑神经。
- 药物核查,减少唾液药物(抗胆碱能药)。
- 请语言治疗师 / 康复科医师评估。
- 诊断性检查(根据指征)。

　◇ 喉镜:口咽部、下咽部、喉部病变,可见到分泌物 / 食物淤积。

　◇ 内镜;食管、贲门器质性改变。

　◇ 改良吞钡透视检查,评估吞咽功能,是否有吸入。

　◇ 食管测压:常与钡餐联合进行,评估食管吞咽功能异常。

　◇ 洼田饮水试验(Kubota drinking test):针对意识清楚并能够按照指令完成动作的患者,可作为评估和疗效评价指标。患者端坐,喝下 30ml 温开水,观察所需时间和呛咳情况。适合床旁进行,简单易行。

　1 级(优),能 1 次喝完无呛咳;

　2 级(良),分 2 次以上喝完,无呛咳;

　3 级(中),能 1 次喝完,但有呛咳;

　4 级(可),分 2 次以上喝完,但仍有呛咳;

　5 级(差),频发呛咳,难以全部喝完。

　评定:正常:1 级,5 秒内;可疑:1 级,5 秒以上或 2 级;异常:3~5 级。

处理

目的是防止异物吸入。对于洼田饮水试验Ⅱ、Ⅲ级患者,处理重点是给予进食方法指导(营养师),Ⅳ、Ⅴ级患者则需语言治疗师 / 康复医师会诊。

- 针对病因治疗,如食管扩张、肉毒杆菌毒素注射、神经肌肉电刺激等专科治疗。

- 避免快速进食、强迫喂食,检查给药方式是否正确。

- 取坐位进食,卧床者床头抬高 30°。

- 吞咽训练,如头后倾,将食团放在吞咽能力强的一侧吞咽。

- 调整饮食性状。

  ⋄ 泥状食物。

  ⋄ 研磨 / 绞碎食物:无渣,捣烂香蕉状。

  ⋄ 软食 / 易咀嚼食物:未经绞碎的软食,嫩肉片<1cm,不包括坚果、易掉渣食物及黏食。

- 增加液体黏稠度(可加增稠剂)。

  ⋄ 果汁样:可以用吸管啜饮,可以倒出;2~3 茶匙增稠粉加入 120ml 液体中。

  ⋄ 蜂蜜样:不能用吸管吸,可用勺吃,但不能单独塑型;3~5 茶匙增稠剂加入 120ml 液体中。

  ⋄ 布丁样:需用勺吃(如果酱);5~6 茶匙增稠剂加入 120ml 液体中。

胃 食 管 反 流 病(gastroesophageal reflux disease)

定义

胃或十二指肠内容物(胃酸、胃蛋白酶、非结合胆盐和胰酶)反流至食管,引起食管黏膜破损(称反流性食管炎,reflux esophagitis,RE)或不适(称非糜烂性胃食管反流病,non-erosive gastroesophageal reflux disease,NERD),统称胃食管反流病(GERD)。除了与食管裂孔疝或食管裂孔功能障碍有关、GERD 是由多种因素造成的消化道动力障碍性疾病,包括食管下括约肌压力下降,食管廓清功能异常等。

表现

反流症状主要表现为反酸、烧心（自剑突向上至胸部的热流）和胸背痛，也可引起食管外表现（慢性咽痛、夜间咳嗽或哮喘）。由于老年人产酸较少、痛觉减退，可仅表现为不典型胸痛、咽部不适。RE 可引起食管狭窄、巴雷特（Barrett）食管及食管腺癌，反流可引起吸入、不敢进食、长期服用抑酸剂、死亡风险增加等。

发病情况

GERD 在人群中发病率为 10%~20%。

危险因素

- 增龄
- 食管裂孔疝 / 食管裂孔功能障碍
- 肥胖
- 服用雌激素、硝酸甘油、吸烟

评估

- 需要评估的反流表现：吞咽障碍、贫血、出血、胸痛、咳嗽 / 气短 / 声嘶、呕吐、体重下降。

- 内镜检查：2 年内未做过内镜或上消化道钡餐检查者，经过治疗但症状不缓解，症状不典型，有报警症状（吞咽障碍、吞咽时疼痛、贫血、消瘦）。

- 24 小时食管 pH 监测：经过治疗但症状不缓解；

- 与心绞痛鉴别。

治疗

首先采取非药物调整，但效果有限。

- 饮食调整：戒酒；避免油腻或酸辣食物、巧克力、碳酸饮料。少食多餐。

- 生活调整：避免进食后 3 小时之内平卧，抬高床头 15~20cm，避免穿紧身衣服，戒烟，控制体重，治疗便秘。

- 停服多西环素、氯化钾、铁剂、奎尼丁、阿仑膦酸盐等可能引起食管损害的药物。服药时要用 200ml 水送服，如阿仑膦酸盐广泛用于骨质疏松，正确方法是空腹用 200~250ml 白开水送服，并保持立 / 坐位 30 分钟。

- 抑酸药（表 24-1）：RE 用质子泵受体阻滞剂，

bid,疗程 8 周,然后改维持治疗;NERD 采用按需治疗。应警惕长期服用抑酸药带来的不良反应,如降低钙吸收、骨质疏松骨折、社区获得性肺炎、肠道感染、$VitB_{12}$ 和 VitC 吸收障碍。

- PPIs 疗效差的食管裂孔疝,可考虑手术治疗。

表 24-1 胃食管反流病的药物治疗

药名	剂型（片）	用法	注意	不良反应
质子泵抑制剂(PPIs):有效抑酸 12 小时				
埃索美拉唑* 奥美拉唑* 雷贝拉唑 泮托拉唑 兰索拉唑	20mg, 40mg 10mg, 20mg 10mg 40mg 30mg	qd~bid,餐前 30 分钟	肝代谢为主;*抑制 CYP2C19 活性更显著,可使氯吡格雷药效降低,华法林、地西泮、苯妥英钠代谢减缓;*可分散在水中服用,不应当咀嚼或压碎	长期用影响钙吸收,骨质疏松(建议用枸橼酸钙补钙),$VitB_{12}$ 和 VitC 吸收下降,感染、便秘、口干
H_2 受体拮抗剂(H_2RA):用于轻症或夜间反流症状,有效抑酸 12 小时				
法莫替丁 雷尼替丁	20mg 150mg	bid,qn,餐后	以原形经肾脏排泄 CrCl<50ml/min,剂量减半或给药间隔	睡眠障碍、WBC↓;雷尼替丁严重肝病慎用
黏膜保护剂:临时,餐前 1 小时,睡前用				
铝碳酸镁	0.5g	1.0g,咀嚼,prn	保护黏膜,可吸附胆盐,用于胆汁反流;铝可影响多种药物吸收,建议间隔 2 小时服用	稀便
硫糖铝/片 /悬液(华迪)	0.25g/片 1.0g/袋	1.0g,prn	影响华法林、地高辛、雷尼替丁等药物的吸收,间隔 2 小时服用	便秘

续表

药名	剂型(片)	用法	注意	不良反应
促动力药:餐前 15~20 分钟服用				
多潘立酮	10mg/ 片	tid	促上消化道蠕动	男乳女化
伊托必利	50mg/ 片	tid	促全消化道蠕动;建议间断用	
莫沙必利	5mg/ 片	tid		
马来酸曲美布汀	0.2g/ 片	0.1~0.2g, tid	双向调节,用于腹泻、便秘,消化不良 0.1g,tid	

消化性溃疡(peptic ulcer)

病因

幽门螺杆菌(HP)是首要病因,非甾体消炎药(NSAIDs)其次;两者有协同作用。

幽门螺杆菌诊断

- 内镜活检(WS 染色)
- 大便 HP 抗原检测
- 尿素呼气试验(停服抗生素 4 周、抑酸剂 2 周)
- 血清学(HP-Ab,仅适于未治疗者)

治疗方案

- 内镜检查明确诊断(同时查 HP),2~3 年内做过胃镜对于除外恶性肿瘤有重要意义。

- HP 检测阳性患者,在权衡全身情况后决定是否根除 HP 治疗(表 24-2)。

- 用药前核查患者用药记录单,避免出现多重药物副作用(如克拉霉素与他汀类同服可能增加他汀类浓度)。

表 24-2　根除幽门螺杆菌感染的方案

方案	示例	备注
四联疗法,根除率较高		
PPI+克拉霉素+阿莫西林+铋剂 10~14 天	埃索美拉唑 20mg,bid,餐前 30 分钟 枸橼酸铋钾(丽珠得乐)0.6g,bid,餐前 30 分钟 阿莫西林 1.0g,bid,餐后 克拉霉素 500mg,bid,餐后	阿莫西林需无青霉素过敏史并曾用过青霉素,否则做皮试 克拉霉素避免与他汀类同服 避免再感染
PPI+克拉霉素+甲硝唑+铋剂 10~14 天	甲硝唑 0.4g,bid,餐后 其他同上	用于青霉素过敏
三联疗法,上述方案去除铋剂,适用于肾功能减退不耐受铋剂者,但 HP 根除率下降		

注:治疗失败者至少间隔半年后复治,个体化调整抗菌药物

应激性溃疡(stress ulcers)的预防

危险因素

- 既往溃疡病或消化道出血史
- 脓毒血症,低血压或休克
- 肾衰竭;肝衰弱;多脏器衰竭
- 机械通气 >48 小时
- Glasgow 昏迷评分 <10
- 凝血异常(血小板 $<50 \times 10^9/L$,INR>1.5,PPT>2 倍正常)
- 烧伤面积 >25% 体表面积
- 颅内高压
- 头部损伤,卒中,脊髓损伤,创伤

预防 (表 24-1)

- 抑酸剂 (H_2RA 或 PPIs)
- 胃黏膜保护剂，如硫糖铝
- 抗酸剂
- 肠内营养

注意事项

- 预防并不降低死亡率。
- 各类预防药物的疗效并无优劣之分；要考虑 GI 动力和有无管道喂养，选择药物和剂型，如口崩片、分散剂型、静脉给药等。
- 注意出院后要适时停止预防措施，长期使用抑酸药物可增加死亡风险。

消化不良 (dyspepsia)

定义

是一组上腹症状，包括上腹疼痛或不适（上腹饱胀、早饱、烧灼感、嗳气、食欲不振、恶心呕吐等）。根据病因分为器质性消化不良和功能性消化不良 (functional dyspepsia, FD)。FD 以慢性、持续性、易反复发作为其特点。

发病情况

很常见，我国普通人群中有消化不良症状者达 18.9%，60~70 岁老年人群中达 24.5%。

评估流程

- 初诊者首先除外器质性疾病

◇ 内镜，或上消化道造影或胃 CT 重建；询问 2 年内的检查情况，避免过度／重复检查。

◇ 腹部 B 超，或 CT。

◇ 根据情况，查血糖、TSH、血脂、肝肾功能，自身抗体（女性）和肿瘤标记物（如女性查 CA125）。

- 除外肠易激综合征（FD 腹痛与排便不相关）；常可与 NERD、IBS、便秘等胃肠功能性疾病重叠。

- 老年综合评估,寻找病因:口腔、牙齿、进食、药物、睡眠障碍、抑郁(多数抑郁患者有 FD 表现并常为主要就诊原因)。

治疗

- 针对原发病治疗:如抗抑郁治疗。
- 对症处理:当影响生活质量时对症处理,按需服药、避免长期用药。

✧ 生活调整:少食多餐,进餐时不要摄入大量液体;分次饮水;低脂,减少蔬果摄入;活动。

✧ 避免服用 NSAIDs 等胃黏膜损害药物、聚乙二醇 4000(影响胃排空)、和影响消化道蠕动药物(见第 12 章"便秘"部分)。

- 药物(根据症状分型给药)

✧ 上腹痛综合征:抑酸剂(如仅白天有症状,可早餐服 1 次)、抗酸剂(症状前 30 分钟,或餐前 1 小时,或临时),胆汁反流者可用铝碳酸镁;可考虑根除 HP 感染治疗。

✧ 餐后不适综合征:促动力剂、消化酶、微生态制剂。

慢性萎缩性胃炎(chronic atrophic gastritis,CAG)

概要

几乎所有老年人胃镜检查均有慢性胃炎,分为慢性非萎缩性胃炎(慢性浅表性胃炎)和慢性萎缩性胃炎(CAG)。多数 CAG 为 B 型,胃窦黏膜萎缩,呈多灶性分布;其发病与幽门螺杆菌感染(HP)、增龄相关;B 型被认为是癌前病变,经过胃腺萎缩→肠上皮化生→不典型增生→肠型腺癌的进程;但是这个过程很漫长,只有很少数发展为胃癌,不必过度惊慌。

诊断

胃镜检查中多点黏膜活检,病理确诊;同时查 HP。

处理

- 根除 HP 治疗；高龄或衰弱、共病老年人要全人考虑，考虑抗生素治疗的风险。

- 生活方式调整：低盐、不食腌制品和不新鲜食物、避免长期服用抑酸药。

- 中、重度 CAG 不可逆转，没有特效药物治疗，不要长期服用"胃药"；只有当消化不良症状影响生活质量时，才短期对症处理。

- 定期复查胃镜：首次诊断后 1 年复查；如果变化不大，轻度 CAG 可 2 年复查，重度肠化伴中度不典型增生建议半年复查，重度不典型增生需要消化科处理。复查间隔还要根据患者整体情况和预期寿命而定。

腹泻（diarrhea）

病因

- 药物：抗菌药物、泻剂、秋水仙碱、化疗药物、中草药等。

- 胃肠道疾病：肠易激综合征、吸收不良、乳糖不耐受、肿瘤等。

- 感染：病毒、细菌、寄生虫。

- 粪便嵌塞。

急性腹泻的处理

腹泻的病因很多，在寻找病因同时要积极对症处理，避免脱水和电解质紊乱。老年人因皮肤弹性差、口干，口渴感觉减退，脱水的表现常常被忽视，要注意有无低血压、谵妄及出入量失衡等改变。

- 首先核查用药清单；然后排查其他病因。

- 查血常规、电解质、肾功能，大便常规。

- 如果无严重症状或脱水，并且大便中无血，可观察 48 小时是否自行缓解。

- 口服补液盐或输液，保证水电解质平衡，也要避免输液过多引起心力衰竭;密切观察,记录出入量,腹泻情况。

- 对于急性胃肠炎(除外菌痢),避免使用抗菌药物,选用肠道益生菌(表 24-3)。

表 24-3 治疗腹泻的药物

药名	剂型(片)	用法	注意	不良反应
吸附剂:吸附毒素				
蒙脱石散剂	3g/袋	1~2 袋,bid~tid	加 50ml 水服用,不吸收	便秘
次水杨酸盐铋	262mg 咀嚼片	2 片,tid	短期服用,阿司匹林过敏禁用,1% 吸收,肾排泄	便秘
抑制肠蠕动:作用于阿片受体				不用于严重感染和肠梗阻
复方苯乙哌啶(地芬诺酯 2.5mg+阿托品 0.025mg)	2.5mg	1~2 片,bid~tid	短期服用,渐减量停药,最大剂量 16mg/d,5 天无效停用	肝病和药物成瘾者慎用
洛哌丁胺(易蒙停)	2mg/胶囊	首剂 2 粒,每次腹泻后 2 粒	肠壁首过代谢,入血极少	不用于严重感染性腹泻
益生菌				
地衣芽孢杆菌活菌胶囊	0.25g	2 粒,tid	吞服困难可打开胶囊温凉水送服	避免与抗菌药物同服

续表

药名	剂型 (片)	用法	注意	不良反应
枯草杆菌、肠球菌二联活菌肠溶胶囊	0.25g	2 粒, bid	对抗菌药物耐药性强	重症胰腺炎、肠壁水肿通透性高时建议不用
双歧杆菌、嗜酸乳杆菌、肠球菌三联活菌胶囊	0.21g/粒或 1g/袋	2 粒, tid, 或 1 袋, tid		避免与抗菌药物合用
复合乳酸菌制剂 (聚克)	0.33/粒	2 粒, tid	活菌制剂	避免与抗菌药物合用
乳酸菌素片	1.2g/咀嚼片	2 片, bid	灭活菌, 可以与抗生素同服	

慢性腹泻处理

根据病因做相应处理。

● 肠易激综合征:与排便相关的腹痛 / 不适(餐后及晨起多见,排便后缓解),除外器质性疾病。分次少量早餐,适量膳食纤维,匹维溴铵 50mg, tid, 餐前 30 分钟;心理治疗。

● 乳糖不耐受:普通牛奶改为去乳糖的舒化奶、奶粉,或酸奶。

● 止泻剂见表 24-3。

抗生素相关性腹泻(antibiotic-associated diarrhea), 假膜性肠炎(pseudomembranous colitis, PMC)

定义

主要发生于结肠的急性黏膜坏死性炎症,并覆有假膜。15%~25% 的抗生素相关性腹泻是由艰难梭状芽孢杆菌(clostridium difficile, CD)感染引起。

危险因素

- 几乎任何口服或肠外使用的抗菌药物以及一些抗肿瘤药物(如环磷酰胺、多柔比星、氟尿嘧啶和甲氨蝶呤)。
- 高龄。
- 长期住院。
- 使用质子泵拮抗剂(PPIs)。

预防

- 避免长期使用广谱抗菌药物、PPIs。
- 尽可能肠内营养(即使只有需要量的 10%),先喂菌后喂人;提高免疫力。
- 不推荐用含有干酪乳杆菌、嗜热链球菌、保加利亚乳杆菌等益生菌制剂作为预防。

CD 感染临床表现及诊断

- 临床表现差异大,腹泻 >3 次 /d(严重时海水样、蛋花汤样、脓血便),腹痛,发热,脱水、WBC 增高。症状可在用药几日后至停药后 10 周出现。治疗后易复发。
- 从有症状的患者中分离出 C difficile 或检测到毒素(A 和 B)。至少 2 次粪检阴性方能排除该病诊断。

CD 感染治疗

- 停用不必要的抗菌药物、抑酸药物或抑制肠蠕动药物(如阿片类及止泻药)。
- 当怀疑有严重 C difficile 感染,开始经验性治疗。

- 治疗前留取 2 次粪便检测 C difficile 毒素,如果均阴性但仍可疑,则再查。

- 采取接触性隔离措施;必须用肥皂及清水洗手,手消毒剂不能杀死或去除芽孢。

- 补充足够的水分和电解质。

- 疑诊 C difficile 采用经验性甲硝唑治疗(表 24-4)。

- 粪便移植重建结肠正常菌群。步骤包括筛选供体(包括除外 HIV、肝炎病毒感染等)和移植(将供体的粪便通过鼻肠管、灌肠或结肠镜移植),其优点在于简单、便宜、有效,不良反应少。

表 24-4 艰难梭状芽孢杆菌感染治疗

临床情况	处理
2 次粪 C difficile 毒素检测均阴性	解除接触性隔离;停止抗 C difficile 治疗;开始止泻药治疗,寻找其他腹泻病因
初发,轻至中度(WBC<15×10⁹/L 或 Cr<1.5× 基础值)	甲硝唑 500mg,po,q8h,10~14 天
初发,严重(WBC>15×10⁹/L),血 Cr ≥ 1.5 倍发病前水平,提示脱水)	万古霉素 125mg,po,q6h,10~14 天
初发,严重,有并发症(低血压/休克、肠梗阻、中毒性巨结肠)	万古霉素 500mg,po,或鼻胃管 q6h+ 甲硝唑 iv,500mg,q8h;如有完全性肠梗阻,可用万古霉素灌肠
首次复发	同初发治疗
第二次复发	万古霉素逐渐减量和(或)脉冲式给药:125mg,po,qid×(10~14)天→125mg,po,bid×7 天→125mg,po,qd×7 天→125mg,po,1 次/(2~3)天×(2~8)周

肠易激综合征(irritable bowel syndrome，IBS)

诊断与鉴别诊断

● 症状存在超过 3 个月，必须具备以下症状：

◇ 腹痛(与肠道平滑肌痉挛，内脏高敏性有关)，并具有下述特征：排便后缓解；和(或)伴有大便性状改变。

◇ 排便不正常至少 25% 时间，至少有以下 2 种改变：

• 排便次数改变(>3 次 /d 或 <3 次 / 周)。

• 大便性状改变。

• 排便过程改变(费力或便急或排便不尽感)。

• 排黏液，伴肠胀气或腹胀感。

● IBS 分型：腹泻型(IBS–D、便秘型(IBS–C)、混合型。

● 有下列表现不考虑 IBS：

◇ 体重减轻

◇ 发病年龄 >50 岁

◇ 夜间腹泻

◇ 有结直肠癌家族史或炎性肠病史

◇ 直肠出血、梗阻

◇ 血生化检查异常、粪便检出寄生虫

● 诊断前，可行结肠镜、腹盆腔 CT 及必要时小肠相关检查，除外器质性病变(缺血性肠病、憩室炎、结直肠癌、炎性肠病等)。

治疗

当影响生活质量时才考虑治疗，以缓解症状为主。

● 饮食调整：避免诱发症状或肠胀气食物，去乳糖、去麦胶饮食。

● 行为治疗：增加活动；生物反馈、催眠疗法、精神心理治疗。

● 补充膳食纤维，天然，如水溶性膳食纤维(维乐夫 5g，bid)或合成的膳食纤维。

- 抗肠道平滑肌痉挛药物,短期使用。
  - ◇ 选择性肠道平滑肌钙离子拮抗剂:匹维溴铵 50mg,tid,整片加水吞服,不要在卧位时或临睡前服用。
  - ◇ 奥替溴铵 40mg,bid~tid,青光眼,前列腺增生,幽门狭窄慎用。
- 治疗腹泻对 IBS-D 可能有效,如洛派丁胺。泻剂可用于 IBS-C,如利那洛肽。
- 抗抑郁药:三环类抗抑郁药与 SSRIs 类对 IBS-C 可能有效(用药见第 7 章抑郁和焦虑)。
- 5- 羟色胺受体阻滞药,如阿洛司琼,0.5mg,q12h × 4 周,酌情增至 1mg,q12h × 4 周,评估疗效差则停药;适用于其他药疗效差的严重 IBS-C 女性,青光眼,前列腺增生,幽门狭窄慎用。该药经肝药酶 CYP2C9、CYP3A4、CYP1A2 代谢,联合用药应注意。

灼口综合征(burning mouth syndrome,BMS)

定义

患者具有舌烧灼样疼痛、口腔有酸感、苦感、口干等症状,但检查并未发现口腔明显病变,2004 年国际头痛协会将这种病症确定命名灼口综合征,也称舌痛症、舌感觉异常、口腔不适症。国外资料人群中患病率为 3%~15%。

临床表现

- 舌烧灼感、舌火辣感、舌痛、舌麻、舌痒、舌涩等,以舌灼痛最常见并可扩展至舌根、上腭、牙龈、嘴唇内侧等口腔的任何部位。
- 口腔出现异味:口酸、口苦、咸味、甜味、金属味。
- 口腔和舌部干燥感。
- 症状反复,时轻时重,迁延数月或数年。
- 可产生焦虑、失眠等问题。

病因

发生的原因尚不清楚,口腔结构没有异常改变,为感觉的异常。可能与支配口腔的神经纤维传导信息发生异常或大脑对口腔传入信息作出了错误判断有关。可从病因分为原发性与继发性。

继发性灼口综合征

某些不良生活习惯、口腔疾病、药物或系统疾病出现灼口症状时，称为继发性灼口综合征，通过改变生活习惯、治疗基础病后口腔感觉异常症状会好转。

原发性灼口综合征

无明确的病因时称为原发性或特发性灼口综合征，多伴有情绪问题。多见于女性，常与情绪有关，并有如下特点：

- 好发于 40~60 岁围绝经期前后妇女。
- 症状轻重不一，早晨轻午后重。
- 压力、疲劳、过多说话、空闲休息时加重。
- 工作、注意力分散或熟睡时，减轻或消失。
- 不影响进食，进食可以缓解灼热症状。
- 反复出现，迁延数年，有时会自然好转。
- 个别患者会因情绪变化，出现严重的睡眠障碍，伴随有头痛、压抑、焦虑、易怒、失眠、恐惧等情况。

干预

继发性灼口综合征的干预

- 寻找和改变生活中可能坏习惯
  ◇ 爱吃辛辣食物、干硬食物。
  ◇ 挑食、偏食造成某些营养素缺乏等。
  ◇ 过度吸烟、大量饮酒。
  ◇ 反复伸舌、咬舌尖、磨牙不良习惯。
  ◇ 过度刷牙、使用较为刺激的牙膏、漱口水。
  ◇ 不爱饮水或过度饮用碳酸饮料。
  ◇ 长期咀嚼口香糖。
- 检查和治疗口腔问题
  ◇ 牙残冠、残根炎症；牙龈炎症。

◇ 口腔干燥,年龄原因口腔唾液分泌减少。

◇ 真菌感染如鹅口疮、扁平苔癣、地图样舌和沟纹舌等口腔炎症。

◇ 安装义齿、义齿后不适应、不耐受或局部刺激。

◇ 颞颌关节炎。

● 检查和治疗内科疾病

◇ 胃食管反流病。

◇ 糖尿病、甲状腺功能减退。

◇ 干燥综合征。

◇ 铁锌叶酸维生素 B 缺乏、贫血。

◇ 脑血管卒中,多发性硬化、带状疱疹后神经痛、三叉神经痛。

◇ 肺癌。

◇ 某些药物:高血压药、化疗药、抗焦虑抑郁药等。

原发性灼口综合征的干预

● 处理可能造成症状的继发因素(见继发性灼口综合征的干预)。

● 改变生活方式:避免食用刺激性的食物、少喝碳酸饮料;多饮水、多食可促进唾液分泌的水果和蔬菜,如苹果、梨等;适当运动、充足的睡眠等可减轻症状。

● 调整心态:消除负面情绪;培养兴趣爱好,分散注意力,减少过度关注。

● 认知疾病:了解灼口综合征并无癌变风险,也不会传染。半数 6~7 年内逐步改善,1/5 可自愈,以良好心态去适应症状。

● 药物治疗:治疗抑郁、焦虑;更年期症状明显时,可用药控制更年期症状。

● 中医治疗:中医辨证施治,逍遥丸,针灸治疗可缓解症状。

(刘晓红)

第 25 章

感 染 问 题

抗生素的使用原则

- 抗生素的使用需符合卫生部及相关单位的"抗生素管理规范"。
- 了解每种抗生素的规定使用权限以及使用适应证。
- 对于重症患者,在获得培养结果之前,尽早依据经验使用广谱抗生素。
- 依据培养和药敏的结果合理调整或降级经验性的抗生素治疗。
- 注意依据肾脏功能调整药物剂量,使抗生素的剂量达到最优并个体化。
- 对于适合的患者,将抗生素从静脉过渡到口服。

老年人感染的表现

- 30%~50% 的衰弱老年人,感染后可能不发热或发热不明显。
- 衰弱的老年人基础体温偏低,应以实际体温较基础体温升高为判断发热的标准(升高 1.1℃)。
- 其他不典型表现包括:进食减少、原有疾病加重(如心房颤动)、认知功能障碍。
- 认知能力受损的老年人不能清楚表述其症状,当出现功能状态的改变时有必要及时进行客观检查,如血常规、胸部 X 线等。

带状疱疹感染

定义

由水痘 – 带状疱疹病毒复发引起的急性皮肤感染性疾病,产生神经和皮肤的炎症,可出现水泡样皮疹及神经根疼痛。

疱疹后神经痛(postherpetic neuralgia,PHN)

带状疱疹引起的神经根疼痛在疱疹消失后仍然存在持续超过 1 个月。年龄越大,发生率越高,持续时间越长;60 岁以上患者发生率为 50%~65%,70 岁以上患者发生率达 75%;PHN 的症状可包括疼痛、感觉异常、感觉过敏,严重影响患者的生活质量,可造成失眠、焦虑、抑郁等情况。

临床表现

- 出疹前可有乏力、低热、食欲缺乏等前驱症状,前驱症状一般持续 1~3 天,也可无前驱症状而出疹。

- 出现沿特定神经节段分布的皮肤瘙痒或疼痛,注意疼痛有时可在皮疹之前出现,老年人有时会以胸痛、腹痛为主诉就诊,应注意鉴别诊断。

- 皮疹开始为红潮红斑,后出现粟粒至黄豆大小丘疹、色斑疹,集簇性分布不融合,后逐渐转为水疱及脓疱,14~21 天后结痂并消失;多发生于身体一侧,不超过中线;

- 并发症:疱疹后神经痛;如果累及三叉神经眼支,可形成溃疡性角膜炎,可导致视力下降或失明。

预防

美国 FDA 已批准 50 岁以上、没有相应禁忌证且具有正常免疫力的人群,可接种带状疱疹减毒疫苗(商品名 Zostavax),或重组亚单位佐剂疫苗(商品名 Shingrix)(ACIP 推荐,优于 Zostavax)。

药物治疗(表 25-1)

● 外用药物应针对皮疹类型选用,外用抗病毒药物无效。

● 早期开始抗病毒治疗(皮疹出现 3 天内)可以降低疾病的严重程度并缩短病程,可能减少疱疹后神经痛的风险、缩短疱疹后神经痛的病程。

● 疱疹后神经痛的止痛治疗可考虑针对神经痛的药物,如 GABA 衍生物等,较单纯止痛药物效果更好(详见第 30 章"神经系统疾病","痛性神经病的治疗"部分)。

● 外用利多卡因贴剂,目前推荐作为疱疹后神经痛的一线用药,可以降低痛觉过敏的严重程度,并可显著减少口服药物的使用。

表 25-1 带状疱疹的治疗

药物	剂型	用法	备注	不良反应
阿昔洛韦	250mg(针剂)	5~10mg/kg,q8h	肾功能不全需减量	头晕、头痛、消化道症状、白细胞下降、肝功不全慎用
	200mg/片	200~800mg,q4h~q12h		
伐昔洛韦	500mg/片	500mg,q8h(注:为国外推荐剂量)		
泛昔洛韦	125mg/片	250~500mg,q8h		

注:对于病情严重、眼部感染及不能口服药物的患者使用静脉药物

感染性心内膜炎(IE)

特殊考虑

● 老年人中发热和白细胞升高要低于年轻人(发热 55%vs 80%;白细胞升高 25%vs 60%)。由于瓣膜的退行性病变、钙化,使经胸超声心动图(TTE)的敏感性下降,TTE 阴性不能除外 IE;新的影像学检查,如放射标记白细胞的 SPECT(检出人工瓣膜周围炎症异常活跃)、心脏 CT(显示瓣周病变),有助于发现 IE 病变。

● 手术指征:严重的瓣膜功能不全、反复栓塞、严重的心力衰竭、心肌脓肿形成、真菌性心内膜炎、抗生素治疗失败、机械瓣 IE。

感染性心内膜炎的预防

需要进行预防的情况

● 人工心脏瓣膜。

● 既往感染性心内膜炎病史。

● 发绀型先天性心脏病,或先天性心脏病不完全修复术后。

● 使用人造物品或装置进行完全的先心病的修复术后(仅术后 6 个月内需要预防)。

需要预防的操作(仅适用于存在上述心脏问题的患者)

● 造成出血的口腔操作(包括根尖区、牙龈、黏膜穿孔的操作,如种植、根管治疗、洗牙等)。

● 新的指南,对于呼吸道、消化道、泌尿系、皮肤等的有创操作(如支气管镜、胃肠镜等)均不建议预防性使用抗生素,可根据患者健康状况,个体化考虑。

● 对于上述高风险人群,外科手术的围术期应考虑抗生素预防。

预防的方案(表 25-2)

表 25-2 感染性心内膜炎的预防方案

情况	方案(单剂术前 30~60 分钟)*
口服	阿莫西林 2g,po
不能经口服药	氨苄西林 2g 或头孢曲松 1g,iv 或 im
青霉素或氨苄西林过敏	克林霉素 600mg、阿奇霉素 500mg 或克拉霉素 500mg,po
青霉素或氨苄西林过敏且不能经口服药	头孢曲松 1g 或克林霉素 600mg,iv 或 im

* 对那些由已知金黄色葡萄球菌引起感染的患者采取有创呼吸道操作,感染的皮肤、皮肤组织、骨骼肌肉部位做手术,抗生素需要包括针对葡萄球菌的青霉素、头孢菌素或万古霉素

人工关节感染的预防

需要考虑预防的情况

• 所有进行过全关节置换(TJR)手术的患者(不包括使用钉、板、螺丝的骨科手术患者),无论何时手术,在进行口腔、眼科、骨科、血管、胃肠道、头颈、生殖道、泌尿道的手术或操作时,均需预防人工关节的感染。

• 额外的高风险状态:免疫缺陷状态,疾病/药物/放射相关的免疫抑制状态,炎症性关节病,营养不良,血友病,1 型糖尿病,恶性肿瘤,多病共存(同时合并有多种慢性疾病,以及肥胖、吸烟等)。

建议的预防方案

• 口腔操作(同预防心内膜炎的措施)。

• 其他手术、操作的抗生素预防,视手术部位的不同,判断可能的病原,来选取抗生素(表 25-3)。

表25-3 抗生素列表

药物种类名称	剂型	用法	注意事项	不良反应
β 内酰胺类青霉素				
阿莫西林	口服:0.5g 注射剂:0.5g	po:250mg~1g,q8h;im: 0.5~1g,q8h	肾功能严重损害患者需调整给药剂量,CrCl 为 10~30ml/min, 0.25~0.5g, q12h, CrCl<10ml/min, 0.25~0.5g, q24h	过敏反应
氨苄西林	注射剂:0.5g,1g,2g;口服:0.125g,0.25g	po:250~500mg,q6h;im:0.5~1g,q6h;iv:1~2g,q6h	CrCl<50ml/min, 需延长给药间隔	过敏反应
青霉素 G	注射剂:80 万 U,100万 U,160万 U,400万 U	im:每日 80 万~200 万 U,分 3~4 次;iv:每日 200 万~1 000 万 U,分 2~3 次	CrCl<50ml/min 需延长给药间隔	过敏反应、青霉素脑病
青霉素 V 钾	口服:250mg,500mg	po:125~500mg,q6~q8h	CrCl<10ml/min 需延长给药间隔至 q8h	过敏反应
抗假单胞菌的青霉素				
哌拉西林	注射剂:0.5g,1.0g,2.0g	iv:3~4g,q6~12h,每日不超过 24g	CrCl<40ml/min 时减量	过敏、注射局部疼痛静脉炎

续表

药物种类名称	剂型	用法	注意事项	不良反应
单酰胺环类抗生素				
氨曲南	注射剂:0.5g	iv/im:0.5~2g,q8~12h;每日最大8g	口服不吸收;CrCl<30ml/min减量	注射局部疼痛、静脉炎
碳青霉烯类抗生素				
厄他培南	注射剂:1.0g	iv:1.0g,qd	CrCl<30ml/min减量,静滴应大于30分钟	消化道反应、静脉炎、头疼、癫痫
亚胺培南/西司他丁	注射剂:亚胺培南500mg/西司他丁500mg	iv:0.5~1.0g,q6~12h	CrCl<70ml/min减量	胃肠道反应、假膜性肠炎、白细胞减少、癫痫
美罗培南	注射剂:0.5g	iv:0.5~1.0g,q8h	CrCl<50ml/min减量,延长给药间隔,与氨基糖苷类抗生素有协同作用	过敏、胃肠道反应、神经系统症状、出血

续表

药物种类名称	剂型	用法	注意事项	不良反应
青霉素/酶抑制剂				
阿莫西林/克拉维酸	口服:625mg(含阿莫西林500mg) 注射剂:1.2g(含阿莫西林1g)	po:625mg,q8h iv:1.2g,q8h	CrCl<30ml/min 延长给药间隔,q12h或qd	过敏
氨苄西林/舒巴坦	针剂:0.75g,1.5g(氨苄西林/舒巴坦:0.5/0.25g,1.0/0.5g)	im/iv:1.5~3.0g,q6~8h,舒巴坦每日最高不超过4g	CrCl<30ml/min 延长给药间隔	注射部位疼痛,过敏
抗假单胞菌的青霉素/酶抑制剂				
哌拉西林/他唑巴坦	注射剂:1.125g,2.25g,3.375g,4.5g(哌拉西林:他唑巴坦1:0.125)	iv:3.375g,q6h,4.5g,q8h	CrCl<40ml/min,减量,延长给药间隔	过敏反应,贫血,出血

续表

药物种类名称	剂型	用法	注意事项	不良反应
第一代头孢菌素				
头孢羟氨苄	口服:0.125g,0.25g	po:0.5~1.0g,q12h	CrCl<50 ml/min 减量,延长给药间隔	胃肠道反应
头孢唑林(先锋V号)	注射剂:0.2g,0.5g	im/iv:0.5~1.0g,q6~12h	CrCl<50ml/min 减量,延长给药间隔;原形从肾排出,对泌尿系感染效果好	与青霉素有交叉过敏反应,肾功能减退应用高剂量时可出现脑病
头孢氨苄(先锋IV号)	口服:0.125g,0.25g	po:0.25~0.5g,q6h,每日最高4g	CrCl<40ml/min 减量,可出现Coombs试验阳性	过敏,罕见溶血性贫血
头孢拉定(先锋VI号)	颗粒/胶囊/片:0.125g,0.25g,0.5g;针剂:0.5g,1.0g	po:0.25~0.5,q6h;im/iv:每日2~4g,分3~4次给药	对肾功能影响轻,CrCl<20ml/min 减量,延长给药间隔	胃肠道反应
第二代头孢菌素				
头孢克洛	胶囊/颗粒/片:0.125g,0.25g,0.5g	po:0.25,q8h,每日最高4g	CrCl<50ml/min 减量,宜空腹口服,coombs 试验可出现阳性	胃肠道反应

续表

药物种类名称	剂型	用法	注意事项	不良反应
头孢呋辛酯	口服:0.125g,0.25g 注射剂:0.5g	po:0.25~0.5g,q12h iv:0.5g,q12h	注射剂型:CrCl<20ml/min 减量或延长给药间隔	胃肠道反应
第三代头孢菌素				
头孢地尼	口服:50mg,100mg	po:300mg,q12h	CrCl<30ml/min 减量或延长给药间隔;避免与铁剂合用	过敏、胃肠道反应
头孢噻肟	注射剂:0.5g,1.0g,2.0g	iv:1~2g,q6~q12h	CrCl<20ml/min 减量;可 Coombs 试验阳性	过敏、白细胞减少、嗜酸细胞增多
头孢他啶	注射剂:0.5g,1.0g,2.0g	iv:1~2g,q8~12h	CrCl<50ml/min 减量;治疗期间及用药后一周内应避免使用含乙醇的药物;可 Coombs 试验阳性	胃肠道反应、头痛、眩晕
头孢曲松	注射剂:0.5g,1.0g,2.0g	im,iv:1~2g,qd,每日最高4g	体内不被代谢,40% 以原形自胆道和肠道排出,60% 自尿中排出;CrCl>5ml/min 每日剂量<2g,不需剂量调整;禁与含钙离子溶液同时输注	静脉炎、过敏、头痛头晕

续表

药物种类名称	剂型	用法	注意事项	不良反应
第三代头孢菌素/酶抑制剂				
头孢哌酮/舒巴坦	注射剂:0.75g,1.5g,2.25g,3.0g(头孢哌酮:舒巴坦2:1)	iv:1.5~3.0g,q12h,舒巴坦每日最高4g	CrCl<30ml/min 减量;主要经胆汁排泄,严重肝功能损害或有胆道梗阻者,尿中排泄量可达90%;肝肾功能损害者应酌情减量,监测血药浓度;用药期间不宜饮酒及服用含酒精的药物	过敏,胃肠道反应,嗜酸细胞升高,维生素K减少,出血
第四代头孢菌素				
头孢吡肟	注射剂:0.5g,1.0g	im/iv:1~2g,q8~12h	CrCl<60ml/min,延长给药间隔,调整药物剂量,肝功能不全、营养不良,长时间用药,应注意出血风险	腹泻,头痛,皮疹,胃肠道症状
氨基糖苷类抗生素				
阿米卡星	注射剂:0.1g,0.2g(10万U,20万U)	im/iv:7.5mg/kg,q12h;或5mg/kg,q8h;每日不超过1.5g	不可静脉推注,建议监测血药浓度;CrCl<60ml/min,延长给药间隔,调整药物剂量	耳毒性,肾毒性;胃肠道症状;过敏

续表

药物神类名称	剂型	用法	注意事项	不良反应
庆大霉素 注:注射剂不建议老年人使用	滴眼剂:8ml(4万U)	滴眼	不能与其他滴眼剂同时使用,不宜长期联合使用	水肿、中毒性结膜炎、过敏、轻微刺激感
			吸入:国外仅在全身用药的基础上用于囊性纤维化和支气管扩张;采用针剂吸入可引起过敏,细菌耐药等,且药典中无吸入用法,故不建议吸入使用	
链霉素 注:老年人慎用,目前多用于抗结核治疗	针剂:0.75g,1.0g,2.0g(75万U,100万U,200万U)	im:0.5~1g,q12h;或0.75g,qd	建议监测血药浓度;CrCl<90ml/min,延长给药间隔并调整药物剂量	耳毒性、肾毒性;与神经肌肉阻断药合用,可加重神经肌肉阻滞作用
妥布霉素	针剂:不建议老年人使用			
	滴眼剂:0.3%(8ml:24mg)	滴眼:轻度感染:1~2滴,q4h;重度感染:2滴,q1h	可少量吸收入血液循环,如同时全身使用氨基糖苷类抗生素,则应监测本药及氨基糖苷类抗生素的血药浓度	局部反应、过敏
	眼膏:0.3%	涂眼:轻度感染:2~3次/日;重度感染1次/3~4h次		

续表

药物种类名称	剂型	用法	注意事项	不良反应
大环内酯类抗生素				
阿奇霉素	口服:0.25g	po:0.5g首剂,然后0.250g,qd×5天;或0.5g,qd×3天	饭前1小时或饭后2小时服用,CrCl<10ml/min慎用	胃肠道反应,厌食,味觉异常,潜在致死性心律失常风险
	注射剂:0.25g,0.5g	iv:0.5g,qd	CrCl<10ml/min慎用;不可静脉推注或肌内注射;药物浓度为1mg/ml时滴注时间应为3小时,药物浓度为2mg/ml时滴注时间应为1小时;药物终浓度不可大于2mg/ml	
克拉霉素	口服:0.125g,0.25g,0.5g	po:0.25~0.5g,q12h	CrCl<30ml/min减少给药剂量	胃肠道反应,味觉改变,Bun升高,Q-T间期延长

续表

药物种类名称	剂型	用法	注意事项	不良反应
红霉素	口服:0.125g、0.25g	po:每日 1~2g,分 3~4 次,口服	可促进胃肠运动和胆囊排空;一般不用葡萄糖配制;除非严重肾功能不全,一般不减量;肝病患者应减量	胃肠道反应
	注射剂:0.25g	iv:0.5~1g,q8~12h		胃肠道反应、静脉炎
	软膏:1%	皮肤外用	避免接触眼、口腔、鼻黏膜	过敏反应、局部刺激
	眼膏:0.5%	涂眼,每日 2~3 次	避免接触口腔、鼻黏膜;可用于外阴感染	过敏、局部刺激
喹诺酮类抗生素				
环丙沙星	片剂:0.25g、0.5g	po:0.25~0.75g,q12h	每日尿量应在 1200ml 以上,iv 输入时间应在 1 小时以上;CrCl<30ml/min,调整药物剂量	胃肠道反应、神经系统症状、过敏
	注射剂:0.2g、0.4g	iv:0.1~0.4g,q12h		

续表

药物种类名称	剂型	用法	注意事项	不良反应
左氧氟沙星	口服：0.1g、0.5g	po：0.1~0.2g，q12h，或 0.5g，qd	老年人应减量；用药期间宜多饮水；肝功能不全，CrCl<50ml/min 应减量	胃肠道反应、中枢神经系统、过敏
	注射剂：0.2g、0.5g	iv：0.1~0.2g，q12h，或 0.5g，qd		
	滴眼液：0.3%~0.5%	滴眼：每日 4~8 次，每次 1~2 滴	仅用于滴眼	暂时视力下降、眼痛、咽炎
莫西沙星	片剂：400mg	po：400mg，qd	不受饮食影响；老年人、肝肾功能不全不需调整剂量，静滴速度不可过快，400mg/250ml 应大于 90 分钟	可诱发癫痫、QT 间期延长、胃肠道反应
	针剂：400mg	iv：400mg，qd		
诺氟沙星	口服：100mg	po：200~400mg，q8~12h	口服宜空腹服用，宜多饮水；重症肌无力加重；CrCl<30ml/min 应减量	胃肠道反应、神经系统反应、过敏、诱发癫痫、肝功能损害

续表

药物种类名称	剂型	用法	注意事项	不良反应
四环素类抗生素				
多西环素	片剂:0.1g	po:0.1g,q12h	对立克次体、衣原体、支原体、非典型分枝杆菌、螺旋体等均有效;肝肾功能不全慎用	消化道反应,可致良性颅内压升高
米诺环素	片剂:0.1g	po:0.2g首剂,0.1g,q12h	对非典型病原体有效;对皮肤疖肿、痤疮有效;抑酸药可减少药物吸收,避免同时服用;与金属离子同服可形成络合物,影响吸收;肾功能不全慎用	消化道反应;影响牙、骨发育;眩晕、耳鸣等;颅内压升高
甘氨酰环素类抗生素				
替加环素	针剂:50mg	iv:100mg首剂,50mg,q12h	超广谱抗生素,推荐用于复杂的皮肤软组织感染及腹腔感染;肾功衰竭不需减量;肝功不全,维持剂量减为25mg,q12h	恶心、呕吐

续表

药物种类名称	剂型	用法	注意事项	不良反应
其他抗生素				
氯霉素	注:针剂及口服剂型不建议老年人使用		老年患者慎用;因骨髓抑制,多限制于伤寒、副伤寒和立克次体病等敏感菌所致的严重感染,或其他药物疗效较差的脑膜炎;避免重复疗程使用,监测血象,肝肾功能不全禁用;可引起尿糖假阳性(硫酸铜法)	骨髓抑制,再生障碍性贫血,溶血性贫血(见于先天性葡萄糖-6-磷酸脱氢酶不足的患者)
	滴眼液	滴眼:1~2滴,每日3~5次	与林可霉素或红霉素类等大环内酯类抗生素合用可发生拮抗作用,因此不宜联合应用	大剂量长期使用可引起视神经炎或视神经乳头炎
克林霉素	注射剂:600mg	iv/im:0.6~1.8g/d,分2~3次给药,每日不超过3.6g	针对革兰阳性菌及厌氧菌;轻中度肾功能减退,不改变剂量;老年人警惕假膜性肠炎;肌内注射1次不超过0.6g,滴注时药物浓度应小于6mg/ml,通常每分钟不超过20mg	胃肠道反应,皮疹,肝功异常

续表

药物种类名称	剂型	用法	注意事项	不良反应
复方磺胺甲噁唑	口服:磺胺甲噁唑(SMZ)400mg+甲氧苄啶(TMP)80mg	po:SMZ 800mg/TMP 160mg,q12h	对呋塞米、噻嗪类利尿药、磺脲类、碳酸酐酶抑制过敏的患者,对磺胺药亦可过敏;老年人慎用,重度肝肾功能减退者禁用	过敏反应、药疹;甲状腺功能减退;肾脏损害
利奈唑胺	口服:600mg	po:600mg,q12h	肾功能不全不需调整剂量;监测血象,注意有无视觉变化;同时使用5-羟色胺类药物警惕"5-羟色胺综合征";高血压未控制的患者慎用	腹泻、头痛、胃肠道反应、骨髓抑制、视神经病、周围神经病
	注射剂:600mg	iv:600mg,q12h		
甲硝唑	口服:0.2g	po:0.2~0.6g,q8h	主要抗厌氧菌及抗原虫;可使尿液呈深红色;可抑制酒精代谢,服用期间禁止饮酒;可引起血栓性静脉炎,避免静脉推注;肝功能不全需减量;肾功能不全需延长给药间隔	胃肠道反应、神经反应、白细胞减少
	注射剂:0.5g(甲硝唑磷酸二钠为0.915g相当于0.5g甲硝唑)	iv:0.5g,q8~12h		

续表

药物种类名称	剂型	用法	注意事项	不良反应
替硝唑	口服:0.5g	po:1g,qd,首剂加倍	主要抗厌氧菌及抗原虫;可使尿液呈深红色;可抑制酒精代谢,服用期间禁止饮酒;肝功能不全患者需适当减量	胃肠道反应,神经反应,中性粒细胞减少
替考拉宁	注射剂:200mg	iv/im:首剂400mg,200mg,qd;重度感染:400mg,q12h×3天,后400mg,qd	针对革兰阳性菌及厌氧菌;肾功能不全:开始3天剂量不变,第4天CrCl<60ml/min,剂量减半或隔日使用,CrCl<40ml/min,剂量减为1/3或3天1次	局部反应,过敏,肝肾功能损害
万古霉素	注射剂:0.5g	iv:每日2g,分2~4次;po:仅用于假膜性肠炎,0.125~0.5g,q6h	不可肌内注射;静滴0.5g至少60分钟以上,剂量及给药间隔需根据肾功能进行调整,长期用药过程需进行血药浓度监测;口服产生耐药肠球菌	红人综合征,血栓性静脉炎,肾毒性,耳毒性

续表

药物种类名称	剂型	用法	注意事项	不良反应
抗真菌药物				
两性霉素				
两性霉素 B	注射剂:25mg	建议咨询专科,使用静脉泵泵入 iv:试验剂量 1mg 在 30 分钟内输注,如耐受良好,则从 1~5mg 或按体重每次 0.02~0.1mg/kg 开始给药,根据患者耐受情况每日或隔日增加 5mg,增加至每次 0.5~0.7mg/kg 时可暂停增加剂量,每日最高 1mg/kg;每次使用时间应在 6 小时以上	避光,肾功能不全者慎用;如治疗中断超过 1 周需重新滴定剂量;可先使用解热镇痛药,或同时予小剂量激素以减少不良反应,监测血象、肝肾功、心电图等情况	恶心、发热、寒战、头痛、血栓性静脉炎、肾毒性、白细胞减少

续表

药物种类名称	剂型	用法	注意事项	不良反应
两性霉素 B 脂质体	注射剂:50mg,100mg	建议咨询专科 iv:试验剂量 1mg,30 分钟内输注,如耐受好,从每日 0.1mg/kg 开始,每日增加 0.25~0.5mg/kg,至每日 1~3mg/kg,浓度不超过 0.15mg/ml;每次使用时间在 6 小时以上	避光,肝肾功能不全慎用;监测血象,肝肾功,电解质等情况	发热、寒战、头痛、恶心,肝肾毒性,血液系统毒性
唑类				
氟康唑	口服:50mg,150mg 注射剂:50ml/100mg,100ml/200mg	po:50~400mg,qd iv:50~400mg,qd;血 行 感 染 可 400mg 首 剂,200~400mg,qd	CrCL<50ml/min 剂量减半,或每 48 小时用药一次;心律失常患者慎用	消化道反应、过敏反应,肝肾毒性
制霉菌素	口服:50 万单位 / 片 (0.5g)	很少老年人口服;与甘油混合,外用于口腔念珠菌感染 (1g+ 甘油 10~20ml)		

续表

药物种类名称	剂型	用法	注意事项	不良反应
伊曲康唑	口服:0.1g;口服液:150ml/1.5g	po:0.1~0.2g,qd	口服剂型餐后马上服用生物利用度高;胃酸减少抑制吸收	皮疹,消化道反应,心力衰竭,水肿,肝毒性,神经病变,听力丧失
	针剂:25ml/0.25g	iv:200mg,q12h×2d,然后200mg,qd	肝功能不全,心力衰竭者慎用(合并使用钙离子通道阻滞剂时心力衰竭风险高);CrCl<30ml/min 禁用;轻度肾功能不全应监测肾功,建议监测血药浓度	
	注射剂:200mg	iv:负荷量:6mg/kg,q12h×1天,后3~4mg/kg,q12h		
棘白菌素				
卡泊芬净	针剂:50mg,70mg	iv:70mg首剂,然后50~70mg,qd	输液时间大于1小时;老年人及肾功能不全不需调整剂量;中度肝功能不全(Child-Pugh评分7~9)维持剂量需减半	发热、恶心、皮肤潮红、肝脏损害

续表

药物种类名称	剂型	用法	注意事项	不良反应
米卡芬净	针剂:50mg	iv:曲霉菌 50~150mg/d;念珠菌 50mg/d;根据感染严重程度可上调剂量,最高剂量 300mg/d [体重 50kg 以下者,不超过 6mg/(kg·d)]	75mg 以上,输注时间不小于 1 小时;75mg 以下,输注时间不小于 30 分钟;输液时间长(>6 小时)应避光;主要代谢物经类排泄,肝功能不全慎用	粒细胞减少,过敏,肝功能异常,肌酐上升,静脉炎,低镁血症,消化道反应

(朱鸣雷)

注:CrCl(肌酐清除率,ml/min)低于列出的数值,则需要调整药物剂量或用药频率,具体应参阅药物说明书

第 26 章

血液系统疾病

贫血(anemia)

定义

- 循环血单位容积内血红蛋白(Hb)的浓度、红细胞计数或血细胞比容(HCT)低于相同年龄、性别和地区的正常值。

- 我国老年人标准,血红蛋白在男性中 <12g/dl,HCT<40%,在女性中 <11g/dl,HCT<37% 诊断为贫血。

分类

红细胞生成减少性贫血

- 造血干细胞异常所致的贫血:包括再生障碍性贫血、骨髓异常增生综合征、髓外肿瘤骨髓转移等。

- 造血调节异常所致的贫血:包括骨髓纤维化、免疫相关的全血细胞减少症等。以及造血调节因子水平异常所致的贫血:如慢性肾功能不全,垂体或甲状腺功能低下,肝病等使红细胞生成素(EPO)产生不足而致贫血,包括慢性病性贫血(表 26-1)。

- 造血原料不足或利用障碍所致的贫血:如缺铁性贫血、巨幼细胞贫血,慢性病性贫血可合并有铁利用障碍。

表 26-1　慢性病性贫血与缺铁性贫血的鉴别

贫血类型	血清铁 µg/dl	总铁结合力 µg/dl	转铁蛋白饱和度 %	铁蛋白 µg/L	转铁蛋白受体 µg/L	骨髓铁
参考值范围	50~150	300~360	25~50	男性100，女性30	4~9	
缺铁性贫血	<50	>360	<15	<14	↑	内外铁均缺如
慢性病性贫血	<100	<360	16~30	>60	正常或↓	外铁↑↑

红细胞破坏过多所致贫血

即溶血,可分为血管内和血管外溶血,在老年人中与感染、自身免疫病、脾功能亢进以及微血管病性溶血等均可能相关。

失血性贫血

根据失血病因可分为出凝血性疾病,如免疫性血小板减少性紫癜、严重肝病等;非出凝血性疾病,如外伤、肿瘤、结核、溃疡等。

表现

贫血的临床表现与贫血病因,血液携氧能力下降程度,血容量下降程度,贫血发生的速度和血液、循环、呼吸等系统对贫血的代偿和耐受能力等有关。主要临床表现包括:

● 皮肤黏膜:可表现为皮肤、黏膜苍白;缺铁性贫血时还可以有皮肤粗糙、反甲、匙状指、毛发干枯、舌炎、口角炎等。

● 神经系统:头痛、眩晕、失眠、耳鸣、记忆力减退、注意力不集中等脑组织缺氧表现;并发末梢神经炎时可有肢端麻木。

- 循环和呼吸系统:胸闷、气短、心悸、体位性低血压等,以及活动耐量明显下降。冠心病患者可能因为贫血而发生心肌相对缺血,引起心绞痛症状或心肌酶升高。
- 消化系统:消化不良,腹胀、食欲减退等。
- 其他:长期贫血还可以使内分泌系统、泌尿系统、免疫系统等发生改变,并往往与贫血的病因相关。

老年人贫血的临床特点

- 对贫血耐受能力和应激能力减低。
- 继发于其他疾病多见;高血压、糖尿病高发,使肾病相关的贫血多见;免疫相关的贫血多见。
- 高龄老人的贫血原因可能不明,症状不典型,容易漏诊和误诊。

贫血的评估

- 对于 Hb<12g/dl 或 Hb 一年下降 1g/dl 以上的老年患者应进行评估;需要检测叶酸,维生素 B_{12} 以及铁的水平;检测网织红细胞计数以及网织红细胞指数。
- 血清叶酸水平受膳食影响大,红细胞叶酸测定更为可靠。
- 完善病史记录、体格检查以及肝肾功能等实验室检查;评估消化系统以及泌尿生殖系统是否有铁的丢失;检测白细胞总数以及外周血涂片,明确可能的原因。必要时行骨髓涂片以及活检检测。
- 检测 EPO 水平。
- 进行免疫相关以及溶血性贫血相关的检查,警惕肿瘤。

处理

- 再生障碍性贫血以及骨髓增生异常综合征、阵发性睡眠性血红蛋白尿等引起的贫血,需要在血液专科医生的指导下进行密切随诊和治疗。

● 输注红细胞纠正贫血,应根据患者整体情况,有无不耐受贫血的症状,有无脏器供血不足,患者本人意愿等决定;应避免单纯根据血红蛋白数值来决定是否需要输血。

● 急性失血、髋部骨折、心脏病、心脏手术、ICU 的老年患者,血红蛋白在 7~8g/dl,如无缺血症状,可不输血。

缺铁性贫血

1 袋红细胞悬液(2 个单位)能补充 500mg 铁。

● 补铁治疗

◇ 根据 Hb 水平估计补铁治疗的剂量(表 26-2)。

◇ 选择口服补铁制剂(口服铁剂仅能吸收 10%)。

◇ 决定剂量和频率。

◇ 空腹口服吸收效果最好,抑酸药物会影响铁剂的吸收。

◇ 在达到每个 5 000mg 的累积剂量后检测 Hb 和铁蛋白水平。

◇ 通常治疗 7~10 天后网织红细胞开始增多。补铁治疗后贫血无好转,提示依从性差、吸收不良或持续出血。

◇ 胃肠反应重或经胃肠不能吸收,或需要快速补铁的时候可以选择静脉或肌内注射补铁治疗。如硫酸亚铁静脉注射或滴注等,要监测药物相关的不良反应。

◇ 常用药物:多糖铁复合胶囊(每日一次,胃肠道反应较轻)、复方缓释硫酸亚铁和琥珀酸亚铁等。

表 26-2 根据 Hb 水平估计补铁治疗的剂量

Hb(g/dl)	补充元素铁总剂量(mg)
>11	5 000
9~11	10 000
<9	15 000

注:元素铁剂量≠药物剂量,需注意说明书中注明的元素铁剂量

- **老年人口服铁剂注意**
  ◇ 铁剂可引起肠道蠕动减慢、引起便秘,应及时干预。
  ◇ 部分患者胃肠道反应较重,可在吃饭时或饭后服用。
  ◇ 大便颜色变黑,可掩盖消化道出血的症状。
  ◇ 老年人用药多,应注意与其他药物之间的相互作用。
- **补充维生素 B$_{12}$、叶酸**
  ◇ 维生素 B$_{12}$ 可以 1 000μg,每日肌内注射,连续 5 天,然后每周一次,连续 4 周,叶酸可以 1mg/d,po,1~4 个月或直到血象完全恢复。
- **促红细胞生成素**
  ◇ 慢性肾病或化疗的患者可以使用 EPO 治疗,在慢性肾病中常规剂量为 50~150U/kg,SC,q2~4 周;化疗患者 40 000~60 000U/ 周,4~6 周;根据反应调整剂量,Hb 目标为 11~12g/dl。
  ◇ 患有恶性肿瘤或卒中病史的患者应慎用 EPO。
  ◇ 肾功能不全患者常需要同时补充铁剂。

血栓性疾病

定义

- 血栓形成是指血管内形成血凝块的过程。如血栓形成超过了清除血栓的纤溶机制,血栓堵塞管腔则称为血栓性疾病。

病因

- 血管壁受损:机械、感染、化学、免疫、代谢等因素引起血管内皮细胞损伤,启动促进血栓形成的机制。
- 增龄可能伴随着血液的高凝状态。
- 存在合并疾病以及血液流变学变化的老年人血栓形成风险也会增加,如肺心病、冠心病、脑梗、糖尿病、高脂血症、肿瘤、高血压、肥胖者、脱水等。

临床表现

临床表现取决于血栓的大小、堵塞的部位以及受累脏器的种类。

● 动脉血栓可表现为血压升高、充血性心力衰竭、血尿、少尿或无尿、肢端苍白或发绀、远端动脉搏动减弱或消失,导致受累脏器或肢体受损或坏死。

● 肢体深静脉血栓可引起血栓远端肿胀、疼痛、患肢无力;并可能由于血栓脱落继发肺栓塞等;远期可以引起栓塞后综合征,深静脉功能不全引起浅静脉高压,造成患肢水肿、静脉炎和溃疡形成。

评估与诊断

● 可通过血管造影、多普勒超声、CT 或 MRI 等方法确定血栓形成的部位。

● 通过实验室检查确定高凝状态的指标,包括检测血小板数量、黏附、聚集、释放、促凝功能等;凝血指标如凝血时间,PT,APTT,凝血因子活性等;抗凝血指标如 AT- Ⅲ,蛋白 C、蛋白 S 等;反映纤溶系统的指标如纤溶酶原及纤溶酶活性测定、纤溶酶降解产物测定等;血液流变学指标;血栓弹力图等。

● D 二聚体(D-dimer)检查阴性,对于排除血栓性疾病具有价值;但阳性可见于外伤、手术、感染等情况,特异性不高。

预防

预防远胜于治疗,包括戒烟、减肥、低脂饮食、适当体育活动,避免心情剧烈波动等。

治疗

● 抗血栓药物治疗包括使用抗血小板药物(阿司匹林、氯吡格雷、抗血小板膜糖蛋白的单克隆抗体)、抗凝药物(肝素、华法林)、溶栓药等。

● 新型口服抗凝药(Ⅹ a 因子抑制剂,阿哌沙班、利伐沙班等)已广泛应用于抗凝治疗和预防。

● 上述药物品均会增加出血风险,因此使用时必须密切监测、适当减量,并要注意药物的相互作用。

华法林

● 半衰期为 31~51 小时;固定剂量使用 5~7 天后才能达到稳定状态,与很多药物有相互作用,要经常监测国际标准化值(INR)的水平。无活动性出血或严重出血风险方可使用。华法林抗凝适应证如表 26-3 所示。

表 26-3　华法林抗凝适应证
(在没有活动性出血或严重出血风险时)

疾病或情况	目标 INR	治疗疗程
髋部骨折、腹部大手术、外科手术等	2. 0~3.0	1 个月左右
膝关节大手术	2. 0~3.0	至少 10 天
肺栓塞及深静脉血栓急性期	2. 0~3.0	至少 3~6 个月
心房颤动	1. 6~2.5	不定
预防来自心脏的动脉血栓	2. 0~3.0	至少 1 个月

● 外科手术:如 INR 在 2.0~3.0 之间,手术前停用 4 次华法林;如 INR>3.0 则需停药更长时间。如患者有再发血栓栓塞疾病的风险或有机械心脏瓣膜,停用华法林时,应给予治疗剂量的普通肝素或低分子肝素过渡。

● 心房颤动的抗凝治疗(详见第 22 章“心血管疾病”,“心房颤动”部分)

● 华法林过量的处理

⋄ INR ≥ 3.5 且 <5.0,如果无明显出血,可暂停 1 次华法林或减量。

⋄ 如果 INR ≥ 5.0 且 <9.0,但无明显出血,则暂停 1~2 次华法林之后减量重新开始治疗;或者暂停一次华法林并服用维生素 K 1~2.5mg。

⋄ 另一种情况是不管 INR 在什么水平,只要有严重出血,就可以立即停用华法林,静脉缓慢输注维生素 K 10mg,并根据紧急程度补充新鲜冷冻血浆(FFP)、凝血酶复合物浓缩物(PCC)或重组Ⅶ因子(rVIIa)凝血酶复合物浓缩物等,并且每 6 小时监测 1 次 INR;若病情需要可每 12 小时重复使用维生素 K。

阿司匹林和氯吡格雷

● 广泛用于脑血管病、缺血性心脏病、糖尿病伴血管病变、周围血管病变、高脂血症、高血压以及微血栓形成性疾病等。

● 有严重肝肾功能不全、出血倾向或出血疾病史的患者慎用。

● 老年人中容易出现非甾体消炎药相关的胃肠道黏膜损伤,注意粪便颜色,定期查粪隐血,对于有溃疡病史或消化道出血史的患者,可以适当加用抑酸药或胃黏膜保护剂。

● 氯吡格雷主要用于冠脉急性事件和介入治疗后的患者,以及不耐受阿司匹林但需要抗血小板治疗的患者。放置支架后(如冠脉支架以及其他动脉血管的支架)常规双联抗血小板 1 年,新型可降解生物支架,双联抗血小板时间为 6 个月。

● 老年人在多药合用时其他药物可能会降低抗血小板药物的效果。

肝素

● 适应证为凝血活性增强或抗凝活性减弱而导致的血栓形成性疾病。可以用于深静脉血栓,肺栓塞,急性心肌梗死,弥漫性血管内凝血,急性动静脉血栓形成、血液透析、心导管检查等。

● 用药过程中需要监测 APTT,以不超过正常对照值的 1.5~2 倍为佳。

● 要注意肝素 – 血小板减少 – 血栓形成综合征(肝素诱导的血小板减少征,HIT)。

● 由肝素过渡至华法林时要注意双药重叠,如,对于深静脉血栓或肺栓塞,肝素或类似物应至少使用 5 天,而后 3 天需要重叠使用华法林以达到治疗性的 INR 值。

外科患者的抗凝

● 所有 >60 岁的外科手术患者,均有术后深静脉血栓(DVT)的高危因素,可预防性使用抗凝药物(低危情况也可不用抗凝治疗,见表 26–4)。

● 一般手术可以使用普通肝素(UFH)5 000U 皮下注射(术前 2 小时或术后 q12h)。

● 髋关节置换术(THA)可以在术前 12 小时使用低分子肝素(LMWH)2 500~5 000U(以达肝素,法安明为例)皮下注射,术后按照 q24h 的频率予 5 000U 皮下注射。

● 腹部手术在术前 12 小时、术后 12~24 小时分别低分子肝素 2 500~5 000U 皮下注射等。

● 低分子肝素更常用,大多数患者不需要实验室监测,但是对于肾功能损伤的患者应减少低分子肝素的用量。

深静脉血栓 / 肺栓塞的预防、诊断和治疗

预防

● 大部分 >60 岁的住院患者是发生 DVT 的高危人群,应该接受预防治疗(表 26–4)。

表 26-4 住院患者 DVT 预防方案

DVT/PE 风险	内外科情况	预防血栓的方案
低危	健康或可活动的患者行外科小手术 腹腔镜妇科手术 经尿道或其他低危的泌尿系统手术 脊柱手术 膝关节镜	术后尽早活动/早期被动活动/气泵按摩
中危	大部分一般的手术 大血管手术 胸部手术 开放的妇科或泌尿外科手术 因心力衰竭或严重的呼吸系统疾病住院的内外科患者 进展期癌症卧床的患者,之前有DVT/PE史,脓毒血症,活动性神经疾病,或炎症性肠病	磺达肝癸钠,LMWH或UFH
高危	全髋、全膝关节置换术 髋关节骨折手术 外伤 脊髓损伤	磺达肝癸钠,LMWH或华法林/新型口服抗凝药

DVT 诊断

确定风险因素

- 下列各项如同时满足 3 项或更多,则为高风险
  ◇ 进展中的癌症。

◇ 麻痹、轻瘫或下肢石膏固定。

◇ 卧床 3 天或在过去的 12 周内有大手术。

◇ 局部触痛并沿深静脉系统分布。

◇ 整条腿水肿。

◇ 腓肠肌水肿,直径与对侧相比 ≥ 3cm。

◇ 有症状的腿上有水肿斑。

◇ 表浅静脉侧支循环形成。

◇ 之前有 DVT 史。

● 进一步检查

◇ 少于 3 个风险因素:如果 D-dimer 是阴性的,可以除外 DVT;如果 D-dimer 是阳性的,行超声多普勒检查明确诊断。

◇ 多于或等于 3 个风险因素:行超声多普勒检查;如果是阴性的,再查 D-dimer。如果 D-dimer 是阴性的,可以除外 DVT;如果 D-dimer 是阳性的,7 天内重复超声多普勒检查。

PE 的诊断

● 有下列任何一项(经典的 "三联征" 为呼吸困难、胸痛和咯血,仅见于 ≤ 20% 的病例中)都要疑诊 PE。

◇ 胸痛

◇ 咯血

◇ 低血压

◇ 低氧血症

◇ 气短

◇ 晕厥

◇ 心动过速

● 使用临床决策原则(表 26-5)计算临床诊断 PE 的可能性,总分 ≤ 4 分临床诊断 PE 的可能性不大;总分 >4 分临床诊断 PE 的可能性大。

表 26-5 PE 的临床决策原则（Wells 肺栓塞评分）

变量	分值
有 DVT 的临床症状和体征（腿部轻微水肿和深静脉区触痛）	3
PE 比其他诊断的可能性更大	3
心率 >100 次/min	1.5
制动（>3 天）或之前 4 周内有手术史	1.5
有 PE 或 DVT 史	1.5
咯血	1
恶性肿瘤（正接受治疗，在最近 6 个月内治疗过，或姑息治疗者）	1
总计	

治疗

● 在大多数患者中 LMWH 或磺达肝癸钠优于普通肝素（UFH），因为出血风险和死亡率低。当 CrCl<30ml/min 时减量使用（注：那屈肝素在 CrCl<30ml/min 时是禁用的；磺达肝癸钠 CrCl<20ml/min 禁用）。

● 如果计划用华法林长期抗凝，可与急性抗凝治疗同时开始。特定的情况可能需要两种药物重叠使用（如对于 DVT 或 PE，肝素或类似物应至少使用 5 天，包括重叠使用 1~3 天华法林并达到治疗性的 INR 值）。

● 急性大面积 PE（≥ 2 个肺叶动脉或血管造影上等同的面积上出现充盈缺损）伴有低血压，严重低氧血症，或在超声心动图上有肺动脉高压应该在发作后 48 小时内进行溶栓治疗，非大面积的 PE 可以放宽至 2 周以内。

意义未明的单克隆免疫球蛋白血症 (monoclonal gammopathy of undetermined significance, MGUS)

定义

血清单克隆免疫球蛋白浓度 <3g/dl，没有靶器官

的损害(无溶骨性表现、贫血、高钙血症或肾功能不全),发病率随年龄而增加,80 岁以上老年人约 6%。

评估

血常规、血钙、血肌酐、血清蛋白电泳、免疫固定电泳、血清轻链。

干预

以观察随访为主。

每年有 0.4%~1% 进展至多发性骨髓瘤,风险因素包括:单克隆球蛋白 ≥ 1.5g/dl,血清游离轻链比例相差过高(κ∶λ <0.26 或 >1.25),IgM 型的单克隆蛋白。

- 如果为 IgM 型的单克隆蛋白,可行腹部 CT 除外淋巴增殖性疾病。

- 如初始单克隆蛋白 <1.5g/dl,且无其他风险因素,可半年后复查,如稳定,可根据新发的症状、查体体征等决定是否复查。

- 如初始单克隆蛋白 >1.5g/dl,建议行骨穿和骨骼方面检查,如无异常,可 6 个月以后复查,此后每年复查一次。

- 会增加椎体骨折的风险,注意治疗骨质疏松,双膦酸盐可改善骨代谢指标。

多发骨髓瘤(multiple myeloma,MM)

定义

多发骨髓瘤是不能治愈的单克隆 B 细胞性恶性疾病。

临床表现

MM 大多起病缓慢。

无症状期(冒烟型骨髓瘤)

骨髓浆细胞增多大于 10%(<60%),和(或)血清单克隆蛋白 ≥ 3g/dl;无靶器官损害。

有症状期

上述表现加上终末器官损害的证据,高钙血症、溶骨性病灶、肾衰竭、贫血或反复感染以及高黏滞综合征、淀粉样变性、高尿酸血症神经系统损害等。

评估

诊断包括:冒烟型骨髓瘤、有症状的多发骨髓瘤、孤立性浆细胞瘤、不分泌型骨髓瘤、华氏巨球蛋白血症等,建议血液科协助诊断及后续治疗。

治疗与预后

● 治疗有症状的患者。

◇ 首先明确干细胞移植的可行性,但 60 岁以上老年人基本不考虑干细胞移植。

◇ 口服烷化剂药物和泼尼松,例如左旋苯丙氨酸氮芥(美法仑)+ 泼尼松;衰弱的老年患者可考虑使用沙利度胺或来那度胺(lenalidomide)加地塞米松,需根据肾脏功能调整剂量。

● 晚期患者行支持治疗。

◇ 如果有溶骨性病灶用唑来膦酸盐减少骨破坏;用 EPO 治疗贫血(治疗目标 HB 12g/dl);预防血栓形成。

◇ 每月静脉使用免疫球蛋白治疗反复的细菌感染和低球蛋白血症;使用肺炎球菌疫苗,不使用水痘疫苗等活菌疫苗。

◇ 对某些有症状的骨病变行放射治疗、椎体成形术或后突成形术。

◇ 保持水化,每天至少 2L 水,肾功能不全的患者避免使用 NSAIDs 类药物和造影剂。

◇ 充分止痛。

● 老年患者要注意药物不良反应(如阿霉素心脏毒性大),慎用沙利度胺等引起便秘和精神抑郁等的药品。

● 老年人需加强支持治疗,包括保护肾功能,及时处理高钙危象、高尿酸血症、高黏滞血症;积极改善贫血;预防各种感染;适当使用双磷酸盐等。

- MM 是一种进展型疾病,中位生存期为 3 年左右。高龄、血白蛋白低、失能常预示预后不佳。

(谢海雁 朱鸣雷)

参考文献

1. 姚善谦,朱宏丽.老年血液病学.北京:军事医学科学出版社,2006.

2. 陈文明,黄晓军.血液病学.北京:科学出版社,2012.

3. Reuben DB.Keela AH,James TP,et al.Geriatrics at your fingertips.19th ed.New York:The American Geriatrics Society,2017.

第 27 章

泌尿系统疾病

急性肾衰竭 (acute kidney failure)

定义

突然出现的尿量减少 (<500ml/d) 或 (和) 肾功能指标升高 (Cr 升高 0.3mg/dl 或 Cr 增长超过 50%) 的急性肾功能恶化。

表现

• 少尿期：三低 (钠、钙、pH)、三高 (钾、磷、肌酐)、水肿，尿毒症症状 (恶心、呕吐、胃肠道出血，呼吸困难、咳嗽、胸痛，高血压、心力衰竭，嗜睡、神志混乱、震颤和癫痫样发作)，出血倾向，感染。

• 多尿期：肾功能仍可升高，易发生脱水、感染、低钾血症、胃肠道出血。

• 恢复期：肾功能接近正常，尿量逐渐恢复正常，肾小球滤过功能多在 3~12 个月内恢复正常。

病因

低灌注或肾毒性物质引起的急性肾小管坏死。

• 容量不足，细胞外液重分布 (如肝硬化、烧伤)。

• 药物 (如造影剂、NSAIDs、ACEI、氨基糖苷类)。

• 梗阻性 (如前列腺增生、尿路结石、肿瘤等)。

• 其他疾病：多发性骨髓瘤，血栓或栓塞，横纹肌溶解 (如制动、感染、卒中、高渗、低钠或高钠等)。

评估

• 药物核查。

- 导尿,测定残余尿。
- 尿检(表 27-1)。
- 个别需要肾脏活检。
- 泌尿系超声。
- 评估容量情况。
- 滤过钠排泄分数(filtration sodium excretion fraction,FENa)= [(尿 Na/ 血 Na)/(尿 Cr/ 血 Cr)] × 100%(鉴别肾前性急性肾衰及急性肾小管坏死的敏感指标,未用利尿剂情况下),≤ 1% 提示肾前性,>3% 提示急性肾小管坏死。
- 尿素氮排泄分数 = [(尿 UN/BUN)/(尿 Cr/ 血 Cr)] × 100%(用利尿剂情况下)≤ 35% 提示肾前性,>50% 提示急性肾小管坏死。

表 27-1　急性肾衰竭时尿常规的临床意义

尿检结果	临床意义
尿检正常	肾前性原因,尿路梗阻,高钙血症 骨髓瘤,急性肾小管坏死
没有或少量蛋白尿	尿路梗阻,肾梗死
血尿,红细胞管型,大量蛋白尿	肾小球疾病或血管炎
颗粒或上皮细胞管型,游离上皮细胞	急性肾小管坏死
脓尿,白细胞管型,颗粒或蜡块管型	急性间质性肾炎,肾小球肾炎,血管炎

治疗

- 纠正可逆性因素:药物、感染、电解质、酸碱平衡紊乱。
- 肾前性因素所致:在心力衰竭控制基础上适当扩容,500~1 000ml 液体在 30~60 分钟内输注;如果没有反应,可静脉用呋塞米利尿。

- 肾后性因素所致:需在评估和专科治疗期间留置导尿管。

- 急性肾小管坏死所致:每日记录体重、出入量,监测电解质;每日入液量计算 = 尿量 + 其他液体排出量 + 500ml/d 不显性失水。

- 急性肾间质损害(除外 NSAIDs 所致),若 3~7 天病情仍未缓解,可予以糖皮质激素[如泼尼松 1mg/(kg·d)]1~2 周,之后激素缓慢减量,监测肾功能恢复至基线水平,总疗程 2~3 个月。

- 透析指征:其他治疗不能纠正的严重高钾血症、酸中毒或容量过多,或出现严重尿毒症症状(如心包炎、凝血功能障碍或脑病)。

- 避免医源性急性肾衰竭。

◇ 监测患者出入量、体重、不同体位血压;衰弱老年人血容量不足时易出现肾功能异常、跌倒等并发症。

◇ 外科手术中和术后的低血压、术后体液的丢失和心律失常均可引起肾功能恶化,应加强营养支持、避免低血压、预防术后感染、合适的药物剂量以及水化。

造影剂性肾病(contrast induced nephropathy)

- 高危患者:Cr>133μmol/L(1.5mg/dl),GFR<60ml/(min·1.73m^2)。

- MRI 检查造影剂是注射钆,在 GFR<30ml/(min·1.73m^2)的患者中应避免应用,可能会引起肾源性系统性纤维化(nephrogenic systemic fibrosis,NSF)。CT 检查造影剂是注射或口服碘化剂,应选择低剂量的低渗或等渗的造影剂,头颅 CT 一般不应用造影剂,除了判断是否为脑脓肿或脑转移。

- 腹盆腔 CT 检查在输尿管结石、急性出血、腹膜后出血等不用增强造影剂;穿孔、瘘、肠梗阻等也不需使用增强造影剂,其他腹盆腔情况均需要应用静脉增强造影剂。

- 检查前停用二甲双胍 48 小时,停用 NSAIDs 和利尿剂 24 小时(肾功能正常者检查前可不停用二甲双胍)。
- 使用低剂量造影剂,避免短期内(48 小时内)重复检查。
- 静脉水化:静脉点滴生理盐水 1ml/(kg·h)共 24 小时;检查前 2~12 小时开始至检查后 6~12 小时,或检查前 1 小时静脉滴注碳酸氢钠(154mmol/L, ≈ 0.65%)3ml/(kg·h),检查后 1ml/(kg·h),6 小时,尤其是在检查前没有足够水化时间的情况下。
- 检查前 1 天及当天口服乙酰半胱氨酸 1200mg,q12h(是否有效尚有争议)。
- 检查后:24~48 小时复查血肌酐;二甲双胍需停用 48~72 小时。

慢性肾衰竭(chronic kidney failure)

定义

各种慢性肾脏病进行性进展引起肾单位和肾功能不可逆性丧失,导致以代谢产物和毒物潴留、水电解质和酸碱平衡紊乱以及内分泌失调为特征的临床综合征,常进展为终末期肾衰竭。

慢性肾脏疾病(chronic kidney disease)

不考虑病因,尿蛋白排泄 >30mg/d 或 eGFR<60ml/(min·1.73m^2),超过 3 个月。

评估

病史

- 慢性病史:心血管疾病、糖尿病、心力衰竭、肾小球肾炎、多发性骨髓瘤、尿路梗阻(BPH、结石、肿瘤)、遗传性肾脏疾病(如多囊肾)。

用药史

NSAIDs、造影剂、肾毒性药。

辅助检查

● 血常规、血脂、血沉、蛋白电泳、计算肌酐清除率及肾小球滤过率。若 GFR<30ml/min，请肾内科会诊；若 15~59ml/min，测定内源性 PTH；如果 PTH>100 pg/ml，测定血 25(OH)VD。老年人结合其年龄，GFR 45~59ml/min 肾功能可能也是正常范围。

● 尿常规、尿蛋白定量、尿免疫电泳。

● 超声检查：泌尿系、肾动脉，B 超显示肾脏体积增大，可为肿瘤浸润性疾病或多囊肾；肾脏体积变小可为 CKD；还可以了解有无结石、囊肿、肾盂积水等问题。

● 还可以联合 MRI 或 CT 检查除外肾血管狭窄，尤其是在初始应用 ACEI 或 ARB 药物后 Cr 显著增高者。

● 必要时肾活检。

肾功能不全的估算公式（Cockcroft-Gault 公式，CG 公式）

CrCl= 理想体重(IBW)(140-年龄)(女性乘以 0.85)/72(稳定的血肌酐)

● 理想体重：男性 IBW(kg)=(身高 cm-100)×0.9；女性 IBW(kg)=(身高 cm-105)×0.92。

● 研究表明正常体重或偏瘦者适宜采用实际体重计算 CrCl，超重或肥胖者，可采用理想体重计算 CrCl。目前药物剂量计算，多以 CG 公式来计算 CrCl，其他计算 eGFR 的公式尚未建立与药物剂量的关系，故仍建议使用 CG 公式估算 CrCl。

CKD 分期（美国慢性肾脏病及透析的临床实践指南，K/DOQI 指南）见表 27-2。

表 27-2 CKD 分期和治疗计划

分期	GFR [ml/(min·1.73m²)]	治疗计划
1	>90,伴持续蛋白尿	病因的诊疗、治疗合并症、延缓进展、减少心血管病危险因素
2	60~89,伴持续蛋白尿	评估疾病是否进展及进展速度
3	30~59	评估和治疗并发症
4	15~29	准备肾脏替代治疗
5	<15	肾脏替代治疗(糖尿病肾病可适当提前安排透析)

注:3~5 期请肾内科协诊,共同治疗

治疗

延缓肾衰竭进展

- 控制血压,如果出现蛋白尿或肌酐升高,则目标值为 <130/80mmHg;<140/80mmHg(JNC8)。

- 如患者有糖尿病或蛋白尿,控制血糖,无论有无高血压都可开始使用 ACEI 或 ARB 治疗;适度蛋白饮食,0.8~1.0g/(kg·d),特别是糖尿病肾病患者;CKD 4 期或 5 期,考虑予低蛋白饮食 0.6g/(kg·d);适量应用 α 酮酸制剂。

- 控制血脂。

- 戒烟。

- 如果可能,减少尿蛋白至 <1g/d,或至少低于基线水平的 60%。

- 避免氨苯蝶啶、螺内酯、NSAIDs 类药物在 CKD4-5 期患者中应用。

预防和治疗症状及并发症

- 治疗高钾血症:低钾饮食,避免 NSAIDs。

- 纠正代谢性酸中毒,维持血碳酸氢根浓度 ≥ 22mmol/L。

- 纠正钙磷代谢紊乱和维生素 D 缺乏,使用碳酸钙和活性维生素 D,使 iPTH 达标。

  ◇ CKD 3 期,目标 iPTH 为 35~70pg/ml。

  ◇ CKD 4 期,目标 iPTH 为 70~110pg/ml。

  ◇ CKD 5 期,目标 iPTH 为 150~300pg/ml。

  ◇ 总元素钙(膳食和磷酸盐 <2g)。

  ◇ 治疗维生素 D 不足可改善生化指标,但改善临床结局的效果不确定。25 羟维生素 D 小于 30ng/ml,可加用维生素 D_2 50 000U/ 月或口服骨化三醇 25μg/d。矫正血钙超过 10.2mg/dl(2.55mmol/L),则停用维生素 D。

- 纠正贫血:定期监测血常规(CKD 3 期每年复查,CKD 4、5 期每半年复查,透析患者每 3 个月复查),使用铁剂(如果缺铁),维持转铁蛋白饱和度 >20%,并且血清铁 >100ng/L;必要时使用促红细胞生成素。

- 控制容量负荷。

- 治疗及预防心血管疾病:控制血糖、血压(<140/80mmHg, 合并蛋白尿 >500mg/d 者目标血压 <130/80mmHg)、血脂(LDL-C<2.6mmol/L)。

- 预防:注射肺炎疫苗;CKD 4、5 期患者如果乙肝表面抗体和抗原是阴性的,可考虑注射乙肝疫苗。

- 准备进行透析治疗或肾移植。根据不同的治疗方式(血液透析、腹膜透析或是肾移植)对患者进行教育;如果 GFR<25ml/min,推荐开始评估建立动静脉瘘。大于 65 岁的患者如评估预期生存期足够长,也可考虑行肾移植。

- 在预期寿命有限的透析患者中,如没有特殊症状,不建议常规进行肿瘤方面筛查。

透析指征

其他治疗不能纠正的严重高钾血症、酸中毒及过多容量负荷,或出现尿毒症症状(如心包炎、凝血功能障碍及脑病)。

抗利尿剂激素不适当综合征（syndrome of inappropriate antidiuretic hormone, SIADH）

定义

由于多种原因引起的内源性抗利尿激素（ADH, 精氨酸加压素）分泌异常增多，从而导致水潴留、尿排钠增多以及稀释性低钠血症等一组综合征。预后取决于原发病。

表现

低张性低钠血症（血渗透压 <280mOsm/kg）并伴有：

- 尿液稀释不很明显（通常 >100mOsm/kg）。
- 容量状态正常。
- 尿 Na^+ 增高（通常 >40mmol/L）。
- 肾脏、肾上腺及甲状腺功能正常。

病因

- 药物（如 SSRIs、SNRIs、氯磺丙脲、卡马西平、奥卡西平、NSAIDs、巴比妥酸盐、抗精神病药物、米氮平等）。
- 神经精神因素（如肿瘤、蜘蛛膜下腔出血、脑膜炎，精神疾病）。
- 手术后。
- 肺病（如肺炎、结核、急性哮喘）。
- 肿瘤（如肺、胰腺及胸腺的肿瘤）。

检查

- 肾功能、血清皮质醇、TSH
- 胸片
- 神经系统检查
- 尿 Na^+ 及渗透压

治疗

急性期治疗

见等容性低钠血症治疗。

慢性期治疗

- 病因治疗。

- 限制入液量 <800ml/d,目标:血 Na ≥ 130mmol/L。
- 口服补盐片,但避免血钠升高过快。
- 如果尿渗透压是血浆渗透压的 2 倍,利尿剂 (如呋塞米 20mg,q12h) 可能有助于促进多余水分的排出。
- 托伐普坦 15~60mg/d,在住院患者中有症状或上述治疗无效时考虑应用,需密切监测血钠,严重肝病时禁用,疗程不超过 30 天。

高钠血症 (hypernatremia)

指血钠 >145mmol/L 并伴血渗透压过高。

病因

- 单纯水丢失
- ◇ 出汗和呼吸造成的不显性失水。
- ◇ 中枢性尿崩症(创伤后、CNS 肿瘤、脑膜炎),肾性尿崩症(高钙血症、锂中毒)。
- 低张性钠丢失
- ◇ 肾性因素:渗透性利尿(如高血糖),梗阻后利尿(指尿路梗阻解除后出现的多尿),急性肾小管坏死多尿期。
- ◇ 胃肠道因素:呕吐及腹泻,鼻胃管引流,渗透性泻药(如乳果糖)。
- 高张性补钠:高张盐水补钠治疗。
- 渴感受损(如谵妄或气管插管后)或不能获取水(如失能)。

评估

- 监测出入量。
- 测定尿渗透压。
- ◇ >800mOsm/kg 提示为肾外性(尿钠 <25mmol/L)、非肾性失水,或摄入高钠盐溶液(尿钠 >100mmol/L)。
- ◇ <250mOsm/kg 及多尿,提示尿崩症。

治疗

● 治疗病因。

● 缓慢纠正高钠血症:应至少持续 48~72 小时以上,通过口服、鼻饲纯水或静脉滴注 5% 葡萄糖 + 生理盐水(1:1 或 3:1);如果是几小时内出现的急性高钠血症,纠正速度不要超过 1mmol/(L·h);如果病程较长,则纠正速度不超过 10mmol/(L·d)。

● 仅在容量严重不足出现血流动力学障碍的情况下用等张生理盐水纠正,一旦血流动力学稳定后,换用低张液体。

● 公式计算输入 1L 液体对血钠的影响。

血 Na^+ 变化 =(输入 Na^+ − 血 Na^+)/(身体总水量 + 1)

◇ 输入 Na^+(mmol/L):1/4NS = 34,1/2NS = 77,NS = 154。

◇ 身体总含水量:体重 × 0.5(老年男性)或 0.45(老年女性)。

● 通过上文计算公式,把治疗目标从血钠浓度的改变[通常为 10mmol/(L·d)],转换成 24 小时的补液量。

● 补充每日必定失液量,通常为 1~1.5L/d。

● 每小时补液速度 =(需要补充的液体量 + 每日必定失液量)÷24。

低钠血症(hyponatremia)

血清钠 <135mmol/L,在老年人中极为常见,表现为乏力、恶心呕吐、头痛、嗜睡、痛性痉挛、神经精神症状和可逆性共济失调等。常伴发于痴呆、脑卒中、心力衰竭、感染等患者,易被漏诊或误诊。轻度低钠血症 130~135mmol/L,中度 121~129mmol/L,重度 ≤ 120mmol/L。

病因

● 血浆渗透压增高:血糖每升高 100mg/L,血 Na^+

降低 1.6mmol/L。

- 血浆渗透压正常(假性低钠血症):严重高脂血症、高蛋白血症(如多发性骨髓瘤)。
- 血浆渗透压下降
- ✧ 细胞外液增多:肾衰、心力衰竭、肝硬化、肾病综合征。
- ✧ 细胞外液减少:失盐性肾病、利尿剂、中枢性失钠、渗透性利尿、肾外丢失(呕吐、腹泻、皮肤丢失及第三间隙迁移);通常尿 Na^+<20mmol/L,FENa<1%,血尿酸>4mg/dl(238mmol/L)。
- ✧ 细胞外液量正常:原发性多饮(尿渗透压 <100mOsm/kg)、甲状腺功能减退、肾上腺功能不全,SIADH(尿 Na^+>40mmol/L,血尿酸 <4mg/dl 或 238mmol/L)。

治疗

- 治疗潜在病因。
- 只有在出现症状(如精神状态改变、癫痫发作)或严重急性低钠(<120mmol/L)时方需要特别治疗。
- ✧ 如容量不足,可静脉补充盐水(每升可纠正约1mmol/L)或口服补盐胶囊。
- ✧ 如有水肿、SIADH 或慢性肾衰竭,首选治疗是限水。
- ✧ 低容量性低钠血症几乎都是慢性的(除了中枢性失钠和利尿剂),很少需用高张盐水。
- ✧ 容量正常低钠血症,如 <48 小时急性发作,应立即用3% 高张盐水纠正;初始输液速度 = 体重(kg)× 期望血钠升高的速度(mmol/h);如有症状,可在最初 2~4 小时纠正 2~4mmol/L。
- ✧ 治疗目标为血钠稳步升高,纠正速度过快可引起脱髓鞘改变;24 小时血 Na^+ 升高 <10mmol/L,48 小时血 Na^+ 升高 <18mmol/L,72 小时血 Na^+ 升高 <20mmol/L。

◇ 密切监测血 Na^+ 水平,当血 Na^+>120mmol/L 或症状缓解后减停。

◇ 精氨酸血管加压素受体拮抗:考尼伐坦适用于血容量正常的低钠血症住院患者,20mg 负荷剂量(输注时间 >30 分钟),维持剂量为 20~40mg/d,最长不超过 4 天(CYP3A4 的底物)。托伐普坦 15~60mg/d,需密切监测血钠水平,疗程不超过 30 天。

高钾血症 (hyperkalemia)

急性高钾血症的症状更明显,表现为抑制心肌收缩、心律缓慢和神经肌肉症状。

病因

● 肾衰竭。

● Addison 病。

● 低肾素性肾上腺功能不全。

● 肾小管酸中毒、酸中毒。

● 糖尿病高血糖。

● 溶血、溶瘤、肌溶解。

● 药物:保钾利尿剂、ACEIs、TMP/SMZ、β 受体阻滞剂、NSAIDs、环孢素、他克莫司、肝素。

● 血小板或白细胞极度增多引起的假性高钾血症。

● 输入储存血。

● 便秘。

评估

● 心电图(ECG):血 K^+ >6.5mmol/L 时出现高尖 T 波。

治疗

轻度升高

血 K^+ <6 mmol/L,且不伴 ECG 改变。

● 低钾饮食(限制橙汁、香蕉、马铃薯、哈密瓜、白兰瓜及西红柿)。

- 口服利尿药(如呋塞米或布美他尼),注意避免低血容量。

- 口服 $NaHCO_3$(650~1 300mg,q12h),不建议单药治疗。

- 减少或停用可能引起高钾的药物。

血 K^+ 6~6.5mmol/L,且不伴 ECG 改变:除上述治疗外

- 聚苯乙烯磺酸钠(SPS,阳离子交换树脂)15~30g,q6~24h 口服;肠功能异常及胃肠道手术患者不宜应用,可能会引起肠坏死。

- 通便药:如山梨醇。

血钾 6.5mmol/L 伴高尖 T 波改变但没有其他心电图改变的患者

- 应收入院进一步评估、治疗

住院的绝对指征

- K^+ >8mmol/L。

- ECG 除了高尖 T 波之外,还有其他改变(如 PR 延长、P 波消失、QRS 波增宽)。

- 肾功能急性恶化。

高钾血症的住院治疗

- 心电监测下,10% 葡萄糖酸钙 2~3 分钟内静脉推注(若服用地高辛则需要 20~30 分钟缓慢 iv);疗效可持续 30~60 分钟,按需重复使用。

- 使 K^+ 进入细胞内,降低血 K^+ 浓度。

  ◇ 普通胰岛素 10U+10% 葡萄糖 500ml,静脉输注 30~60 分钟以上;或静脉注射胰岛素 10U,随后注射 50% 葡萄糖 50ml。

  ◇ 碳酸氢钠可用于代谢性酸中毒患者,但不建议单药治疗。

- 从体内清除 K^+(疗效确定,但起效很慢)。

◇ 利尿药(口服托拉塞米或布美他尼;静脉呋塞米;联合口服噻嗪类利尿剂)。

◇ 氟氢可的松 0.1~0.3mg/d。

◇ 聚苯乙烯磺酸钠(SPS,阳离子交换树脂)15~30g,q6~24h,口服;禁用于术后、肠梗阻、应用阿片类药物等患者,可能会引起肠坏死。

◇ 透析。

容量不足(脱水)(volume depletion, dehydration)

定义

钠及水的丢失,可以是等渗性(失血),也可以是低渗性(如胃肠减压)。

危险因素

● 失血。

● 肾脏、肾上腺疾病(尿钠排出过多)。

● 利尿剂;胃肠道丢失。

● 第三间隙丢失(肠梗阻、烧伤、腹膜炎)。

● 增龄改变(缺乏渴感,肾上腺皮质功能不全引起低肾素分泌导致尿钠增多,肾脏对抗利尿激素敏感性降低导致游离水排出过多)。

临床症状

● 食欲缺乏。

● 体位性头晕,虚弱。

● 恶心、呕吐。

● 谵妄。

临床体征

● 舌面及腋窝干燥。

● 体位性低血压,心率增快。

● 少尿。

● 体重下降。

实验室检查

- 血电解质。
- 尿钠通常 <10mmol/L, 滤过钠排泄分数通常 <1%(由于增龄钠消耗可稍高)。
- 血清 BUN 和 Cr(BUN/Cr 比值通常 >20, 注:两者单位应为 mg/dl)。

治疗

- 每日测量体重;监测失液量及血清电解质、BUN、Cr。
- 轻度失水:可每日口服补水 2~4L, 补钠 4~8g;如果不能口服则静脉补充 5% 葡萄糖和生理盐水(比例 1:1), 同时补钾。
- 血流动力学不稳定:应先尽快静脉输入 1~2L 0.9% 生理盐水, 直至收缩压 ≥ 100mmHg 并不再出现体位性低血压;接着 5% 葡萄糖和生理盐水(2:1)。
- 有心力衰竭病史的患者需密切监测。

泌尿系感染(urinary tract infection, UTI)

定义

有症状的菌尿;或有明确脓尿(>10⁵cfu/ml)。老年人也可仅表现为肾外非特异性症状, 如发热、食欲缺乏、乏力、淡漠、谵妄等。包括肾盂肾炎、膀胱炎、尿道炎等。

临床表现

- 在老年人感染性疾病中, UTI 发生率仅次于呼吸道感染。
- 泌尿系症状:排尿困难、尿频、尿痛;可伴有发热、寒战、恶心等表现。
- 老年人可仅表现肾外非特异性症状, 如发热、食欲缺乏、乏力、淡漠、谵妄等。
- 老年人极易并发菌血症、脓毒血症(因多合并糖

尿病、前列腺增生等多种基础疾病);

- 老年人 UTI 多数为慢性顽固性感染,复发率及再感染率很高。

病因及易患因素

- 尿路功能异常或解剖结构异常。
- 合并糖尿病、前列腺增生。
- 导尿或尿路有创性操作。
- 女性。
- 活动能力受限。
- 全身或局部免疫功能下降。

评估(根据症状及疾病严重程度选择检查项目)

- 尿常规及尿培养
- 肾功能
- 血常规
- 血培养

治疗

UTI 的治疗方法取决于菌种类型、基础疾病、中毒症状程度等综合因素。老年人 UTI 主要致病菌为大肠埃希菌、变形杆菌属,其次为铜绿假单胞菌、克雷伯杆菌等,革兰阳性球菌感染(肠球菌、金黄色葡萄球菌)也较常见,真菌感染也明显增加。

- 首先治疗基础病、去除梗阻因素、多饮水;可口服碳酸氢钠碱化尿液。
- 根据尿培养结果选择对致病菌敏感、泌尿道浓度高、毒性小的抗菌药物;经验性用药有头孢氨苄、阿莫西林、喹诺酮类、TMP/SMZ 等药物。
- 可疑脓毒血症时可选择三代头孢联合氨基糖苷类,氨曲南,或喹诺酮联合氨基糖苷类;对 β 内酰胺酶抑制剂严重过敏患者可选择万古霉素。
- 抗生素的使用,可根据是否为单纯感染、复杂感染,是否为膀胱炎、肾盂肾炎,症状的严重程度等情况来决定抗生素的强度和疗程,对于单纯膀胱炎,疗程持续一般 3~7 天;单纯性肾盂肾炎症状严重者可首选静脉用抗菌药物,症状好转后改口服,一般疗程 1~2 周;复杂性泌尿系感染疗程 7~12 天;男性前列腺炎的疗程 2~6 周。

- 严格无菌导尿、避免尿潴留。
- 无症状菌尿不应使用抗生素,与不良预后无相关性。
- 在泌尿道有创性操作时可预防性用抗菌药物。
- 蔓越莓汁(250~300ml/d,>2 个月)可能有益于患者。
- 老年女性 UTI 患者可考虑局部雌激素治疗。

(曲 璇)

第28章

前列腺疾病

良性前列腺增生(benign prostate hyperplasia, BPH)

定义

表现为组织学上的前列腺间质和腺体成分的增生、解剖学上的前列腺增大以及下尿路症状(lower urinary tract symptoms, LUTS)为主的临床症状以及尿动力学上的膀胱出口梗阻(bladder outlet obstruction, BOO)。BPH发病率与增龄相关,据统计我国60岁以上老年人中患病率>50%,80岁以上高达83%。

临床表现

- 排尿期症状(梗阻症状):排尿踌躇、费力,尿线变细,尿流无力,终末滴沥,排尿时间延长,尿潴留及充溢性尿失禁等。

- 储尿期症状(刺激症状):尿频、尿急、夜尿及急迫性尿失禁等。

- 并发症

◇ 直接并发症:急性尿潴留、反复血尿、复发性尿路感染、尿路结石、肾功能损害、疝气、膀胱憩室。

◇ 间接并发症:患者频繁起夜,增加跌倒和呼吸道感染风险;睡眠时间可较正常人减少20%;社交活动受限,可产生焦虑抑郁情绪;严重影响生活质量。

诊断与评估

病史询问

● 下尿路症状的特点、持续时间及伴随症状。

● 有无糖尿病、神经系统疾病等，手术、外伤史。

● 用药史：是否服用影响膀胱出口功能的药物（如 β 肾上腺素受体激动剂：奥西那林、舒喘平等）。

● 国际前列腺症状评分（表 28-1）可作为 BPH 患者下尿路症状严重程度的主观反映，亦可作为疗效的评估。

● BPH 患者的生活质量评估（表 28-2）。

表 28-1 国际前列腺症状评分（IPSS）表

在最近 1 个月内，您是否有以下症状？	无	在 5 次中					症状评分
		<1 次	<半数	约半数	>半数	几乎每次	
1. 是否经常有尿不尽感？	0	1	2	3	4	5	
2. 两次排尿间隔是否经常 <2 小时？	0	1	2	3	4	5	
3. 是否曾有间断性排尿？	0	1	2	3	4	5	
4. 是否有排尿不能等待的现象？	0	1	2	3	4	5	
5. 是否有尿线变细的现象？	0	1	2	3	4	5	
6. 是否需要用力才能开始排尿？	0	1	2	3	4	5	
7. 从入睡到早起一般需要起来排尿几次？	没有	1 次	2 次	3 次	4 次	5 次	
症状总评分 =							

注：0~7 分 = 轻度症状；8~19 分 = 中度症状；20~35 分 = 重度症状

表 28-2 良性前列腺增生患者的生活质量（QOL）评分表

	高兴	满意	大致满意	还可以	不太满意	苦恼	很糟
如果在您今后的生活中始终伴有现在的排尿症状,您认为如何?	0	1	2	3	4	5	6

生活质量评分（QOL）=

查体

● 直肠指诊:距肛门约 5cm 直肠前壁处触及前列腺,描述大小(正常如栗子)、形状、硬度,有无结节、触痛、波动感以及正中沟情况等。

● 局部神经系统检查(感觉和运动)。

辅助检查

● 尿常规。

● 血清 PSA(注:用于筛查前列腺癌,详见第 18 章"筛查与预防")。

● 超声检查:前列腺、膀胱残余尿量,有无泌尿系积水、结石或占位性病变。

● 尿流率:最大尿流率和平均尿流率。

部分患者需进一步检查

● 排尿日记

● 血肌酐

● 静脉肾盂造影

● 尿道造影

● 尿动力学检查

● 膀胱镜检查

治疗(表 28-3,表 28-4)

● BPH 的治疗取决于患者的生活质量。轻度症状:国际前列腺症状评分表(IPSS)≤ 7,观察等待。中至重度症状:IPSS 评分 ≥ 8,观察等待,药物或手术治疗。

● 所有患者均应接受生活方式的指导,如液体调整、避免咖啡因饮料、避免抗胆碱能药物等加重症状。轻至中度患者仅仅通过生活方式的改变可能就会获益。

表 28-3　良性前列腺增生的治疗选择

类别	措施	机制	注释
调整生活方式	减少晚上饮水量,以减少夜尿 避免膀胱刺激剂(如咖啡、乙醇、尼古丁)	外部因素	常用于轻症患者,中-重度症状患者的基本处理
药物治疗	α肾上腺素能拮抗剂 选择性 α_1:哌唑嗪、阿夫唑嗪 长效选择性 α_1:特拉唑嗪,多沙唑嗪 长效选择性 α_{1A} 亚型:坦索罗辛	松弛增生前列腺、前列腺囊、膀胱颈部平滑肌组织,减轻尿流阻力	不良反应:头晕、无力、头痛、直立性低血压、异常射精、鼻炎
	5α-还原酶抑制剂:非那雄胺	降低双氢睾酮水平,缩小前列腺体积	可能会影响性功能;用于前列腺体积较大者(>30g),显效需服用 ≥ 6 个月
手术	经尿道前列腺切除术(TURP) 经尿道前列腺切开术(适用于前列腺体积 ≤ 30g 患者) 开放性前列腺切除术 经尿道射频消融术(对于合并多种慢性疾病老年患者可能是一种选择) 支架放置	切除尿道周围的前列腺组织,减轻尿道梗阻	适应证:BPH导致的反复尿道感染、反复肉眼血尿、膀胱结石、肾功能不全、患者意愿

表 28-4　良性前列腺增生的药物治疗

药名	用法	注意	不良反应
特拉唑嗪	2mg,qn	起始剂量 1mg/d,睡前	体位性低血压,乏力,困倦,减少射精,逆向射精
多沙唑嗪	4mg,qn	起始剂量 0.5mg/d,最大剂量 16mg/d	
坦索罗辛	0.2mg,qn	在白内障术前 14 天内服用,有增加视网膜脱落、晶状体破裂或眼内炎发生的风险	
西洛多辛	4~8mg,qn	肾功能损害时减量为 4mg;在白内障术前服用可能会导致虹膜综合征;严重肝肾功能损害患者禁用	体位性低血压、减少射精等
阿夫唑嗪	10mg,qd		头晕、胃肠功能紊乱等
非那雄胺(5α 还原酶抑制剂)	5mg,qn	可能减少前列腺癌发生风险;不建议无前列腺增大的患者使用	可能会降低性欲,减少射精及勃起
托特罗定(抗毒蕈碱剂)	1~2mg,bid	与 CYP2D6 或 CYP3A4 强效抑制剂合用,需谨慎或减少剂量;有残余尿患者应谨慎应用	抗胆碱能作用,如口干、便秘、泪液减少、嗜睡、尿潴留
阿伐那非[选择性磷酸二酯酶 5 抑制剂(PDE5 抑制剂)]	50mg	CYP3A4 抑制剂;禁止和硝酸酯类联合应用	头痛、背痛、高血压、支气管炎等

前列腺癌 (prostate cancer)

定义

是常见的非上皮来源的肿瘤,其发病率随增龄而升高。直系亲属中有前列腺癌者,则罹患前列腺癌的风险增加 1 倍。

临床表现

- 起病隐匿,症状不典型。
- 可通过直接蔓延、淋巴和血行转移扩散。

  ◇ 直接蔓延至尿道和膀胱,会引起尿路刺激症状、尿失禁和血尿,侵及邻近神经可引起阳痿和骨盆痛。

  ◇ 淋巴转移,可引起外压性输尿管梗阻;双下肢淋巴水肿。

  ◇ 血行转移至骨,可引起严重疼痛、正细胞正色素性贫血、病理性骨折和脊髓压迫症状。

诊断

- PSA:非特异性。前列腺增生、前列腺炎时可升高;射精或前列腺按摩后也可一过性升高。服用 5α 还原酶抑制剂 1 年后可降低一半,应注意比较动态变化。
- 直肠指诊。
- 组织活检。
- 腹部、盆腔 CT 检查(选择性)。
- 骨扫描(考虑骨转移)。

治疗

前列腺癌的组织学表现通过 Gleason 分级系统划分,对于治疗计划的制订十分有帮助。

- Gleason 评分 2~6 :15~20 年内发病率和死亡率较低;适合的选择是观察等待。
- Gleason 评分 ≥ 7、PSA 水平高、发病年龄低的患者,发病率和死亡率较高,最佳治疗方案(外科手术、放射治疗、雄激素抑制等)并不确定。

- 要密切监测 PSA 水平、直肠指诊,专科就诊确定治疗方案。

前列腺炎(prostatitis)

定义

由细菌或非细菌原因所致的急性或慢性前列腺炎症。

临床表现

- 急性:发热、畏寒、排尿困难。
- 慢性:尿路梗阻表现、尿路刺激症状、会阴部疼痛。

诊断

结合临床表现,查体前列腺触诊有触痛,尿液涂片及尿液培养等。

治疗

根据尿液革兰染色和尿培养的结果选择抗生素。前列腺穿刺后的感染,应考虑耐药菌。

急性前列腺炎

推荐疗程 6 周,可静脉抗生素控制症状后过渡为口服抗生素;急性前列腺炎发生尿潴留,使用导尿管,可能诱发脓毒血症或脓肿破裂,建议泌尿外科专科会诊,行耻骨上插管或由经验丰富的泌尿科外医师谨慎地进行导尿。

- 复方新诺明 1 片,q12h,po。
- 环丙沙星 500mg,po 或 200~400mg,iv,q12h。
- 氧氟沙星首剂,400mg,po,之后 300mg,q12h。
- 第 3 代头孢菌素或氨基糖苷类抗生素,iv。
- 患者中毒症状重,可选择氨基糖苷类联合氟喹诺酮类(注意肾毒性及耳毒性)。

慢性前列腺炎

抗生素对慢性前列腺炎疗效差,因大多数药物对前列腺的渗透性较差,延长治疗至 6~16 周的治愈率为 30%~40%,氟喹诺酮对前列腺的渗透性较好,为治疗首选。α 受体阻滞剂联合抗生素治疗慢性前列腺炎获益,但非那雄胺联合抗生素治疗无明显获益。

- 复方新诺明 1 片,q12h×2~4 个月,po。
- 环丙沙星 500mg,q12h×1 个月,po。
- 左氧氟沙星 500mg,q24h×1 个月,po。
- 氧氟沙星 200mg,q12h×3 个月,po。
- 如对其他抗生素耐药,高剂量的磷霉素、多西环素可能有效。

（曲　璇）

第 29 章

内分泌与代谢疾病

甲状腺功能减退症（hypothyroidism）

定义

由不同原因引起的甲状腺激素缺乏而致机体的代谢和身体的各个系统功能减退的一组内分泌疾病，病理特征是黏多糖在皮肤和组织内堆积，表现为黏液性水肿（myxedema）。可发生于各年龄段，老年人群多见。对于无症状性老年患者监测甲状腺功能存在争议。

发病率

老年人显性甲状腺功能减退症的发生率估计为0.5%~5%，而亚临床型甲状腺功能减退症的发生率则为5%~10%。

常见病因

- 原发性甲状腺功能减退症：自身免疫性以及甲亢治疗后（抗甲状腺药物、手术、^{131}I 治疗后）。
- 继发性甲状腺功能减退症：垂体或下丘脑疾病。
- 药物性甲状腺功能减退症：胺碘酮、锂剂等。

临床表现

- 症状通常不典型，起病隐匿、病情进展较慢。
- 可表现为皮肤干燥、皮肤弹性减低、反应迟钝、淡漠、嗜睡、乏力、腹胀、便秘、贫血、低钠血症、感觉异常、步态异常、肌酸磷酸激酶升高，难以解释的关节腔积液、胸膜腔积液、心包积液和腹膜腔积液等。

- 冠心病的发生率较高。
- 长期未诊断治疗者可发生黏液水肿性昏迷。

实验室检查

TSH ↑（≥ 80 岁老年人群中 TSH<7.5mU/L 被认为是正常的）、T4 ↓、游离 T4 ↓（较 T4 更为特异）。

治疗

- 老年患者的治疗应遵循个体化、小剂量开始的原则。
- 左甲状腺素（L–T4）替代治疗，空腹服用与进食间隔 1 小时，自 25μg，qd 开始服用；在合并心脏疾病的患者中可应用更小的替代剂量（如 12.5μg，qd 起），若在替代过程中心脏不适症状加重，如诱发出心绞痛则治疗应暂时停止。每 6 周增量 12~25μg 直至 TSH 恢复至正常水平。
- 黏液性水肿昏迷（myxedema coma）：负荷量左甲状腺素 400μg，iv 或 100μg，q6~8h × 1 天，之后 100μg/d，iv（直至患者可口服），并予以应激剂量的糖皮质激素，继而开始常规的替代治疗。
- 若患者禁食必须接受静脉甲状腺素治疗时，剂量应为口服剂量的一半。替代治疗中遇到应激、腹泻、感染等应酌情加量。
- 长期甲状腺素替代治疗患者建议每 12 个月检测 1 次 TSH 水平。治疗目标：TSH 在 1~3mIU/L，应根据患者年龄及心脏疾病状况等设置个体化 TSH 目标。
- 亚临床型甲状腺功能减退（TSH 5~10mIU/L，游离 T4 正常，无明显临床表现）的治疗尚有争论。未治疗的亚临床甲减与严重心血管事件是否有关尚无明确结论，治疗的潜在风险主要是可能进展为亚临床甲亢。对于此类患者应至少在 3 个月内进行甲状腺功能的复查（尤其是 TSH、FT4）。老年患者 TSH>10mIU/L、有症状、甲状腺明显肿大、高脂血症者，则需接受甲状腺激素替代治疗。

● 不推荐联合应用左甲状腺素和三碘甲状腺原氨酸。

甲状腺功能亢进症(hyperthyroidism)

定义

由于甲状腺本身或甲状腺以外的多种原因引起的甲状腺激素增多,进入循环血中,作用于全身的组织和器官,造成机体的神经、循环、消化等各系统的兴奋性增高和代谢亢进为主要表现的疾病的总称。

常见病因

● Graves 病。

● 多结节性毒性甲状腺肿。

● 甲状腺自主高功能腺瘤。

● 桥本病合并甲亢。

● 碘致甲状腺功能亢进症。

● 药物性甲状腺功能亢进症:特别是胺碘酮(可发生于治疗的任何阶段)、锂剂等。

临床表现

以兴奋性增高和代谢亢进为主要表现。老年甲状腺功能亢进患者的临床表现通常比较隐匿。

● 少数老年患者出现震颤、怕热、出汗、突眼、多食、易激动等甲亢典型表现。

● 心房颤动、心力衰竭、食欲减退、便秘、乏力、肌无力等相对常见。

● 甲亢是引起骨质疏松的病因之一,因此在骨密度减低的患者中应注意除外有无甲状腺功能亢进。

● TSH 水平减低会使 10 年内出现心房颤动的风险增加 3 倍。

实验室检查

● 血清 FT3、FT4(TT3、TT4)增高,TSH 降低,符合

甲状腺功能亢进。

- TSH 降低、FT4 正常,4~6 周后复查 TSH;若 TSH 仍低,查 FT3。

- TSH 降低、FT4 或 FT3 升高,行甲状腺放射性碘摄取、甲状腺扫描检查。

治疗

药物治疗

- 甲巯咪唑(MMI):初始剂量为 5~20mg,q8h,po,之后调整剂量;监测血常规及肝功能。

- 丙硫氧嘧啶(PTU):初始剂量为 100mg,q8h,po,之后调整剂量;监测血常规及肝功能。

- 密切监测 TSH 调整剂量;可辅助应用 β 受体阻滞剂或钙离子拮抗剂改善症状。

- 对于老年患者,TSH<0.1mIU/L 或 TSH 0.1~0.5mIU/L 同时合并心血管疾病或低 BMD 者,需对甲亢或亚临床甲亢开始治疗。

放射性碘治疗

少部分患者在放射性碘治疗前需先口服抗甲状腺药物控制症状,避免由于治疗后暂时性的甲状腺激素增多而出现甲状腺功能亢进症状加重。β 受体阻滞剂可用于控制心悸、震颤、焦虑症状,但需要在医师指导下根据患者的心肺功能情况调整。在进行放射性碘治疗后,患者需要定期检测其 TSH 水平观察治疗效果。

手术治疗

- 甲状腺肿大明显,尤其有压迫症状时。

- 甲状腺功能亢进合并异位甲状腺肿时,如胸骨后甲状腺肿。

- 甲状腺功能亢进同时怀疑甲状腺有恶性病变者。

- 不能坚持长期服药同时不适合放射性核素治疗者。

- 药物治疗但多次复发者。

糖尿病（diabetes mellitus）

定义和分型（ADA，美国糖尿病协会）

糖尿病是因胰岛素分泌或（和）胰岛素作用缺陷所致的以血糖升高为特征的代谢性疾病。

1 型：胰岛素分泌绝对缺乏。

2 型：胰岛素抵抗和胰岛素代偿性分泌反应不足等多种因素。

筛查

对无症状但 BMI > $25kg/m^2$ 的老年人筛查 HbA1c、空腹血糖或 OGTT，每隔 3 年查 1 次（AGS– 美国老年医学学会，建议每年查一次空腹血糖）。

中国糖尿病发病率很高，20 岁以上人群中平均患病率为 9.7%，而糖尿病前期的患病率为 15%。

诊断标准

符合下列一项或多项：

- 糖尿病症状（多尿、多饮、不能解释的体重下降）加随机的血浆葡萄糖浓度 ≥ 200mg/dl（11.1mmol/l）。

- 空腹血糖（禁热量摄入 ≥ 8 小时） ≥ 126mg/dl（7.0mmol/L）。

- OGTT 试验中餐后 2 小时血糖 ≥ 200mg/dl；确诊应在另一日重新评估。

- HbA1c ≥ 6.5%，受多种因素影响，如红细胞生存期的改变（失血、溶血血红蛋白病、镰状细胞贫血、输血等），CKD，近期应用促红细胞生成素治疗等（2011 年起美国糖尿病协会将其作为糖尿病的诊断标准之一，但我国尚未将 HbA1c 作为诊断标准，但可作为筛查项目）。

糖尿病前期

符合下列任意一项：

- 空腹血糖受损:空腹血糖≥100mg/dl(5.6mmol/L) 但<126mg/dl(7.0mmol/L)。
- 糖耐量低减:餐后2小时血糖140~199mg/dl (7.8~11.1mmol/L)。
- HbA1c 5.7%~6.4%(目前我国尚未采用HbA1c 作为诊断标准,但可作为筛查项目)。

糖尿病并发症及危害

- 糖尿病大血管并发症(心脑血管疾病和外周动脉疾病)和糖尿病微血管病变(糖尿病肾病、糖尿病视网膜病变和糖尿病神经病变)。
- 相比正常人,糖尿病患者的心肌梗死、脑卒中、肾衰竭的发病率升高2倍,失明的风险增加40%。
- 也是造成老年人多重用药、跌倒骨折、认知障碍、焦虑抑郁、慢性疼痛、尿便失禁、衰弱等老年综合征,以及功能下降和致残的高危因素之一,严重影响老年人的生活质量。

治疗

原则

- 据老年患者的整体情况制订个体化的目标,降低低血糖风险。
- 不推荐老年糖尿病患者进行强化降糖治疗。
- 避免过度治疗、尽可能简化复杂的治疗方案。
- 选择药物时以患者为中心,要充分考虑疗效、潜在副作用、低血糖风险、体重的影响、费用及患者意愿。

  ◇ 预期寿命较长的老年患者,空腹血糖可控制于5~7mmol/L,餐后2小时血糖8~10mmol/L,HbA1C应控制在7.0%~7.5%。

  ◇ 预期寿命<10年、有多种并存疾病的、轻度到中度认知功能障碍患者,HbA1C 7.5%~8.0%。

  ◇ 预期寿命<5年且接受长期照料、疾病终末期、

中到重度认知功能障碍的患者,HbA$_{1C}$ 8.0%~8.5% 即达标。

糖尿病的管理目标

- 控制高血糖及其临床症状。
- 评估出现动脉粥样硬化、微血管病变的风险,并对其进行治疗。
- 评估并治疗其他糖尿病相关的并发症。
- 教育支持糖尿病的自我管理。
- 维持全身健康状况、功能状态。
- 避免发生低血糖。

生活方式的改变(非常有效的方法)

- 糖尿病膳食,减少脂肪的摄入,高膳食纤维(14g 纤维 /1 000kcal)、谷物,推荐地中海饮食、特级初榨橄榄油;若合并肾脏损害,限制蛋白质的摄入 ≤ 0.8g/(kg·d)。
- 超重者需减重。
- 锻炼(每周至少 150 分钟中等强度的运动,如步行,若无禁忌抗阻力训练 3 次 / 周)。
- 戒烟、戒酒。
- 患者及家庭自我管理教育、自我监测血糖等。

药物治疗(表 29-1,表 29-2)

- 包括双胍类、磺脲类、α 糖苷酶抑制剂、GLP-1 受体激动剂、DPP-4 抑制剂、钠 - 葡萄糖协同转运蛋白 -2(SGLT-2)抑制剂、噻唑烷二酮、格列奈类口服药及各种胰岛素制剂等。
- 其中磺脲类药物易引起低血糖,对于老年患者应慎重应用。可首先选择双胍类(无禁忌且能耐受的情况下是 2 型糖尿病起始治疗的首选药物)、α 糖苷酶抑制剂、GLP-1 受体激动剂、DPP-4 抑制剂、钠 - 葡萄糖协同转运蛋白 -2(SGLT-2)抑制剂、甘精胰岛素等。

表 29-1 治疗糖尿病的非胰岛素制剂

药名	剂型(片)	用法	注意	不良反应
磺脲类:增加胰岛素分泌,可降低 HbA1C,1.0%~2.0%,经肝代谢				
格列美脲	1mg,2mg	2~4mg,qd	开始剂量 1~2mg,最大剂量 8mg,早餐前或早餐时服用	长效剂型,可引起低血糖症,腹胀、恶心、呕吐等胃肠道不适,个别出现转氨酶升高
格列吡嗪	5mg	2.5~30mg/d	餐前 30 分钟服用;从小剂量开始,逐渐调整剂量,日剂量超过 15mg,宜在早、中、晚分三次餐前服用	
格列齐特	80mg	80~320mg,qd	早餐时服用	
双胍类:降低肝糖产生,降低 HbA1C 1.0%~2.0%				本品主要以原形由肾脏排泄,故在肾功能减退时用本品可能导致体内药物蓄积,有引起高乳酸血症或乳酸性酸中毒的风险

续表

药名	剂型（片）	用法	注意	不良反应
二甲双胍	250mg、500mg	0.25g，bid~tid	逐渐加量，一般每日量1~1.5g，最多每日不超过2g；>80岁应谨慎服用（除外 CrCl ≥ 60ml/min），避免使用：男性 Cr>1.5mg/dl（132μmol/L），女性 Cr>1.4mg/dl（123μmol/L），HF、COPD，肝功能异常，进行使用造影剂的放射学检查前；可加强抗凝药（如华法林等）的抗凝血作用，可致出血倾向；西咪替丁可增加本品的生物利用度，减少肾脏清除率，故应减少本品剂量；长期应用二甲双胍可能与维生素 B_{12} 缺乏有关	恶心、呕吐、腹泻，口中有金属味
格列奈类：促胰岛素分泌剂				
那格列奈	60mg，120mg	60~120mg，tid	餐前30分钟内服药	低血糖；胃肠道反应
瑞格列奈	0.5mg，1mg，2mg	0.5~4mg，tid	餐前30分钟内服用；最大剂量不超过16mg	肝酶升高

续表

药名	剂型（片）	用法	注意	不良反应
噻唑烷二酮	胰岛素增敏剂，降低 HbA1C 0.5%~1.5%；增加 HF 风险，NYHA 分级为 III 及以上心脏病患者禁用；可能增加绝经后妇女骨折风险			
吡格列酮	15mg, 30mg, 45mg	15~45mg, qd	单一用药时 15mg/d 或 30mg/d, 最大剂量 45mg/d, 联合治疗应用 30mg/d；肝功能不全者慎用应用, 肾功能不全患者无需调整用药	肝功能损害, 需定期监测
罗格列酮	2 m g, 4 m g, 8mg	4mg, qd~q12h	大部分经 P450 酶系统的 CYP2C8 途径, 少量经 CYP2C9 途径代谢；仅用于：已经使用这些药物治疗的患者, 使用其他抗糖尿病药不能控制血糖的患者, 以及在与医生商量后, 不愿意使用含有吡格列酮药物的患者	肝功能异常；水肿；增加心血管不良事件发生
α 糖苷酶抑制剂	延迟葡萄糖吸收, 降低 HbA1C 0.5%~1%			

续表

药名	剂型(片)	用法	注意	不良反应
阿卡波糖	50mg	25~100mg tid,与第一口饭同服	避免同时服用抗酸剂、考来烯胺、肠道吸附剂和消化酶类制剂,以免影响本品的疗效	消化道反应(腹胀、腹泻等)
DPP-4抑制剂			保护和提高内源性肠促胰素水平,降低HbA1C 0.5%~1%	
西格列汀	100mg	100mg,qd	通过肾脏排泄,需根据肾功能调整剂量	可能出现超敏反应;肝酶升高;上呼吸道感染;鼻咽炎
GLP-1激动肠促胰素受体动剂				
艾塞那肽	1.2\2.4ml(0.25mg/ml)预充的注射器	5~10μg,q12h,皮下注射min	降低HbA1C 0.4%~0.9%;禁用于 CrCl<30ml/min	恶心等消化道反应较常见,罕见急性胰腺炎报道;与胰岛素相比体重增加少

续表

药名	剂型(片)	用法	注意	不良反应
钠-葡萄糖协同转运蛋白-2(SGLT-2)抑制剂类药物		阻断肾脏中葡萄糖的再吸收作用,将过多的葡萄糖排泄到体外,不依赖于β细胞功能和胰岛素抵抗;可以额外有减轻体重,降低血压,降低尿酸的效果;可以减少糖尿病患者的心血管事件风险以及肾病进展		
恩格列净	10mg	10mg,qd	禁用于 CrCl<45ml/min,用药应注意加重肾功损害的因素;警惕酮症酸中毒的症状,不适用于 1 型糖尿病患者	血容量下降(症状性低血压;肾功能损害;增加泌尿系感染风险;酮症酸中毒;LDL-C 升高

表 29-2 胰岛素制剂

制剂	起效	达峰	持续时间	注射次数
速效				
赖谷胰岛素（Apidra）	20 分钟	0.5~1.5 小时	3~4 小时	3
赖脯胰岛素（优泌乐）	15 分钟	0.5~1.5 小时	3~4 小时	3
门冬胰岛素（诺和锐）	30 分钟	1~3 小时	3~5 小时	3
短效				
普通胰岛素（优泌林 R、诺和灵 R）	0.5~1 小时	2~3 小时	6~8 小时	1~3
中效				
NPH（优泌林 N、诺和灵 N）	1~1.5 小时	4~12 小时	24 小时	1~2
超长效				
地特胰岛素（Levemir）	3~4 小时	6~8 小时	6~24 小时 剂量依赖型	1
甘精胰岛素（来得时）	1~2 小时	—	24 小时	1
预混				
低精蛋白锌胰岛素和中性胰岛素预混（优泌林 70/30 或诺和灵 30）	30 分钟	2~12 小时	24 小时	2

治疗相关低血糖的处理

● 患者可服用速效的碳水化合物（葡萄糖、糖块，糖糊 – 速释葡萄糖）。

- 上述作用仅持续 15 分钟,所以需进食并复查血糖。

- 若发生严重低血糖,患者失去知觉不能服用碳水化合物,可予胰高血糖素 0.5~1mg,SC 或 IM。

- 在医疗机构,可予以 50% 葡萄糖 25~50g 静脉注射可快速纠正低血糖。

- 如患者有未察觉的低血糖症,或出现过至少一次严重低血糖,应重新评估治疗方案;并建议适当放宽血糖控制目标,减少低血糖的发作。

- 患者认知功能较低或认知功能下降,应警惕有无低血糖的情况。

控制血压

- 目标 ≤ 140/85mmHg。

- 生活方式的改变:低盐饮食、控制体重、戒烟、适度饮酒、坚持锻炼等。

- 药物治疗首选血管紧张素转换酶抑制剂(ACEI)和血管紧张素受体拮抗剂(ARB)类药品,对心血管和肾脏均有保护作用,但不联用 ACEI 及 ARB 类药物;治疗过程中需监测肾功能、血钾情况。

- 若血压未达标,可加用利尿剂治疗。GFR ≥ 30 ml/(min·1.73m^2) 时可加用噻嗪类利尿剂;GFR<30ml/(min·1.73m^2) 时建议用袢利尿剂,注意监测肾功能和血钾水平。

- 其他降压药物,如 β 受体阻滞剂、钙拮抗剂也可考虑合并应用控制血压。

- 降压治疗应该循序渐进,以免出现并发症。

治疗血脂异常

- 糖尿病合并血脂异常增加动脉硬化尤其是冠心病的发生率。2 型糖尿病患者应用他汀类药物一级预防大血管并发症及心脏血管危险因素。合并 CAD 的极高危糖尿病患者血脂控制目标 LDL-C<1.8mmol/L

(70mg/dl)。

- 临床实践中,根据患者对药物的反应(如不良反应、耐受性、LDL-C 水平)来调整他汀类药物治疗的强度。

- 合并 ASCVD 病史的糖尿病患者,如不能耐受高强度他汀治疗,可考虑联合使用依折麦布调脂治疗。

- 他汀/贝特联合治疗未能提供额外的 ASCVD 结局的获益,通常不推荐。

- 他汀/烟酸联合治疗相比单用他汀治疗,未能提供额外的心血管获益,还有可能增加卒中风险,不推荐联合使用。

糖尿病肾病

监测肾功能、微量白蛋白尿,测试任意标本尿白蛋白/肌酐比值等,建议用 ACEI 或 ARB 类治疗微量或大量蛋白尿。

糖尿病微血管病变

- 老年糖尿病患者常见并发症,也是致残的主要原因。

- 可发生糖尿病视网膜病变、青光眼、白内障等眼病。

- 如有视网膜病变或其他眼病、眼部不适或高危因素(如血糖、血压控制不佳),每年都应该进行散瞳检查;若无上述问题,每两年进行 1 次眼部检查。

- 阿司匹林不增加视网膜出血的风险,存在视网膜病变不是阿司匹林治疗(用于心脏保护)的禁忌证。

糖尿病神经病变

存在微血管和神经病变并发症的患者,应评估自主神经病变的症状和体征。

缓解糖尿病周围神经病变相关的疼痛,推荐普瑞巴林或度洛西汀。

糖尿病足

严重的足部病变以及截肢术在老年糖尿病患者中常见,因此每年都应行 1 次足部检查(详见下文监测内容);对于所有患者均应给予自我管理预防足部疾病的教育;糖尿病足患者可通过高压氧治疗获益,对于足部溃疡及足疾病高危患者推荐多学科管理。

抗血小板治疗

- 对于心血管疾病(CVD)高危的糖尿病患者(10 年 CVD 风险 >10%),考虑阿司匹林一级预防(剂量 75~162mg/d)。

- 危险因素包括:男性 >50 岁或女性 >60 岁,并且至少合并 1 项主要危险因素(CVD 家族史、高血压、血脂异常、蛋白尿、吸烟)。

记忆、智力和情感

糖尿病患者痴呆、抑郁的发生率明显增高。心理筛查应包括对疾病的态度、对治疗和预后的期望值、情感 / 情绪状态、了解与糖尿病相关的生活质量、生活来源(经济、社会和情感方面)以及精神病史等;必要时予以心理疏导和行为、药物干预。

其他

- 二甲双胍长期应用可能与维生素 B_{12} 缺乏相关。使用二甲双胍治疗的患者,尤其是伴有贫血或周围神经病变的患者,应定期测定维生素 B_{12} 水平。

- 患有内科难治性慢性胰腺炎的患者,需要进行一线切除术,应考虑自体胰岛移植以预防术后糖尿病的发生。

- 有性腺功能减退症状和体征的男性糖尿病患者,可考虑检测血清睾酮水平。

监测(ADA 建议)

- 每次就诊监测体重,计算 BMI。
- 每次就诊监测血压。

- 每次就诊均应询问有无低血糖情况。
- 每 1~2 年检测血脂,取决于血脂是否在正常范围内。
- 每年监测微量白蛋白尿,测试任意标本白蛋白/肌酐比值;每年监测血清肌酐。
- 血糖控制平稳者 HbA1c 每年测 2 次,若控制不佳则按季测试。
- 初次就诊筛查心血管、自主神经病变症状及体征。
- 初次就诊应查看足部动脉搏动、询问有无跛行以筛查外周动脉疾病(PAD)。
- 足部检查,包括单纤维测试足底跖侧的部位(大踇趾、第 1、3、5 跖骨),包括音叉振动觉、针刺觉、踝反射、振动感觉阈值,足背动脉搏动等。无感觉足部应每 3~6 个月检查,适合行走或运动的鞋是有帮助的,足部感觉或组织异常可找专科医生就诊。
- 由眼科医师或验光师每年进行全面的散瞳检查和视力检测。

肾上腺功能减退症(adrenal insufficiency)

常见病因

继发性

常见,盐皮质激素功能存在,无高钾血症或色素沉着,脱水较少见。

- 长期服用糖皮质激素突然停药。
- 醋酸甲地孕酮。
- 颅脑放疗。
- 头部外伤。
- 垂体肿瘤。

原发性

- 自身免疫疾病。

- 结核。
- 肾上腺转移瘤。

诊断

- 基础（清晨）血浆皮质醇 >18μg/dl 可除外肾上腺皮质功能减退症；<3μg/dl 可诊断。

- ACTH 刺激试验：替可克肽（DDAVP）250μg，iv（最好在清晨进行试验），如 30~60 分钟达峰、峰值 >18μg/dl 为正常，<15μg/dl 可诊断肾上腺皮质功能减退症。

- 肾上腺皮质功能减退症诊断明确时，若 ACTH>100pg/ml 提示为原发性肾上腺皮质功能减退症。

药物治疗

氢化可的松为治疗肾上腺皮质功能减退症的首选药物[10~12mg/（m²·d），分 2~3 次]，等效的皮质激素剂量见表 29-3。

表 29-3 皮质激素及等效剂量

药物	大约的等效剂量(mg)	相对的抗炎效力	相对的盐皮质激素效力	生物半衰期(h)
倍他米松	0.6~0.75	20~30	0	36~54
可的松	25	0.8	2	8~12
地塞米松	0.75	20~30	0	36~54
氟氢可的松	NA	10	4	12~36
氢化可的松	20	1	2	8~12
甲泼尼龙	4	5	0	18~36
泼尼松龙	5	4	1	18~36
泼尼松	5	4	1	18~36
氟羟泼尼松龙	4	5	0	18~36

应激状态的处理

● 严重疾病、创伤、手术:在上述紧急状态下无需等待实验室检查结果,可予以氢化可的松 50~100mg,iv,q8h;在中度应激情况下应口服双倍的替代性剂量,并尽快递减至基线水平。

● 手术时补充激素的方法:见第 16 章围手术期管理。

骨质疏松症(osteoporosis,OP)

定义

骨质疏松症是一种以骨量低下,骨微结构损坏,导致骨脆性增加,易发生骨折为特征的全身性骨病(WHO)。2001 年美国 NIH 提出骨质疏松症是以骨强度下降、骨折风险增加为特征的骨骼系统疾病。OP 是与增龄有关的退化性疾病;随年龄增长,患病风险增加。

危害

● 骨质疏松的严重后果是发生脆性骨折,女性一生发生骨质疏松性骨折的危险性(40%)高于乳腺癌、子宫内膜癌和卵巢癌的总和,男性一生发生骨质疏松性骨折的危险性(13%)高于前列腺癌。

● 脆性骨折可导致病残率和死亡率的增加;生活不能自理,生活质量明显下降。

● 骨质疏松性骨折的治疗和护理需要投入巨大的人力和物力,费用高昂。

临床表现

● 疼痛。

● 脊柱变形。

● 脆性骨折。

值得注意的是,一些 OP 患者常无明显症状,往往在骨折发生后经 X 线或骨密度检查时才发现已有骨质疏松。

危险因素

- 成人期骨折病史
- 痴呆
- 抑郁
- 低钙摄入
- 视力受损
- 活动量低

- 1级亲属骨折病史
- 衰弱
- 酗酒
- 女性
- 肾功能不全〔GFR<45ml/（min·1.73m²）体表面积〕

- BMI<20kg/m²
- 吸烟
- 绝经过早（<45岁）
- 反复跌倒
- 雄性激素去势治疗
- 药物

可引起或加重骨质疏松的药物和毒物

- 酒精（>2次/日）
- 抗癫痫药
- 糖皮质激素
- 肝素

- 锂盐
- 尼古丁（如吸烟）
- 苯妥英
- 质子泵拮抗剂（≥1年）

- SSRIs
- 甲状腺素（如过度替代或使用抑制剂量）

评估

骨质疏松性骨折是可防、可治的。因此早期诊断、及时预测骨折风险，并采用规范的防治措施是十分重要的。

- 女性65岁后、男性70岁后（NOF，国家骨质疏松基金会）或有骨折史的65岁以上男性至少需要查1次骨密度（表29-4）；骨密度的复查间隔尚无定论。

- FRAX是WHO评估骨折风险的工具，不管是否有骨密度的结果，可通过危险因素的计算来预测10年内发生严重骨质疏松性骨折和髋部骨折的可能性。在美国，FRAX®工具计算出髋部骨折概率 ≥ 3%或任何重要的骨质疏松性骨折发生概率≥ 20% 时,视为骨质疏松性骨折高危患者,需要进行干预;而欧洲一些国家的治疗阈值为髋部骨折概率≥ 5%(获取网址:http://www.shef.ac.uk/FRAX)。

● 建议排除引起继发性骨质疏松的原因(查:血清PTH,TSH,钙,磷,白蛋白,碱性磷酸酶,生物活性的睾酮,肝肾功能,血常规,尿酸,电解质,蛋白电泳)。

诊断(表 29-4)

表 29-4　骨质疏松的诊断与骨密度测量

诊断	T 值
骨量正常	≥ -1.0
骨量减少	-2.5~-1.0
骨质疏松	≤ 2.5
严重骨质疏松	≤ -2.5,合并脆性骨折

注:曾发生脆性骨折临床上即可诊断严重骨质疏松症

治疗

基础措施

一级预防和二级预防。

● 调整生活方式

◇ 富含钙、低盐和适量蛋白质的均衡膳食。

◇ 日照(暴露前臂、每日 15 分钟以上)、户外活动、负重运动(每周 4~5 次)、抗阻运动(每周 2~3 次)、平衡训练有助于预防跌倒。

◇ 戒烟、戒酒。

◇ 防止跌倒的各种措施。

● 骨健康基本补充剂

◇ 钙剂:绝经后妇女和老年人每日钙摄入推荐量为 1 000~1 200mg(其中每日正常膳食可补充约 600mg)。应注意避免超大剂量补充钙剂潜在增加肾结石和心血管疾病的风险。

　　◇　维生素 D:800~1 200 IU/d。国际骨质疏松基金会建议老年人血清 25 羟基维生素 D ≥ 75nmol/L(30ng/ml) 以降低跌倒和骨折风险。应注意个体差异和安全性,定期监测血钙和尿钙,酌情调整剂量。

　　药物干预(表 29-5)

表 29-5　骨质疏松的药物治疗

药物	剂型	用法	注意事项及副作用
抑制骨吸收药物			
二膦酸盐类药物			与不典型股骨骨折发生有关,但罕见(<6/10 000 人 / 年);建议服用 5 年后停用;副作用包括胃肠道反应、流感样症状、下颌骨坏死
阿仑膦酸钠	10mg,70mg	10mg/d 或 70mg/ 周,po	须空腹用水送服,服药后保持直立、不进食 ≥ 30 分钟;CrCl<35ml/min 禁用;胃食管反流相对禁忌
伊班膦酸钠	2mg,4mg	2~4mg,iv,每 3 个月	CrCl <30ml/min 禁用
唑来膦酸盐	5mg/100ml	5mg,iv,给药时间 >15 分钟,治疗每年 1 次,预防 2 年 1 次	CrCl <35ml/min,不推荐用
选择性雌激素受体调节剂(SERMs)			

续表

药物	剂型	用法	注意事项及副作用
雷洛昔芬	60mg	60mg,qd, po	常用于预防,因可减少乳腺癌发病风险静脉栓塞病史及血栓倾向者禁用
降钙素			
鲑鱼降钙素	针剂50U/支;鼻喷剂:200U/喷	50U,qd肌内注射或皮下注射;200U,qd喷鼻	副作用:面部潮红、恶心、过敏等。因缺乏获益以及潜在癌症风险,FDA咨询委员会专家建议,终止在绝经5年以上女性中应用降钙素治疗骨质疏松,只可被长期用于Paget骨病、突然固定而导致的急性骨丢失以及癌症引起的高钙血症
雌激素	口服、经皮、经阴道等多种制剂		雌激素依赖性肿瘤(乳腺癌、子宫内膜癌)、血栓性疾病、不明原因阴道出血、活动性肝病、CTD为绝对禁忌
RANKL(核因子κB受体活化因子配体)抑制剂			
迪诺塞麦 (denosumab)	针剂60mg/支	60mg/半年,皮下注射	低钙血症、严重感染、皮疹、皮肤瘙痒、肌肉或骨痛;低钙血症患者禁用
促进骨形成药物			
甲状旁腺素			

续表

药物	剂型	用法	注意事项及副作用
特立帕肽	针剂 3ml,28 天量,预填 充注射笔	20μg/d,皮 下注射	禁用于 Paget 病或 有骨骼放疗史的患 者;用药期间监测 血钙水平
锶盐			
雷奈酸锶	2g	2g,qn(睡 前口服)	不宜与钙和食 物同时服用; CrCl<30ml/min 不 推荐应用;不良反 应有恶心、腹泻、头 痛、皮疹和湿疹等
四烯甲萘醌 (维生素 K 类,有一定 抑制骨吸收 的作用)	15mg/ 粒	15mg,tid, 口服	胃部不适、腹痛、皮 肤瘙痒、水肿和转 氨酶升高;禁用于 服用华法林的患者

- 钙剂及维生素 D 作为骨质疏松症的基础治疗药物,可以与骨吸收抑制剂或骨形成促进剂联合使用。
- 不建议同时应用相同作用机制的药物来治疗骨质疏松症。
- 同时应用双膦酸盐及甲状旁腺素制剂不能取得加倍的疗效。
- PPI 会影响口服双磷酸盐的吸收,建议服用双磷酸盐 60 分钟后再服用 PPI
- 应用双膦酸盐,为降低下颌骨坏死(osteonecrosis of the jaw,ONJ)的风险:在开始抗骨吸收治疗前完成必要的口腔手术,在口腔手术前后使用抗生素,采用抗菌漱口液,拔牙后正确闭合创面,保持良好的口腔卫生。对于存在 ONJ 高风险患者(伴有糖尿病、牙周疾病、使用糖皮质激素、免疫缺陷、吸烟等)需要进行复杂侵入性口腔手术时,建议暂停双膦酸盐治疗 3~6 个月,术后 3 个月如无口腔特殊情况,可恢复使用双膦酸盐。

- 男性患者存在明显性腺功能低下者可应用睾酮替代治疗。

非药物治疗

胸腰椎压缩性骨折时可采用椎体成形术或球囊扩张椎体后凸成形术,可短期改善功能和疼痛;但该治疗费用昂贵,且有不良反应。短期的合并症通常是由水泥溢出引起。长期的合并症包括治疗的椎体或邻近椎体的局部骨重吸收加重,骨折风险增加。

(曲　璇;于淼审阅)

第 30 章

神经系统疾病

头晕

分类

头晕分为眩晕和非旋转性头晕(晕厥前兆、平衡障碍和头昏)。

眩晕

包括良性位置性眩晕(BPPV)、迷路炎和梅尼埃病。

非旋转性头晕

- 晕厥前兆：是一种接近昏厥的感觉，提示大脑灌注受损。多数出现晕厥前兆的老年人都有与体位性血压改变或由迷走神经介导的改变相关的症状，而非心源性的。

- 平衡障碍：是一种不稳的感觉。常见原因：前庭病变、神经病变及视觉和肌肉骨骼的问题。

- 难以形容的头昏可能提示抑郁、焦虑或其他情绪问题。

- 多数头晕可在数日至数月内缓解。

头晕的检查

关键步骤包括检查有无体位性低血压及步态观察。如果未发现原因，应该做一些简易的前庭检查，如悬头试验(Dix-Hallpike)和其他可能发现眼震的检查法。

通过眼震初步鉴别周围性或中枢性病变

- 周围性自发性眼震为水平性,略带旋转;方向一般不变换;强度随疾病发展过程而变化;常有眩晕、恶心、呕吐等自主神经症状,严重程度与眼震强度一致。

- 中枢性自发性眼震可为垂直性、旋转性;方向可变换;强度多不变;可无自主神经症状,严重程度与眼震强度不一致。

检查方法

- 初始眼位:让患者直视前方检查眼震。

- 凝视诱发:让患者保持头部不动,眼球分别向上下左右注视并保持 5~10 秒钟;每个方向均使眼球偏斜 30°~45° 以保证能够发现各个方向上的病理性眼震;过度凝视(时间过长或偏斜角度过大)可能会出现生理性眼震。眼震超过 3~5 下即属异常。

- 摆头:嘱患者闭眼,快速前后摆动头部 10 秒钟,随即睁眼,观察眼震。出现眼震为异常。头晕急性发作期的患者很难配合,临床不常用。

- Dix-Hallpike 试验:让患者坐在检查床上,帮助他(她)迅速仰卧躺下,同时一侧耳朵朝向桌子。帮助患者坐直,重复上述动作并让另一侧耳朵朝下。尽管推荐做法是让患者的颈部过伸超出床沿,但这对于很多患者是不可行和不必要的。在数秒潜伏期后出现的持续 10~30 秒钟的眼震(通常伴有眩晕)提示该试验阳性。约半数 BPPV 患者的 Dix-Hallpike 试验阳性——尤其当症状于近期出现时。

- 若发现异常眼震,建议请耳鼻喉科及神经内科会诊。

头晕的治疗

头晕的治疗取决于病因(表 30-1)。

表 30-1　常见的头晕的特点、诊断和治疗

主要症状	特点	持续时间	诊断	治疗
头晕	站立 1~30 分钟后感头昏	数秒至数分钟(发作性)	体位性低血压 [*]	治疗基础疾病;避免可引起低血压的药物;改变活动行为方式:如缓慢站起、收缩小腿和前臂等;佩戴过膝弹力袜等;必要时用药治疗。
	有 1 种以上异常:视力、前庭功能、脊髓本体感觉、小脑和下肢周围神经	在运动中发生(慢性)	感觉性共济失调	纠正或替代感觉异常;康复治疗、肌力和平衡训练
	步幅小且步态不稳;腱反射和(或)肌张力增加	运动中发生(慢性)	帕金森病	抗帕金森病治疗,注意预防体位性低血压
	头颈部活动诱发;颈部活动范围减小	数秒至数分钟(发作性)	颈椎病	行为调整;减少颈部痉挛和炎症

续表

主要症状	特点	持续时间	诊断	治疗
眩晕	体位改变引起,Dix-Hallpike 试验阳性	数秒至数分钟(发作性)	良性发作性位置性眩晕	Epley 手法复位治疗(见 www.merck.com/mmpe/sec08/ch086/ch086c.html),诱发发作的活动锻炼可能有益;建议由耳内科专科来操作
	急性发作,非体位性	数日	迷路炎(前庭神经元炎)	甲泼尼龙100g/d,po×3d,经 3 周逐渐滴定减量至停药,以改善前庭功能;氯环利嗪用于缓解急性期症状。
	低频神经性听力丧失和耳鸣	数分钟至小时(发作性)	梅尼埃病	氯环利嗪用于缓解急性症状;利尿剂和(或)限盐预防发作
	血管病危险因素;一过性神经系统体征	10分钟至几小时(发作性)	短暂脑缺血发作(TIAs)	阿司匹林;控制血管危险因素;

*可以引起体位性低血压的药物包括:①心血管用药:α 受体阻滞剂,β 受体阻滞剂,ACEI,利尿剂,可乐定,利血平,双嘧达莫等药物;②中枢神经系统用药:抗精神病药,阿片类,治疗帕金森药物,骨骼肌松弛药,三环类抗抑郁药;③泌尿系统:治疗尿失禁的抗 M 受体制剂

震颤

震颤的分类和处理见表 30-2。

表 30-2 震颤的分类和处理

震颤类型	频率(Hz)	相关疾病	临床特征	治疗
小脑性	3~5	小脑疾病	仅运动时出现;意向性震颤;接近目标时震颤幅度增大	对症处理
原发性	4~12	50%有家族史	震颤幅度变化较大;常见于上肢、头颈部;姿势性震颤;紧张可加重;饮酒可缓解	β 受体阻滞剂,如普萘洛尔或阿罗洛尔;或去氧苯巴比妥(扑米酮);或托吡酯
帕金森	3~7	帕金森病	"搓丸征";安静时出现;情绪激动或当活动健侧肢体时加重;常为非对称性	见帕金森病
过度的生理性震颤	8~12	无	紧张、疲劳、低体温、高血糖、甲亢、咖啡因、药物等	去除诱因,必要时镇静

急性卒中(acute stroke)的治疗

患者教育

为了能将卒中患者尽早、在静脉溶栓的时间窗之前送到医院,需要教育老年人及其照顾者,早期识别卒中的症状,及时治疗。可采用 FAST 方法进行宣教。

F:face,脸面,出现一侧面部肌肉"下垂"、"面瘫";

A:arm,手臂,活动障碍、无力,无法抬起手臂;

S:speech,语言,出现语言含糊;

T:time,及时,如果出现上述任何症状,打急救电话 120/999,去(有溶栓绿色通道的)医院。

查体

- 生命体征如血压、心率和血氧等。
- 心脏(杂音,心律失常,扩大)。
- 神经系统(全面检查)。
- 眼底。
- 血管(颈动脉和其他外周血管搏动)。

辅助检查

- 血化验:血常规,肌酐,电解质,血糖,心肌酶,凝血,氧饱和度。
- 病情评估。
- 急诊脑 MRI 或 CT 平扫。
- 美国国立卫生研究院卒中量表(national institute of health stroke scale,NIHSS; 见 www.ninds.nih.gov/doctors/NIH_Stroke_Scale.pdf)能够判断严重程度和预后。NIHSS 评分 >15 分提示主要血管的或严重的卒中、高死亡率或永久的明显神经功能障碍;NIHSS 评分 <8 分提示神经功能恢复良好。
- 心脏评估:ECG;心脏彩超,在发现心脏来源栓子方面,经食管心脏彩超优于经胸骨心脏彩超。
- 血管评估

  ◇ 可行 MRA 或 CTA 可判断血管闭塞或狭窄情况,必要时行 DSA。

  ◇ 颈动脉血管彩超和经颅多普勒检查可分别用于发现颈动脉和椎基底动脉系统来源的血栓。

支持性治疗

- 如果存在缺氧,予以氧疗,维持氧饱和度 >94%。
- 意识障碍或存在延髓性麻痹患者,应予气道支持和呼吸机辅助通气。
- 进食前需要进行饮水试验,如提示存在吞咽困难,则需要行管饲营养。
- 纠正代谢和容量紊乱。
- 发现和处理冠脉缺血、心力衰竭和心律失常。发病 24 小时内,可予心电监护。
- 对于活动受限的缺血性脑卒中患者,用普通肝素或低分子肝素预防深静脉血栓 / 肺栓塞。
- 大面积脑梗死、小脑梗死,以及伴有脑水肿的脑出血时,需要降颅压治疗。
- 注意抑郁情绪的识别和处理。
- 一旦病情稳定,请康复科会诊,早期开始康复治疗。
- 如无禁忌证,出院后继续用他汀类药物。

缺血性卒中的急性期抗血栓治疗

- 如果发现有卒中,建议立即由救护车送往大医院以争取时间;CT 检查除外脑出血后静脉溶栓治疗。老年人静脉溶栓的时间窗为 3 小时。
- 溶栓禁忌证
  ◇ 发病 >180 分钟。
  ◇ BP ≥ 185/110mmHg。
  ◇ 颅内出血或有颅内出血病史。
  ◇ 3 个月内发生过脑外伤、卒中。
  ◇ 21 天内发生过胃肠道出血或泌尿系出血。
  ◇ 活动性出血或急性外伤。
  ◇ INR>1.7 或 PT>15 秒。
  ◇ 48 小时内用过肝素。
  ◇ 血小板计数 <100×10^6/L。

- ✧ 血糖 <50mg/dl(2.8mmol/L)。
- ✧ 癫痫发作后神经系统功能障碍。
- ✧ CT 提示多发脑叶梗死(梗死面积 >1/3 大脑半球)。
- ✧ 严重心、肝、肾功能不全或严重糖尿病患者。
- ✧ 体检发现有活动性出血或外伤(如骨折)。
- 相对禁忌证(如果存在下列情况,应仔细考虑权衡获益 / 风险)
- ✧ 轻微或者卒中症状快速改善。
- ✧ 起病时抽搐,遗留发作后神经损害。
- ✧ 14 天内做过较大外科手术或者有大的创伤。
- ✧ 3 个月内发生过急性心肌梗死。
- 使用重组组织纤维蛋白原激活物(tPA),0.9mg/kg体重,静脉给药,最大剂量 90mg。
- 颅内出血风险是 3%~7%;年龄 >75 岁和 NIHSS 评分 >20 分是颅内出血的危险因素。
- 静脉溶栓治疗应在发病后 3~4.5 小时内使用;其他的相对的排除标准包括年龄 >80 岁和 NIHSS 评分 >25。
- 尽早抗血小板治疗:ASA 150~300mg/d,对未接受过溶栓的患者在起病 24~48 小时内开始治疗。急性期后 50~150mg/d。
- 不推荐抗凝治疗,除非心源性栓塞或对活动受限患者使用预防剂量来预防深静脉血栓形成 / 肺栓塞,但急性期抗凝可能增加出血风险,因此根据经验可以适当延后抗凝治疗。

缺血性卒中的急性高血压的治疗

- 如果要进行静脉溶栓,尝试将血压控制至 <185/110mmHg,以便于患者能够接受再灌注治疗。降压药可选择:
- ✧ 盐酸乌拉地尔注射液(亚宁定,urapidil):持续静滴或使用输液泵,初始输入速度可达 2mg/min,维持给药速度为 9mg/h。

✧ 尼卡地平（nicardipine）：5mg/h，iv，每 5~15 分钟增加 2.5mg/h，最大剂量 15mg/h。

● 如果患者不能或不考虑溶栓治疗，而 SBP ≤ 220mmHg 或 DBP<120mmHg，则不需要降压治疗；若血压高于上述标准，应缓慢降压，目标是第 1 个 24 小时内血压降低 15%。降压药要根据患者的共患病来选择。

出血性卒中的治疗

● 最常见的原因是高血压，见于 75%~80% 的患者。

● 其他常见病因：过度饮酒、脑淀粉样血管病、创伤、动静脉畸形和动脉瘤等。

● 急性期的治疗主要包括预防血肿扩大（包括控制严重的高血压、停用抗血小板药物、手术等），预防及控制脑水肿，控制出血破入脑室及脑积水，控制癫痫等。

● 大面积脑叶或者脑室内出血应考虑神经外科引流术。

● 多数蛛网膜下腔出血的发生与动脉瘤破裂有关，需要尽早进行血管手术和介入治疗。另外要应用钙离子拮抗剂预防血管痉挛。

● 慢性硬膜外血肿的治疗取决于临床症状，如症状存在且有恶化，则应予以引流；若无症状或症状好转中，则也可临床继续观察。

卒中的预防

卒中的风险评估（表 30-3）

表 30-3　Essen 卒中风险评分量表

危险因素	分值
<65 岁	0
65~75 岁	1

续表

危险因素	分值
>75 岁	2
高血压	1
糖尿病	1
既往心肌梗死	1
其他心血管疾病(除外心房纤颤和心肌梗死)	1
外周动脉疾病	1
吸烟	1
既往缺血性脑卒中 /TIA	1
最高分值	9

注:0~2 分为低危,3~6 分为中危,7~9 分为高危

ABCD2 评分

是用于判定短暂性脑缺血发作(TIA)患者预后常用的评分量表。

- A:年龄(≥ 60 岁)(1 分)
- B:首次就诊时的血压(收缩压 ≥ 140mmHg 或者舒张压 ≥ 90mmHg)(1 分)
- C:临床表现
- ◇ 单侧无力(2 分)。
- ◇ 言语障碍,不伴肢体无力(1 分)。
- ◇ 无言语障碍或者肢体无力(0 分)。
- D− 症状持续时间
- ◇ ≥ 60 分钟(2 分)。
- ◇ 10~59 分钟(1 分)。
- ◇ <10 分钟(0 分)。

- D:患有糖尿病(1分)

分数相加,ABCD2 总分在 0 分(低危)到最高分 7 分(高危)之间,首次发作后两天内发生卒中的危险:总分小于 4 分的患者,1%;总分 4 或者 5 分的患者,4.1%;总分 6 或者 7 分的患者,8.1%。

怀疑短暂性脑缺血发作的患者和卒中的高危患者(ABCD2 分数 ≥ 4),应立即开始阿斯匹林和他汀类(例如辛伐他汀)治疗,并转诊要求专科医生紧急诊疗。

控制危险因素

- 戒烟。
- 运动锻炼(中等强度运动 ≥ 30min/d)。
- 控制体重(BMI<25kg/m^2)。
- 低钠(≤ 2~3g/d)、高钾(≥ 4.7g/d)饮食。
- 控制血压,降压低限为 120/70mmHg,以保证重要器官的足够灌注。
- 年龄 ≥ 80 岁且心血管共病很少的患者,血压可控制在 150/80mmHg。
- 治疗血脂异常(见心血管章节)。
- 心房颤动患者予抗凝或抗血小板治疗(见心血管章节)。

有 TIA 或卒中病史患者的抗血小板治疗

- 一线治疗:阿司匹林 75~150mg/d。
- 如果阿司匹林不耐受或无效,可用氯吡格雷(波立维)75mg/d。
- 心房颤动患者使用华法林,监测 INR 1.5~2.5。如无心房颤动,则华法林与阿司匹林比,不增加获益,反而增加出血风险。

治疗颈动脉狭窄（表 30-4）

表 30-4 颅外颈动脉狭窄手术再通的术式选择

	有症状患者[+]	有症状患者	无症状患者[*]
	狭窄度 50%~69%	狭窄度 70%~99%	狭窄度 70%~99%
CEA	Class Ⅰ/Level B	Class Ⅰ Level A	Class Ⅱa/Level A
CAS	Class Ⅰ/Level B	Class Ⅰ/Level B	Class Ⅱb/Level B

注：颈动脉内膜切除术（carotid endarterectomy，CEA）；颈动脉支架成形术（carotid angioplasty and stent placement，CAS）；+ 发生 TIA 或卒中；* 无证据表明狭窄度 <70% 的无症状患者进行手术可以获益。Class Ⅰ：治疗是有用和有效的；Class Ⅱa：倾向于治疗是有用和有效的；Class Ⅱb：治疗的有用性和有效性证据不足。Level A：资料源于多中心临床研究或荟萃分析；Level B：资料来源于单中心研究或非随机研究

血脂控制的目标

强调持续使用他汀类药物（详见第 22 章心血管疾病）。

帕金森病（Parkinson's disease，PD）

诊断要点

- 运动迟缓
  - ◇ 启动困难（如开始行走时步态胶着）。
  - ◇ 重复动作的速度和幅度逐渐下降（如拇指和示指反复对指）。
  - ◇ 动作转换困难（如在起立行走检查时，从走路到转身，动作需分解成多个步骤来完成）。
- 同时至少有下列一项
  - ◇ 肌强直（如齿轮样）。
  - ◇ 3~7Hz 的静止性震颤。
  - ◇ 平衡反射障碍（如从患者背后轻拉患者肩部时不能保持平衡）。
- 其他临床特征

- ◇ 慌张步态。
- ◇ 姿势不稳和跌倒。
- ◇ 声音低沉。
- ◇ 面具脸。
- ◇ 瞬目减少。
- ◇ 小写征。
- ◇ 流涎。
- ◇ 面部和头部皮肤脂溢性改变。
- ◇ 嗅觉减退。
- ◇ 快动眼期睡眠行为障碍。
- ◇ 便秘。

● 在病程后期还经常会出现神经心理疾病——焦虑、抑郁、痴呆、视幻觉、心境恶劣、精神病、谵妄。

帕金森病的鉴别（表30-5）

表30-5 早期帕金森病和其他帕金森综合征的鉴别

疾病	震颤	不对称性	早期摔倒	早期痴呆	OH
PD	+	+	–	–	–
DIP	+/–	–	–	–	–
VP	–	+/–	+/–	+/–	–
DLB	+/–	+/–	+/–	+	+/–
PSP	–	–	+	+/–	–
CBD	–	+	+	–	+
MSA	–	+/–	+/–	–	+

注:+ 常常或总是出现;+/– 有时出现;– 不出现;OH:体位性低血压;PD:帕金森病;DIP:药物致帕金森综合征;VP:血管性帕金森综合征;DLB:路易体痴呆;PSP:进行性核上性麻痹;CBD:皮层基底节变性;MSA:多系统萎缩

常见的可诱发运动障碍的药物

● 震颤:如锂盐、茶碱、丙戊酸、抗精神病药。

- 帕金森征:抗精神病药物、止吐药物、抗高血压药物(如利血平)。
- 舞蹈病:雌激素、抗癫痫药物。
- 肌张力障碍:帕金森病中多巴胺替代治疗(异动症)。

帕金森病的治疗

非药物治疗

- 进行疾病宣教,指导患者进行生活方式调整。
- 监测体位性低血压(见第 22 章心血管疾病)。
- 康复治疗:行走和平衡锻炼,应对失能的技巧,预防跌倒,居家环境的改造等。
- 增加膳食纤维的摄入和水的摄入,预防便秘;另外,因为老年人常有骨质疏松,要补充足量的维生素 D 和钙剂。

手术治疗——深部脑刺激(deep brain stimulation,DBS)

- 对苍白球或下丘脑核团进行 DBS 治疗,可用于治疗帕金森病或其治疗相关的运动并发症。
- DBS 最适用于药疗有效,但长期使用后出现运动波动(开关现象、异动),且合并疾病很少尤其是没有痴呆的患者。
- 与药物治疗比较,DBS 在某些患者可明显改善运动功能(每天的"开"期可增加数小时),减少异动症。
- 术后早期(3 个月内)并发症包括:手术部位感染(10%)、颅内出血(2%)、死亡(1%)、认知和语言问题(10%~15%)、增加跌倒风险。

药物治疗(表 30-6,表 30-7)

- 当症状影响生活时开始治疗,可结合个体需要。
- 小剂量开始,逐渐滴定至最佳有效剂量。
- 在药物滴定增量过程中,警惕胃肠道反应、体位性低血压、发作性入睡等药物副作用。

- 不能突然停药,警惕撤药恶性综合征。
- 剂量个体化。
- 如有条件,最好由专科医生诊疗。

表 30-6　治疗帕金森的药物

药物种类	起始剂量	评价
左旋多巴复方制剂		
√左旋多巴/苄丝肼*（美多巴）	初始剂量 62.5~125.0mg,每日 2~3 次,餐前 1 小时或餐后 1 个半小时服药	是 PD 治疗的主要药物;每 1~2 周增加 1/2~1 片,至疗效满意和不出现副作用时的适宜剂量维持治疗;注意胃肠道副作用、体位性低血压、嗜睡;活动性消化道溃疡者慎用,狭角型青光眼、精神病患者禁用。长期治疗可引起开关现象、运动迟缓和异动症。
√卡比多巴—左旋多巴控释片*（息宁控释片）	1 片 /d,2 次 /d	半衰期较美多巴长,适用于改善夜间症状和晨僵。
多巴胺受体激动剂		中枢神经系统副作用比左旋多巴复方制剂多
√普拉克索*（森福罗）	0.375mg/d,分 3 次	逐渐增至有效剂量(1.5~3.0mg,3 次 /d)
吡贝地尔（泰舒达）	50mg/d	逐渐增加至 100~300mg/d
儿茶酚胺 –O– 甲基转移酶抑制剂（COMT–I）		
√恩他卡朋（珂丹）	100~200mg/ 次,与每剂左旋多巴同服	与左旋多巴合用,监测肝功能,警惕恶心和体位性低血压

续表

药物种类	起始剂量	评价
抗胆碱能药		
苯海索（安坦）	1mg/d	可引起意识模糊和谵妄；对流涎有益；主要适用于有震颤的患者，无震颤的患者一般不用，尤其老年患者慎用，狭角型青光眼及前列腺肥大患者禁用
NMDA 受体拮抗剂		
金刚烷胺	100mg,2 次 /d	对早期和晚期 PD 有效；副作用包括精神症状、幻觉、下肢水肿；不要突然停药
单胺氧化酶 B 抑制剂(MAOB-I)		
雷沙吉兰	0.5mg/d	与多种药物和富含酪胺的食物有相互作用；药价昂贵
司来吉兰	5mg,qam	作为多巴胺的辅助用药；总剂量不超过 10mg/d

√适于治疗老年患者；* 一线治疗

表 30-7　帕金森相关症状及药物选择

类别	症状	治疗选择
运动	震颤、运动迟缓、僵直	应用多巴胺或多巴胺受体激动剂
	持续震颤，尽管已经应用上述药物	加用 β 受体阻滞剂或可乐定；考虑 DBS
	运动迟缓，运动波动，关期时间延长，尽管已经应用多巴胺制剂	增加多巴胺剂量；或加用多巴胺受体激动剂，或 COMT 抑制剂或者 MAO B 抑制剂；对难治性运动波动考虑 DBS
	姿势不稳或步态异常，尽管已经应用多巴胺制剂	加用金刚烷胺或胆碱酯酶抑制剂

类别	症状	治疗选择
非运动	抑郁	使用 SSRI 或者 SNRI 类药；考虑使用普拉克索
	认知功能损害 / 帕金森病痴呆	考虑试用胆碱酯酶抑制剂，注意监测运动症状和消化道副作用
	体位性低血压	见第 22 章体位性低血压相应内容
	快动眼期睡眠行为障碍	仅在健康的、没有痴呆和睡眠呼吸暂停以及跌倒风险低的患者，考虑小心地试用氯硝西泮；其他患者可以试用褪黑素
药物相关	异动症	将多巴剂量慢慢减量（如果运动症状加重，加用小剂量的多巴胺受体激动剂），加用金刚烷胺，可考虑使用氯氮平
	恶心	缓慢滴定多巴胺剂量；可以应用多潘立酮；避免使用甲氧氯普胺（胃复安）、氯丙嗪或者异丙嗪
	冲动控制障碍	将多巴胺受体激动剂减量或者停用；使用金刚烷胺
	幻觉 / 精神症状	除外全身疾病；小心将抗帕金森药物减量；试用 Pimavanserin（哌马色林）；或者喹硫平或氯氮平（避免使用其他抗精神作用药物）

多系统萎缩(multiple system atrophy, MSA)

诊断

- 诊断依据病史和查体。
- 早期的非运动症状,特征表现为:排尿/性功能障碍、体位性低血压、快动眼期睡眠行为障碍。
- 标志性临床表现(不同的组合形式)

◇ 进展性的自主神经功能衰竭:性功能障碍、排尿障碍、体位性低血压。

◇ 帕金森样表现:运动迟缓、僵直、跌倒;静息性震颤不多见,但可有姿势性震颤。

◇ 小脑功能异常:步基宽、肢体活动不协调。

- 其他常见表现

◇ 吸气时喘鸣。

◇ 明显的颈部前屈。

◇ 抑郁或焦虑。

◇ 没有痴呆或幻觉。

◇ 额叶执行功能异常或者注意力缺陷。

病程

- 运动症状一旦出现会快速进展(约半数患者在运动症状出现 3 年需要使用助步器)。
- 病情逐渐进展,病程 6~10 年。
- 晚期患者表现为:反复跌倒,明显的运动迟缓,言语不清,以及反复的吸入性肺炎。

治疗

- 针对上述情况进行症状管理;目前尚无可以改善疾病过程的药物。
- 约 40% 的患者对左旋多巴治疗有短期反应,如无副作用可以继续使用。
- 神经康复治疗:以最大限度地维持患者活动功能,预防跌倒、误吸,提高语言沟通能力。

- 长期预后差,应考虑缓和医疗方面的需求。

周围神经疾病(peripheral neuropathy)

临床表现

按损伤的神经分类,可表现为:

- 运动障碍:弛缓性瘫痪、肌张力降低、肌肉萎缩。
- 感觉障碍:局部麻木、灼痛、刺痛、感觉过敏、实体感缺失等。查体可见符合周围神经(手袜套样)或单神经(取决于受累神经)分布区的针刺觉减退。
- 反射障碍:腱反射减弱或消失。
- 自主神经功能障碍:局部皮肤光润、发红或发绀、无汗、少汗或多汗,指(趾)甲粗糙脆裂等。

按受累模式分类,可表现为:

- 局灶性(嵌压综合征,压迫性神经病变)。
- 多灶性(血管炎,糖尿病)。
- 对称性。如果是对称性,明确受累部位。
- 近端:许多病因,包括:吉兰 - 巴雷(Guillain-Barré)综合征,血卟啉病,慢性炎性脱髓鞘性多发性神经根神经病,莱姆病。
- 远端:神经传导速度检查有助于鉴别较常见的轴索病变(糖尿病、药物作用、酗酒、肾衰竭、恶性肿瘤)与脱髓鞘病变(包括吉兰 - 巴雷综合征和慢性炎性脱髓鞘神经病)。

评估

全面地采集病史,进行全身体格检查。

- 病程:急性(<4 周),亚急性(1~3 个月),慢性(>3 个月)。
- 家族史:Charcot-Marie-Tooth 病,最常见的遗传性神经病变,可累及运动神经和感觉神经。
- 药物 / 毒物接触史:酒精、胺碘酮、抗生素(如甲硝唑,异烟肼)、化疗药、苯妥英、他汀类、溶剂、重金属、杀虫剂。

诊断

- 多数神经病变是临床诊断(表 30-8)。
- 血液及生化检查:血常规、尿常规、生化全项、甲功、维生素 B_{12}、血沉、血清蛋白电泳。
- 神经传导检查:有助于将常见的轴索病变(DM、药物、酒精、肾衰竭、恶性疾病)与脱髓鞘疾病(包括吉兰 – 巴雷综合征、慢性炎性脱髓鞘性多发性神经根神经病)相鉴别。
- 约 30% 的病例是特发性的。
- 功能检查与评定,作出预后判断,确定康复目标,制订康复计划,评定康复效果等。

表 30-8　某些神经病变的诊断特征

分布	表现	常见原因
下肢对称性多神经病变	感觉受累为主(烧灼感、麻木感、刺痛)	DM(约占总病例数的 30%)、特发性的、维生素 B_{12} 缺乏、酒精、慢性肾病、MGUS、化疗
四肢对称性多神经病变	感觉 ± 运动 ± 自主神经	特发性、吉兰 – 巴雷综合征、慢性炎性脱髓鞘性多发性神经根神经病、莱姆病
单神经,或神经根病变	感觉 ± 运动	腕管、尺神经病、Bell 麻痹、桡神经病变
不对称性单神经病变	感觉 ± 运动 ± 自主神经	血管炎、DM、ALS

治疗

周围神经病的治疗取决于病因,如停用引起病变的物质(酒精、药物)、补充营养素(营养不良、B族维生素缺乏),糖尿病神经病变者严格控制血糖,或者治疗原发性肿瘤(肿瘤性神经病变)等。另外,要预防并发症和神经痛的对症治疗。

预防并发症

* 保护远端肢体,避免受伤:合脚的鞋,每日足部检查,良好的皮肤护理,避免赤足走路。
* 预防跌倒(见跌倒章节)。
* 康复和理疗,以维持功能,减轻症状,减少致残。

痛性神经病的治疗

起始剂量小,根据需要和耐受性调整剂量。

* 加巴喷丁起始量 100~200mg,1~2 次 /d,可能需加量至 400~600mg,3 次 /d。
* 普瑞巴林:75~300mg,2 次 /d,主要适应证为疱疹后神经痛、糖尿病性周围神经病和纤维肌痛。
* 其他可能有效的口服制剂包括:
  ◇ 卡马西平 200~400mg,q12~8h;卡马西平缓释片 200mg,q12h。
  ◇ 度洛西汀:60mg/d。
  ◇ 拉莫三嗪:200~400mg/d(表 30-9)。
  ◇ 阿片类:警惕下列副作用:瘙痒、情绪改变、乏力、意识模糊。
  ◇ 曲马多:200~400mg/d。
  ◇ 抗抑郁药物,如 SSRIs 或三环类抗抑郁药。
* 其他可能有效的治疗包括:
  ◇ 辣椒碱软膏:外用,q6~8h.
  ◇ 经皮神经电刺激治疗。

表 30-9 常用抗癫痫药物使用方法及有效血药浓度

药物名称	起始剂量（mg/d）	增加剂量	维持剂量（mg/d）	最大剂量（mg/d）	有效浓度（mg/L）	服药次数（次/d）
卡马西平（得理多）	100~200	100~200mg/周	400~1 200	1 600	4~12	3
氯硝西泮	1		4~8	12		3
苯巴比妥	30~60	30mg/周	90~180	180	15~40	2~3
苯妥英钠	200	100mg/周	200~400	500	10~20	2~3
丙戊酸钠（德巴金）	600	200mg/3d	100~1 500	2 000	50~100	2~3
加巴喷丁（迭力）	300	300mg/d	900~1 800	2 400		3
拉莫三嗪（利必通）单药治疗	25	25mg/2周	100~200	500		2
与肝酶诱导类的AEDs物合用	50	50mg/2周	100~200			2
与丙戊酸类药物合用	12.5	12.5mg/2周	100~200			2

续表

药物名称	起始剂量 （mg/d）	增加剂量	维持剂量 （mg/d）	最大剂量 （mg/d）	有效浓度 （mg/L）	服药次数 （次/d）
奥卡西平（曲莱）	150~300	300~600mg/周	600~1 200	2 400		2
托吡酯（妥泰）	25	25~50mg/周	100~400			2
唑尼沙胺	100	100mg/2周	400	600	20~30	2
左乙拉西坦（开浦兰）	1 000	0.5~1g/2周	1 000~3 000			2

癫痫(epilepsy)

定义

癫痫是一种脑部疾病,其特点是脑部有持续存在的癫痫反复发作的易感性,以及由于这种疾病引起的神经生化、认知、心理和社会后果,癫痫的确定要求至少有一次癫痫发作。反复发作是癫痫的特征。癫痫发作(epileptic seizure),也称为痫性发作,是大脑神经元过度同步放电造成的一过性临床表现。

分类

● 全面性发作:临床的表现提示双侧大脑半球同时受累,同时脑电图也表现为双侧大脑半球起源的异常放电。

● 部分性发作:发作起源于大脑的局部,伴有同时局灶起源的脑电图异常;可进展为全面性发作。

常见病因

● 痴呆晚期、CNS 感染、药物或酒精撤退、卒中病史、脑肿瘤、代谢性疾病、脑外伤、中毒或特发性。

初始评估和评价

● 病史:老年人智力、记忆力水平有不同程度下降、更易于并发多种疾病且常独自居住,自述病史未必可靠。家属及目击者对病史的陈述在一定程度上更具诊断价值。

● 全面查体;重视神经系统检查。

● 重视其他系统检查:老年患者更易于并发多种疾病,应该根据情况进行其他系统性检查,以利于鉴别诊断和病因诊断。如:血液学常规和生化检查、甲状腺和甲状旁腺功能检查、多导睡眠监测、体位性血压测量、心脏超声、颈动脉和椎动脉超声检查等。

● 脑电图检查:脑电图在老年人癫痫的诊断和监护中有重要价值。

● 神经影像学检查：老年期发病癫痫患者都应该常规进行神经结构影像学检查，包括 CT、MRI，以明确或排除颅内病变。

治疗

包括两个方面，一是病因治疗，二是抗癫痫药物治疗。老年人抗癫痫药物治疗的选择：治疗的目的和基本原则与青年人一致，但应该特别注意以下几点。

● 充分考虑老年人生理变化对药效学和药代动力学的影响，选择合适的药物和剂量，加强必要的血药浓度监测。

● 首选 AEDs 单药治疗，从低剂量给药，逐渐加量，减少不良反应。

● 系统性考虑患者服用的非 AEDs 与 AEDs 的相互作用以及多种 AEDs 联合应用之间的相互作用。避免使用下列可以降低癫痫发作阈值的药物：安非他酮、氯丙嗪、氯氮平、马普替林、奥氮平、甲硫哒嗪（硫利哒嗪）、替奥噻吨或曲马多。

● 对患者、家属及护理人员进行癫痫相关知识的宣传教育并采取有效措施以提高患者的依从性。

● 最好在神经科医生指导下用药。

（王秋梅；王　含　周立新　卢　强审阅）

第 31 章

骨骼肌肉疾病

骨骼肌肉疾病(musculoskeletal diseases)是老年人主要慢性病之一,疼痛和活动障碍会引起肥胖、肌少症、抑郁,严重影响生活质量。

老年人常见大关节痛(表 31-1)。

老年人髋部骨折(hip fracture)围手术期处理

* 髋部骨折,无论手术还是非手术治疗,均存在相应风险和并发症;非手术治疗,除骨折不愈合的风险,还会导致卧床相关并发症;对于大多数老年髋部骨折患者,手术治疗是首选。
* 手术时机:内科情况稳定的,早期手术(48 小时内)预后较好,可避免因长期卧床而导致的各种并发症;活动性内科共病的患者(如心力衰竭、肺炎、不稳定心绞痛、严重的 COPD),术前可能需要更多的评估和干预,但应尽量避免手术延迟超过 72 小时。
* 尽可能选用局部麻醉。
* 抗生素:术前 1 小时内给予抗生素(头孢唑林、克林霉素或万古霉素)1 次,术后一般不需重复使用。
* 预防深静脉血栓。
  ◇ 尽快使用分级加压弹力袜,或下肢按摩装置。

表 31-1 老年人常见关节相关疼痛的鉴别诊断及治疗

类型	疾病	病因	表现	治疗
颈痛	椎管狭窄症或神经根病	颈椎骨关节炎，颈椎间盘突出	• 颈背疼痛 • 上肢无力，手指发麻，下肢乏力，行走困难 • 头晕，恶心，呕吐，甚至视物模糊，心动过速及吞咽困难等	• 如出现根性疼痛，感觉异常，麻木或非进展性的神经缺陷，可予口服镇痛药物并避免可致症状加重的运动 • 如症状严重，可予短疗程口服糖皮质激素 • 如疼痛可耐受可予物理治疗 • 如病情严重或引起关节失能，可予硬膜外类固醇激素注射 • 如合并 CT 或 MRI 证实的神经根受压症状，疼痛持续 6~12 周或进行性运动乏力，可行手术治疗
肩痛	肩部撞击综合征	肩峰下间隙组织发生病变，造成上肢上举时肩袖与肩峰发生撞击	• 肩峰前外侧发作性隐痛，常放射至肱骨中段外侧 • 夜间为著，患肩受压或上肢超过头顶时疼痛加重；主动和被动活动正常 • 局部注射利多卡因有效 • 典型体征为"疼痛弧"（外展 60°~120° 同时外旋）	• 去除重复性损伤刺激，短期休息及吊带制动 • 对乙酰氨基酚或 NSAIDs（短期）镇痛 • 居家锻炼或物理治疗（PT） • 糖皮质激素局部注射

续表

类型	疾病	病因	表现	治疗
肩痛	肱二头肌腱炎	通常由重复运动引起，也可能为肩关节骨性嵌顿所致	• 肩部前方疼痛伴有肱二头肌近端肌腱压痛 • 前臂后旋位（肘关节屈曲至90°）抗阻力时疼痛加重（Yergason征） • 抗阻力肩关节前屈时疼痛可加重	• 腱鞘内注射糖皮质激素 • 牵拉和扩大关节活动（稍晚进行）
肩痛	肩袖疾病	外伤；老年患者可有肩部受撞击或皮肤[倒]时上臂外伸病史，多为碰撞后组织缺血及肩关节骨性结构改变	• 包括肩袖部分撕裂,退行性变或结构完全破坏 • 结构完全破坏表现为上臂主动外展功能严重受损 • 部分撕裂或退行性变则仅表现为疼痛伴肩关节外展受限不能达到90°	• 短期休息及吊带制动（急性期） • 对乙酰氨基酚或短期NSAIDs控制疼痛 • 避免病情加重因素，如上臂外展 • 理疗（维持肩关节活动范围） • 滑膜囊内注射麻醉药物及糖皮质激素 • 手术治疗

续表

类型	疾病	病因	表现	治疗
肩痛	肩周炎(粘连性关节囊炎)	继发于肩部其他疾病或外伤	• 单侧受累,肩关节疼痛,压痛,活动度明显受限(外旋和内旋小于90°,ESR增快 • 疼痛期(数周至数月),粘连期(4~12个月)和消退期(6~24个月) • 利多卡因注射对活动范围无改善	• 物理治疗和居家锻炼(屈肘并伸直上臂,水平内收和内,外旋肩关节为主) • 糖皮质激素注射 • 手术松解或经关节镜松解关节囊
腰背痛	急性腰肌损伤(腰痛综合征)	提重物或运动时造成损伤	• 急性疼痛,位于中线或一侧更重,向骶尾部和臀部放射 • 活动,站立和久坐后加重,休息后好转	• 多数可继续正常活动 • 严重者床头抬高45°~60°或屈髋屈膝侧卧位休息1~2天 • 冰敷辅以按摩处理肌肉痉挛 • 对乙酰氨基酚或短期用NSAIDs控制疼痛 • 腹肌和下肢肌肉的等长运动(疼痛缓解后) • 预防:保持正确的腰部姿势,加强腹肌锻炼

续表

类型	疾病	病因	表现	治疗
腰背痛	椎间盘突出症	椎间盘退行性病变,椎间盘纤维环破裂,髓核组织突出(或脱出);多于L4~L5或L5~S1水平	• 单侧踝反射异常,足趾和踝关节背伸障碍,及直腿抬高时出现疼痛(坐骨神经痛) • 常急性发作,体位改变时变化明显	• 初发治疗同急性腰肌损伤(见上) • 如效果不明显可于硬膜外注射长效糖皮质激素及硬膜外麻醉药 • 如果症状反复发作或保守治疗6~8周无效可考虑手术治疗
	骨关节炎和慢性腰椎间盘退变		• 活动后酸痛加重,休息后好转 • 相同关节增生形成骨刺或弓起单侧神经根病变,出现坐骨神经痛	• 避免诱发症状的活动;保持正确背姿,注意提重物情况并加强腹肌锻炼 • APAP 或短期使用 NSAIDs 控制疼痛 • 糖皮质激素注射,针灸和假针灸可有效 • 慢性顽固性疼痛可予阿片类药物等
	腰椎不稳定	椎间盘退行性病变,椎间盘弹性下降引起椎体下降高度下降导致腰椎不稳	• 严重、突发、短暂、反复发作的疼痛,由腰部伸直时诱发,仰卧或侧卧时缓解 • 腰椎屈曲位相可确诊	• 腹肌和椎旁肌锻炼 • 腰骶支具 • 手术(严重病例)

续表

类型	疾病	病因	表现	治疗
腰背痛	腰椎管狭窄症	原发或继发因素造成椎管结构异常，椎管腔内变窄	● 脊柱后伸时加重，屈曲减轻 ● 行走时臀部、大腿或小腿疲劳或疼痛 ● 腰椎活动受限，直腿抬高试验阳性，L4~S1神经支配区的肌无力	● 对乙酰氨基酚或短期使用 NSAIDs ● 腰背肌锻炼（减少腰椎前凸） ● 糖皮质激素注射 ● 手术减压（椎板切除术和部分筋膜切除术；融合治疗（存在腰椎滑脱或脊柱侧弯）；棘突间撑开术
	椎体压缩性骨折	骨质疏松症	● 常无明确外伤史，多位于脊柱胸腰段，突发严重疼痛 ● 坐位或站立时加重；卧床可缓解	● 卧床；镇痛；适当活动； ● 降钙素或帕米膦酸钠（30mg/d，连续3天） ● 经皮椎体成形术，后凸成形术
	非风湿性疼痛	如肿瘤、动脉瘤	● 缓慢出现，逐渐加重，卧床不缓解 ● 多有夜间痛 ● 可有上运动神经元损害体征 ● 胸椎和上腰椎受累多见	治疗原发病；对症止痛

续表

类型	部位	疾病	病因	表现	治疗
髋部疼痛		大粗隆滑囊炎	臀大肌与股骨大粗隆长期过度摩擦,股骨大粗隆部滑囊产生慢性无菌性炎症,一般没有明显外伤史	• 髋关节外侧疼痛,坐硬椅、患侧卧位和坐位起立时加重;行走时可缓解 • 大粗隆局部压痛,下肢抗阻力外展或髋关节内旋时可诱发疼痛 • 活动范围不受限,无活动时疼痛,腹股沟疼痛或根性疼痛	• 避免诱发症状的活动 • 睡觉时患侧外侧后垫枕头避免压迫滑囊,必要时可配戴支具 • 长效糖皮质激素和麻醉药联合局部注射
		骨关节炎		• 表现为腹股沟区疼痛,有时可引起腰部或膝关节牵涉痛,伴休息后关节僵硬 • 早期髋关节内旋时腹股沟区疼痛,进展期髋关节各方向被动活动均受限	• 参见骨关节炎 • 对于影像学证实关节破坏,中至重度持续性疼痛或(和)功能障碍,非手术治疗症状缓解不明显者,可选择全髋关节置换术

续表

类型	疾病	病因	表现	治疗
髋部疼痛	髋部骨折	骨质疏松＋侧向跌倒	• 跌倒后不能行走或负重，疼痛常放射至腹股沟或膝关节 • 如高度怀疑但X线阴性，可内旋髋关节15%~20%复查髋关节相或MRI检查 • 45%发生在股骨颈，45%在股骨粗隆间，10%在股骨粗隆下	• 手术治疗：切开复位内固定，半髋关节置换术或全髋关节置换 • 对于关节囊外骨折，滑动髋螺钉与髓内针相比并发症的发生率较低 • 股骨颈骨折移位常采用半髋关节置换术或全髋关节置换治疗 • 股骨粗隆下骨折可采用髓内钉治疗
	非风湿性疼痛	内脏牵涉痛、下腰椎神经根性疼痛、缺血性坏死、Paget病、转移瘤等		对因治疗
膝关节疼痛	骨关节炎		• 活动相关 • 晨僵少于30分钟 • 捻发音	见骨关节炎的治疗

续表

类型	疾病	病因	表现	治疗
膝关节痛	牵涉痛	如髋关节炎	髋关节活动度减少	
	髌骨软化		压痛局限于髌股关节	见骨关节炎的治疗
手部及腕部疼痛	骨性关节炎		● 手关节疼痛及晨僵 ● 指间关节最常受累,尤其是远端指间关节 ● 关节骨性增生而形成硬结节	
	炎性关节炎	类风湿关节炎及银屑病关节炎	典型表现为掌指关节或近端指间关节受累,伴晨僵大于 1 小时	见类风湿关节炎治疗
	桡骨茎突狭窄性腱鞘炎		手腕桡侧疼痛或无力	前臂拇指夹板,NSAIDs,如果病情顽固,可予糖皮质激素注射,如注射后效果不佳,可考虑手术治疗

类型	疾病	病因	表现	治疗
手部及腕部疼痛	狭窄性腱鞘炎（扳机指）		多发生于拇指，表现为拇指根部局部疼痛，局部可有绿豆粒大小的结节，随着疾病的发展，伴随拇指屈伸活动可出现弹响	活动矫正，可佩戴夹板使掌指关节处于轻度屈曲位；轻症可使用短程 NSAIDs；重症病例可使用糖皮质激素注射；症状反复可考虑手术治疗
	腕管综合征	重复活动；类风湿关节炎；占位病变（如淋巴瘤），甲状腺疾病；外伤；淀粉样变	正中神经支配范围内的刺痛和（或）触觉减退	单一治疗无效可考虑联合治疗

◇ 如预计手术可能延期(48 小时后),应术前开始预防,否则在术后 12~24 小时开始预防;常用华法林、低分子肝素或磺达肝葵钠;推荐疗程 11~35 天,至少用 10 天;如果患者不能活动、手术延迟、或曾有血栓病史,则可能需要更长的抗凝时间。

- 警惕肺栓塞,术后监测血氧至少 48 小时,必要时给予吸氧治疗。
- 术前及术后充分镇痛(如三合一股神经阻滞、鞘内注射吗啡)。
- 避免长期留置导尿管,尽量在术后 48 小时内拔除尿管。
- 48 小时内开始辅助下行走,康复治疗。
- 警惕谵妄、营养不良、压疮的发生。
  ◇ 评估谵妄风险因素,去除诱因。
  ◇ 营养风险评估,给予高蛋白质营养补充治疗。
  ◇ 预防压疮,可考虑使用减压气垫替代标准床垫。
- 负重:通常在半髋关节置换术或全髋置换术后可耐受,切开复位加内固定(ORIF)或粗隆间骨折可用脚尖着地(toe-touch)。
- 髋关节防护措施:髋关节勿内收超过躯干中线、勿屈曲超过 90%、勿内旋(平卧时脚趾与床面垂直)。
- 抗骨质疏松治疗:2 周后使用双磷酸盐治疗,确保充分补充 VitD(见第 29 章"内分泌与代谢疾病","骨质疏松"部分),一般不在围手术期使用钙剂,以免影响胃肠道功能、加重便秘。
- 预防跌倒:见跌倒章节。
- 发生骨折前已不能行走或稳定的嵌插性骨折患者可采用保守治疗。

足部疾病(foot diseases)

- 足病会影响老年患者的整体健康状况及功能。

对足病的早期诊断及全面治疗可以明显改善老年人生活质量。

- 足病及其相关疾病以及其造成的后遗症可能是局部的,但也可能与全身疾病相关。机械性创伤,血管、神经、皮肤指甲病变、风湿性疾病以及内分泌疾病都能增加老年人发生严重足病的风险。

- 推荐老年糖尿病患者每次就诊都进行足部检查。

- 检查应注意老年患者能否自己看到或触及其双足。

骨关节炎(osteoarthritis,OA)

定义

以关节软骨退行性病变及继发性骨质增生为主要改变的慢性关节疾病。在≥65岁老年人中几乎100%患有骨关节炎(OA),是引起老年人膝关节、髋关节疼痛以及背痛的主要原因。

病因

- 多种病因:先天性、代谢疾病相关的;关节畸形;关节外伤或其他关节疾病造成的关节损伤。

- 遗传:原发性骨关节炎在女性为显性遗传,男性为隐性遗传,一般不会累及腕、肘、肩以及踝关节。

临床表现

- 反复发作的关节疼痛、关节僵硬和进行性运动受限,伴有韧带稳定性下降以及肌肉萎缩。

- 负重关节的骨关节炎会引起步态异常,增加跌倒风险。

- 根据不同的关节受累方式,可以为从单一指间关节骨性膨大到承重关节的严重病变,以及孤立的脊柱受累,到中轴及周围关节的普遍退行性变。

- 老年人常见疾病,女性多见。

病理表现

● 滑膜增生、关节积液。

● 软骨细胞功能不良以及软骨细胞死亡,导致机械性能下降、软骨表面纤维化以及最终出现肉眼可见的软骨结构破坏。

● 受累关节的软骨—骨交界面由于骨质增生,骨赘形成。

X 线表现

早期检查正常,逐渐出现关节间隙狭窄、软骨下骨质硬化及囊性变、关节边缘骨赘形成、关节内游离骨片。严重者可以出现关节变形和半脱位。

治疗

非药物治疗

● 运动(尤其水中运动):肌力、伸展、运动范围锻炼。

● 减体重:尤其是腰、髋和膝关节炎患者。

● 热疗:包括浅表热疗(热敷、加热垫或热水袋)和深部热疗(微波、短波或超声波)。

● 手术干预:如滑膜切除、半月板修复、人工关节置换。

● 工具:手杖或助行器。

● 其他:生物反馈,经皮电刺激和针灸。

药物治疗(表 31-2)

● 局部镇痛药:如辣椒碱软膏、双氯芬酸凝胶。

● 关节内、滑囊内或触发点注射。

◇ 糖皮质激素(如甲泼尼龙醋酸盐、曲安奈德、己酸丙炎松):单关节受累有效,大关节 40mg(如膝、踝、肩);腕、踝和肘关节 30mg;手足的小关节 10mg。作用可持续 1~2 个月,每年注射不超过 3 次。

◇ 透明质酸制剂:膝骨关节炎时注射 3~5 次,每次间隔 1 周。疗效温和但可持续 ≥ 6 个月。

- 营养药：氨基葡萄糖(500mg, q8h)合用软骨素(400mg, q8h)可能对某些患者有效，可能对中至重度膝关节疼痛更有效。

- 对乙酰氨基酚(APAP)：轻/中度疼痛首选，副作用少。

- NSAIDs：常能缓解疼痛，有抗炎作用，但与APAP相比副作用较多，均可增加服用华法林患者的INR值。

 ◇ 非选择性NSAIDs主要是胃肠道损害和肾损害，不建议长期使用。质子泵抑制剂对NSAIDs引起的消化道溃疡有预防作用。

 ◇ 选择性COX-2抑制剂(如塞来昔布，依托考昔)胃肠道不良反应小，但增加心肌梗死风险，可加用小剂量阿司匹林。

- 相对选择性COX-2抑制剂：依托度酸以及美洛昔康；严重胃肠副作用发生率低于传统NSAIDs，肾损害低于传统NSAIDs药物和选择性COX-2抑制剂；尚未发现长期使用增加发生脑卒中和心肌梗死的危险。

- 口服阿片类药物：使用前需仔细分析风险/获益比。

表 31-2 常用解热镇痛药物

名称	用量及用法	备注
√对乙酰氨基酚(APAP)(泰诺林，缓释片650mg)	650mg, 4~6h(如果 CrCl<10ml/min，则改 q8h)	无抗炎作用且效果不及NSAIDs；大剂量(≥2g/d)会增加使用华法林患者INR值；如果有肝肾脏疾病、或摄入危险剂量酒精时，减半量；通常老年人≤2g/d 是安全的
阿司匹林(ASA)肠溶片 0.1g泡腾片 0.5g	0.3~0.6g, Q8h；0.5g q4~6h	注意胃肠道损害、高血压和肾损害

续表

名称	用量及用法	备注
非选择性 NSAIDs:注意消化道损害,肾损害,高血压		
双氯芬酸钠(扶他林 25mg)	50~150mg/d,分 2~3 次服	缓释片不可嚼碎
√布洛芬(如美林)	1 200~2 400mg/d,分 3 或 4 次服	消化道副作用较少
√萘丁美酮(瑞力芬 500mg)	500~1 000mg,q12h	消化道副作用较小
选择性 COX-2 抑制剂		
√塞来昔布(西乐葆 100mg,200mg 胶囊)	100~200mg,q12h	增加心肌梗死风险;消化道溃疡风险较低;不抑制血小板;如在服用华法林会增加 INR 值;中重度肝功能不全的患者避免使用;可引起肾损害;磺胺过敏禁用
√美洛昔康(莫比可 7.5mg)	7.5~15mg/d	有一定的 COX-2 选择性;消化道副作用较少
洛索洛芬钠(乐松 60mg/片)	30~60mg,tid	老年人安全性较高,应从小剂量开始

注:√优选用于治疗老年人

类风湿关节炎(rheumatoid arthritis,RA)

表现

● 老年人 RA 以女性多见。通常分为两型:老年发病 RA(elderly-onset rheumatoid arthritis,EORA)和年

轻发病 RA (youth-onset rheumatoid arthritis, YORA)。

◇ EORA：指 >60 岁发病的 RA，急性发病较多见，常伴明显乏力及体重下降；大关节、尤其是肩关节受累较突出；晨僵、关节活动受限和软组织肿胀较明显。ESR 明显增快，但类风湿因子 (RF) 阳性率低。APF (抗核周因子)、AKA (抗角蛋白抗体) 及抗 CCP (环瓜氨酸肽) 抗体检查对 EORA 的诊断有重要价值。

◇ YORA：指 <60 岁发病并持续至老年期。多数有常年活动性 RA 病史，从而导致明显的关节功能障碍。表现为活动性多关节炎和关节畸形，例如手关节尺侧偏斜、手指鹅颈样改变和纽扣状变形、腕关节半脱位、肘关节挛缩等。可伴有系统性表现，如肺间质改变、血管炎、周围神经病变和继发性淀粉样病变等。

- EORA 的疾病特点
◇ 发病迅速，累及的关节较少，但多累及近端关节。
◇ 类风湿因子通常为阴性。
◇ 出现类风湿结节者较少。
◇ 关节破坏也较早发 RA 轻。
◇ 总体预后要好于早期起病、血清学阳性、伴有类风湿结节以及关节侵蚀明显的患者。

诊断

2009 年美国风湿病学会 (ACR) 和欧洲抗风湿病联盟 (EULAR) 的分类标准和评分系统，即：至少一个关节肿痛，并有滑膜炎的证据 (临床或超声或 MRI)；同时排除了其他疾病引起的关节炎，并有典型的常规放射学 RA 骨破坏的改变，可诊断为 RA。另外，该标准对关节受累情况、血清学指标、滑膜炎持续时间和急性时相反应物 4 个部分进行评分，总得分 6 分以上也可诊断 RA (表 31-3)。

表 31-3 2009 ACR 和 EULAR 提出 RA 评分系统

评分表	分值
关节受累情况(0~5)	
1 个大关节	0
2~10 个中大关节	1
1~3 个小关节	2
4~10 个小关节	3
大于 10 个关节(至少 1 个小关节)	5
血清学(0~3)	
RF 和抗 CCP 抗体均阴性	0
RF 和抗 CCP 抗体低滴度	2
RF 和抗 CCP 抗体高滴度	3
滑膜炎病程	
小于 6 周	0
大于等于 6 周	1
急性时相反应(0~1)	
CRP 和 ESR 正常	0
CRP 或 ESR 升高	1

治疗

非药物治疗

- 教育。
- 功能锻炼。
- 夹板和支具。
- 手术治疗:当滑膜炎或关节破坏引起严重功能障碍时考虑。

药物治疗

早期应用改善病情的抗风湿药(DMARDs)(表

31-4)

- 非生物性 DMARD。

  ◇ 以甲氨蝶呤为核心的联合治疗方案：甲氨蝶呤加柳氮磺吡啶；甲氨蝶呤加羟氯喹（或氯喹）；甲氨蝶呤加青霉胺等。

  ◇ 其他：硫唑嘌呤、环磷酰胺、米诺环素、来氟米特等。

- 生物性 DMARDs：如 TNFα 受体拮抗剂（阿达木单抗，赛妥珠单抗，依那西普英夫利昔单抗），白介素 1 受体拮抗剂（阿那白滞素）。

- 对 DMARD 反应欠佳时添加药物。

  ◇ T 细胞激活阻滞剂：托珠单抗（Tocilizumab）缓解症状治疗。

  ◇ 非甾体抗炎药（NSAIDs）。

- 外用药。

- 短期小剂量糖皮质激素治疗。

个体化治疗

充分考虑各方面因素的影响，尽可能避免药源性损害，确保合理、安全、有效地进行治疗。

纠正营养不良和微量元素缺乏

康复和心理治疗

表 31-4　早期应用改善病情的抗类风湿治疗药物表

药物	起始常用剂量	备注
羟氯喹 100mg	开始 200~400mg/d	单药治疗用于病程 <24 个月、疾病活动度低、无预后不良表现者；注意血常规，肝肾功能；用药前及每年检查眼科明确有无视网膜中毒。葡萄糖六磷酸脱氢酶（G6PD）缺乏者禁用

续表

药物	起始常用剂量	备注
柳氮磺吡啶肠溶片 250mg	起始 500mg/d,每隔 3~4 天增加 500mg,至总量 2~3g/d;分 2 次服用	注意血常规、肝肾功能
甲氨蝶呤 2.5mg	10~25mg/周,根据肾功能调整剂量(CrCl<30ml/min 停药)	注意血常规,肝肾功能(每 8 周复查,WBC<$3.0×10^9$/L 时停药);联用叶酸 1mg/d 以减少副作用;可致口腔溃疡、肝肺毒性、血象降低;肝病禁用
来氟米特(爱若华 10mg)	开始 100mg/d×3d,然后 20mg/d	注意血常规,肝肾功能(每 8 周复查,WBC<$3.0×10^9$/L 时停药);可致肝毒性,血细胞减少、血小板减少(罕见)和贫血(罕见);肝病禁用

痛风(gout)

定义

长期嘌呤代谢障碍,血尿酸升高致组织损伤的一组疾病。可以表现为急性痛风性关节炎,常见于足、踝、膝某一单关节或鹰嘴滑囊等部位,或表现为慢性关节炎。

表现

- 通常表现为急性单关节炎,常见于第 1 跖趾关节、足中部或踝关节。可累及膝关节、肘关节或腕关节。

- 未治疗患者在疾病晚期发作轻,但持续时间长,且会同时累及一个以上关节。

- 在未治疗疾病晚期,可表现为多关节的低强度慢性炎症并伴有痛风石形成(肉眼可见的皮下尿酸盐结晶沉积,位于伸面)。

- 痛风急性发作前可有无症状高尿酸血症时期。但急性发作时不一定会出现高尿酸血症。

病因

- 酗酒
- 禁食
- 别嘌醇,停止或开始使用
- 感染
- 暴食
- 血尿酸任何变化(升高或降低)
- 外伤
- 脱水
- 利尿剂
- 手术

诊断

关节腔穿刺,偏振光显微镜下见关节液中双折射性针形结晶(尿酸盐结晶)可确诊。

治疗(表31-5)

- 急性发作时短期使用NSAIDs(<20天不良反应少)。
- 关节内注射:糖皮质激素或玻璃酸钠关节腔内注射,当只有1~2个关节受累时可考虑;
- 口服泼尼松20~40mg/d直至产生效果,然后快速减量。
- 如有多关节受累,可予甲泼尼龙20mg,po,q12h,逐渐减量。
- 秋水仙碱可有效预防痛风急性发作(肝肾疾病时不用)。
- 降尿酸药物:别嘌醇或丙磺舒;急性期不用(会延长并加剧急性痛风的发作病程)。
- 治疗引起尿酸沉积的原发病(肾脏疾病、药物、淋巴细胞增殖性疾病、慢性溶血性贫血、银屑病等)。

表 31-5　治疗慢性痛风有效的药物

药物	常规剂量	建议
√别嘌醇 100mg	100~600mg/d,如果 >300mg/d,分次服用	在急性发作期不用;在肝肾损害时减量;每 2~4 周增加 100mg,直至血尿酸正常;监测血常规;皮疹常见
秋水仙碱 0.5mg	0.5mg,qd 或 q12h,最大剂量 1mg/d	治疗痛风发作,可能预防假性痛风复发;监测血常规、肝肾功能
氯沙坦 (科素亚 50mg)	12.5~100mg,q12~24h	50mg/d 服用时有轻度促尿酸排泄作用;在高血压或心力衰竭患者中可能有用
丙磺舒 250mg	500~1 500mg,分 2~3 次	调整剂量使血尿酸水平正常或增加尿酸排泄;抑制血小板功能;肾损害时可能无效

注:√老年人优选

鉴别

假性痛风(pseudogout)

● 为焦磷酸钙引起的结晶性关节炎,特别累及腕和膝关节。危险因素包括进展期骨关节炎、高钙血症、甲减或甲亢、神经性关节病、糖尿病、低镁、低磷血症、老年、痛风、血色病;急性疾病,轻微损伤,脱水,手术可诱发。

● 关节腔穿刺,显微镜检可明确诊断;X 线片提示软骨钙质沉着(腕、膝、肩、耻骨联合处最易发现)。单一关节受累,关节腔冲洗并注射糖皮质激素可能有效;多关节受累可参照前文痛风治疗。但秋水仙碱治疗效果差。

风湿性多肌痛(polymyalgia rheumatica)

定义及表现

● 常见于老年人,以持续颈、肩胛带、骨盆带肌群疼痛僵硬感为临床特征。

- 常以肩带肌疼痛为首发症状,初起为一侧,随后在数周内进展到对侧,以四肢的近端肌肉、躯体中轴肌肉和肌腱附着点处疼痛最为明显。
- 可因身体活动加重肌痛而难于翻身、下床,可伴有全身酸痛、疲劳、低热、消瘦等症状。
- ESR 常明显升高。
- 可有不同程度的滑膜炎表现,上肢近端关节受累较下肢关节更为常见。滑膜炎表现与 RA 相同,包括滑膜增厚、关节积液和淋巴细胞浸润。
- 诊断时需除外类风湿关节炎、肌炎及副肿瘤综合征。

治疗

- 标准治疗:泼尼松起始剂量 15mg/d。如果 1 周未能控制症状,增加剂量。甲泼尼龙 120mg,im,q3~4周也有效。2~4 周后,开始滴定减量至症状能够控制、CRP 或 ESR 稳定所需最小剂量。
- 轻症单用 NSAIDs 可能有效。
- 监测症状、CRP 或 ESR。
- 维持治疗 ≥ 1 年。25%~50% 患者复发,届时需要再次使用激素或激素加量。
- 预防性抗骨质疏松治疗。

巨细胞动脉炎(giant cell arthritis)

定义

巨细胞动脉炎是老年人最常见的血管炎。主要累及主动脉的近端分支,也称颞动脉炎。颞动脉活检可确诊。

表现

- 炎症反应和缺血表现最常见于头部及上肢。
- 有时肉眼可以看到颞动脉搏动;可伴有压痛、结节性红肿。

- 可有颞侧头痛、下颚及舌"间歇性无力"和突发的视力丧失等症状。

- ESR 和 CRP 升高、GGT 升高。

- 在诊断 GCA 前常有数月非特异性全身症状(体重减轻、发热、贫血及肌肉酸痛等),与风湿性多肌痛没有差别。

- GCA 的其他症状包括上肢间歇性酸胀无力、脑卒中、舌或头皮的缺血性坏死,或罕见心肌梗死。

- 主动脉瘤(胸主动脉瘤)是 GCA 的晚期表现。

治疗

- 泼尼松 40~60mg/d,2~4 周以上可控制症状,之后开始减量,2 个月减至中等剂量(如泼尼松 20mg/d),当 10mg/d 时,每次减量 1mg,9~12 个月后停用。有严重血管炎并发症者可以用甲泼尼松冲击治疗。

- 加用口服甲氨蝶呤 7.5~15mg/ 周和叶酸 5~7.5mg/d,可减少激素用量,降低复发风险,但疗效中等。

- 大剂量激素肠外给药(如甲泼尼龙 1 000mg/d,iv,3 天)治疗视力下降尚有争议。

- 治疗应持续 1 年以上,以减少复发。

- 初始治疗的 6 个月之内应警惕感染风险;注意心血管疾病的发生率较高。

- 用小剂量阿司匹林(81~100mg/d)减少视力损害、TIA 或卒中风险。可合用 PPI 保护胃肠道。

- 监测症状、CRP 或 ESR。

- 预防性抗骨质疏松治疗。

- 每年复查 CXR 检查有无胸主动脉瘤形成,尤其是升段,随访 10 年。

(曾 平;林 进审阅)

第 32 章

皮 肤 问 题

压力性损伤(pressure injury)

定义

压力性损伤是位于骨隆突处、医疗或其他器械下的皮肤和(或)潜在皮下软组织的局限性损伤。可表现为局部组织受损但表皮完整或开放性溃疡,并可能伴有疼痛。损伤是由于剧烈和(或)长期的压力或压力联合剪切力导致。皮下软组织对压力和剪切力的耐受性受环境、营养、血流灌注、合并症和软组织条件等因素影响。

发病情况及危害

老年人高发,美国老年患者压力性损伤的发生率为 10%~25%,其病死率较无压力性损伤的老年人增加 4~6 倍。压力性损伤也使得住院日延长,医疗费用和家庭负担增加。

危险因素

内因

- 皮肤老化。
- 慢性病和共病伴有功能残障。
- 营养不良。

外因

- 长期卧床,身体持续受压。
- 半卧位身体下滑产生的剪切力,拖拉床单产生的摩擦力。

● 伤口渗液、尿便失禁使皮肤浸渍。

压力性损伤的评估

● 伤口测量尺、照相、完整描述压力性损伤(部位、数目、大小和深度、渗液和伤口周边情况、有无合并感染或骨髓炎)、发生时间。

● 压力性损伤好发部位:多发生在骨骼隆凸、少皮下脂肪处,如骶骨、尾骨、坐骨结节、股骨大转子、肘部、膝盖和足跟部等。

压力性损伤的分期

见表 32-1。

表 32-1　压力性损伤的不同分期及特点

分期	表现
1 期	● 局部皮肤完好,出现指压不变白的红斑,常位于骨隆突处 ● 与邻近组织相比,这一区域可能会疼痛,发硬,柔软,发凉或发热
2 期	● 部分皮层缺失,表现为浅表的开放性溃疡,创面呈粉红色,无腐肉;也可表现为完整的或开放 / 破损的浆液性水疱 ● 外观呈透亮或干燥的浅表溃疡,无腐肉及瘀伤 ● 皮肤撕裂,医用胶布所致损伤,会阴部皮炎,浸渍糜烂或表皮脱落不应使用 2 期来描述
3 期	● 全层皮肤缺失,可见皮下脂肪,但骨、肌腱、肌肉并未外露;可有腐肉,但并未掩盖组织缺失的深度。可出现窦道和潜行 ● 3 期压力性损伤的深度依解剖学位置而不同;鼻梁、耳朵、枕骨部和踝骨部没有皮下组织,这些部位发生 3 期压力性损伤可呈浅表状;相反,脂肪多的区域可以发展成非常深的 3 期压力性损伤;骨骼和肌腱不可见或无法直接触及

分期	表现
4 期	<ul><li>全层组织缺失,并带有骨骼、肌腱或肌肉的暴露。在创面基底某些区域可有腐肉和焦痂覆盖。通常会有窦道和潜行</li><li>4 期压力性损伤的深度依解剖学位置而不同。鼻梁、耳朵、枕骨部和踝骨部没有皮下组织,这些部位发生的压力性损伤可为浅表型。4 期压力性损伤可扩展至肌肉和(或)支撑结构(如,筋膜、肌腱或关节囊),有可能引发骨髓炎。暴露的骨骼/肌腱肉眼可见或可直接触及</li></ul>
不可分期压力性损伤	<ul><li>全层组织缺失,创面基底部覆盖有腐肉(呈黄色、棕褐色、灰色、绿色或棕色)和(或)焦痂(呈棕褐色、棕色或黑色);除非去除足够多的腐肉和(或)焦痂来暴露伤口基底部,否则无法判断实际深度,也无法分期</li><li>足跟处的稳定型焦痂(干燥、紧密附着、完整而无红斑或波动感)可起到“机体天然(生物性)屏障”的作用,不应去除</li></ul>
深部组织损伤	<ul><li>在皮肤完整且褪色的局部区域出现紫色或栗色,或形成充血的水疱,是由于压力和(或)剪切力所致皮下软组织受损导致。此部位与邻近组织相比,先出现痛感、发硬、糜烂、松软、发热或发凉。进一步发展可能会在深色创面上出现扁薄(细小)的水疱。该创面可进一步演变,可覆有一薄层焦痂。即便使用最佳的治疗方法,也会迅速出现深层组织的暴露</li></ul>

压力性损伤风险评估

见表32-2。

表32-2　诺顿压疮风险评估量表 *

参数	
身体状况	4= 好
	3= 一般
	2= 不好
	1= 极差
精神状况	4= 警觉
	3= 萎靡
	2= 混乱
	1= 呆滞
活动能力	4= 走动
	3= 助行
	2= 坐轮椅
	1= 卧床
移动能力	4= 移动自如
	3= 轻度受损
	2= 非常有限
	1= 不动
失禁	4= 无
	3= 有时
	2= 一般情况下尿失禁
	1= 尿便失禁

* 计算五个方面分数的总和,得分 <14 表示压疮发生有高风险

压力性损伤的预防和护理

* 变换体位是有效预防压力性损伤的关键。建立翻身记录卡,每 2~4 小时翻身 1 次;翻身时避免拖拽;将患者侧倾 30° 并用枕头支撑更为有益。

* 辅助防压器具:脂肪垫、充液或充类胶物质的减压垫等。

* 皮肤护理:及时清理排泄物、引流液和汗渍,保

持皮肤清洁并注意皮肤保湿;保持床单及衣物的清洁、平整。

- 营养调整:增加蛋白质和维生素的摄入。
- 健康宣教:主动向患方宣教,出院时进行压力性损伤防治指导。

压力性损伤的治疗

- 去除可纠正的危险因素。
- 局部伤口处理

◇ 清除坏死组织,病原学检查(涂片、培养＋药敏,在伤口边缘取材),当伤口细菌载量 ≥ 10^5,应口服敏感抗生素。

◇ 选择合适敷料,提倡湿性伤口愈合(moist wound healing),较暴露的干燥伤口愈合速度增加 1 倍,并降低感染率。理想的处理是既吸收渗出液,又保持伤口湿润,并隔离污染。

敷料

根据患者的个体情况、压力性损伤的特点正确选用各种敷料。

各种敷料在不同压力性损伤分期中的应用

- 1 期:用水胶体敷料(如康惠尔溃疡贴／康惠尔透明贴),促进血液循环,减轻淤血。
- 2 期:未破溃小水疱可自行吸收,也可用无菌注射器抽液后覆盖水胶体敷料。大水疱用无菌注射器穿刺抽吸,充分引流后放置水胶体油纱,或藻酸盐类敷料,外面覆盖水胶体敷料或泡沫敷料。
- 3~4 期

◇ 干痂:水凝胶敷料＋水胶体敷料。

◇ 黑色坏死组织或黄色腐肉:水凝胶敷料＋泡沫类敷料。

◇ 肉芽生长期:藻酸盐敷料＋泡沫类敷料。

◇ 窦道:藻酸盐填充条＋泡沫类敷料。

◇ 伴有感染同时渗液较多的伤口：银离子泡沫敷料。

◇ 伴有感染同时有窦道的伤口：藻酸盐银离子敷料。

压力性损伤的预后

与压力性损伤的分期相关，研究显示，经过半年适当治疗后，2 期愈合率超过 70%，而 3 期和 4 期的愈合率分别为 50% 和 30%。

皮肤瘙痒症（cutaneous pruritus）

定义

临床上将只有皮肤瘙痒而无原发性皮肤损害者称之为瘙痒症，属于神经精神性皮肤病（皮肤神经症疾患）。老年皮肤瘙痒症是临床上常见的皮肤病之一，分全身性和局限性两种。

发病原因

尚不明确，可能与某些疾病有关，如糖尿病、肝胆病、肾病、便秘等；同时还与外界刺激有关，如寒冷、温热、化纤织物等。

内因
- 精神紧张、兴奋、忧郁、焦虑及生活环境的改变。
- 皮温升高皮脂腺分泌减少。

外因
- 气候变化：潮湿、寒冷干燥。
- 蚊虫叮咬：可导致虫咬性皮炎。
- 食物过敏：如海鲜、牛羊肉等。

临床表现

- 全身性瘙痒，最初局限于一处，逐渐至身体大部或全身。局限性瘙痒以肛门、阴囊及会阴等处多见。
- 搔抓可出现抓痕、丘疹、血痂、色素、湿疹样变及苔藓样变；也容易感染而发生疖肿或毛囊炎。

- 阵发性剧烈瘙痒发作常有定时的特点。还有烧灼、虫爬及蚁行等感觉。

- 感情冲动、温度变化及衣服摩擦都可引起瘙痒发作或加重。

- 夜间瘙痒导致睡眠障碍。

治疗方法

治疗原发病,同时加强锻炼,提高抗病能力。

- 首先去除病因,避免暑热及寒冷刺激;食物诱发者当忌口。

- 避免搔抓、摩擦、热水洗烫等方式止痒,不用碱性肥皂洗浴。内衣为柔软宽松的棉织品。避免羽绒、尼龙及毛织衣服贴身穿。

- 阴痒患者切忌搔抓不洁;不滥用强刺激的外涂药物。调整情绪。

- 治疗常用药:抗组胺药(特非那定、氯雷他定),钙剂及激素(含地塞米松类)等。

- 局部用药应咨询专科。

(郭欣颖　葛　楠;孙秋宁审阅)

第33章

女 性 健 康

绝经相关激素治疗 (menopause related hormone therapy, MHT)

适应证

改善绝经后相关症状。

- 热潮红和盗汗。
- 阴道干燥和性交困难。
- 睡眠障碍。
- 抑郁。
- 尚未有足够的证据证明以下常见症状与绝经后状态有关:认知障碍、疲倦和性功能障碍。

禁忌证

- 原因不明的阴道出血。
- 已知或可疑患有乳腺癌。
- 已知或可疑患有与性激素相关的恶性肿瘤。
- 血栓性疾病。
- 严重肝肾功能障碍。
- 卒中或短暂性脑缺血发作史。
- 冠心病史。

慎用 MHT 的情况

子宫肌瘤 >3cm,子宫内膜增生,胆囊疾病,活动期红斑狼疮,泌乳素瘤,哮喘,癫痫。激素替代治疗(HRT)可能会使上述疾病加重,应予以评估或对治疗作出相应调整。

治疗原则

- 应个体化用药;在综合考虑绝经期具体症状、治疗目的和危险的前提下,选择能达到治疗目的的最低有效剂量;可考虑应用较现有标准用法更低的剂量;对于卵巢早衰妇女,应较正常年龄绝经妇女所用药物的剂量要大。

- 在卵巢功能开始减退并出现相关绝经症状后即开始给予 MHT,可达到治疗的最大益处。HRT 治疗期间应至少每年进行 1 次个体化受益、危险评估,根据评估情况决定疗程长短,并决定是否继续应用。

- 不建议绝经 10 年后接受激素治疗,因为这会提高心肌梗死、深静脉血栓、肺栓塞、卒中、肾结石及卵巢癌的风险

- 对于有子宫的妇女,需雌激素联合孕激素治疗,以预防子宫内膜癌;对于已切除子宫的妇女,单用雌激素即可。

治疗方案

- 雌激素制剂

  ✧ 口服:①结合雌激素(倍美力)0.3~0.625mg/d;②戊酸雌二醇(补佳乐)1~2mg/d;③乙炔雌三醇环戊醚(尼尔雌醇、维尼安);1~2 mg/2 周或 5mg/ 月。

  ✧ 经皮:雌二醇[松奇(贴)],1 贴 / 周。

  ✧ 经阴道:结合雌激素[倍美力(霜)];结合雌激素[葆丽(软膏)];雌三醇[欧维婷(霜)];普罗雌烯[更宝芬(胶囊)]。

- 孕激素制剂

  ✧ 天然孕激素:注射用黄体酮和口服及阴道用微粉化黄体酮(琪宁)。

  ✧ 合成孕激素:甲地孕酮(妇宁)、醋酸甲羟孕酮(安宫黄体酮)、地屈孕酮(达芙通)、炔诺酮(妇康)等。

- 复方制剂

◇ 戊酸雌二醇片／雌二醇环丙孕酮片（克龄蒙）由 11 片 2mg 的戊酸雌二醇和 10 片 2mg 的戊酸雌二醇加 1mg 醋酸环丙孕酮组成，供周期性序贯用药者选用。

◇ 替勃龙（利维爱）：具有雌、孕、雄 3 种激素活性，有子宫的绝经后妇女，应用此药时不必再加用其他孕激素。

乳腺癌（breast cancer）

● 筛查：74 岁以下女性每两年应接受乳腺钼靶像 1 次，或每年乳腺 B 超检查 1 次，74 岁以上女性视预期寿命，可继续筛查。

● 65 岁以上新诊断乳腺癌患者的评估应包括合并疾病、功能状态及预期寿命，并基于上述情况和患者就治疗目标进行讨论。

● 若治疗目标是治愈，则下一步评估应为前哨淋巴结活检和肿瘤切除。

● 若前哨淋巴结活检结果为阴性，可不必行腋窝淋巴结清扫术，以减少术后并发症。

● 若前哨淋巴结活检结果为阳性，通常需行腋窝淋巴结清扫术。老年妇女在腋窝淋巴结清扫术后更容易出现淋巴水肿。

● 评估乳腺癌 TNM 分期及 ER、PR 及 HER-2 状况，决定化疗和内分泌治疗方案。

● 早期乳腺癌且无症状者，不必行 PET 和放射性骨扫描检查。

术后监测

● 每 3~6 个月接受一次查体，共 3 年；然后每 6~12 个月接受一次体检，共 12 年。

● 注意乳腺、卵巢、结肠和直肠第二原发肿瘤的监测。

辅助内分泌治疗

● 雌激素受体和(或)黄体酮受体阳性的绝经后妇

女复发概率较高(肿瘤 >1cm,或淋巴结阳性),应接受辅助内分泌治疗。接受芳香酶抑制剂治疗 5~10 年(表 33-1)。

● 若前 5 年内芳香酶抑制剂治疗中断,应转为三苯氧胺治疗 2~5 年。患者完成 5 年的三苯氧胺治疗后,推荐再接受 5 年的芳香酶抑制剂治疗。

● 芳香酶抑制剂治疗开始前 / 后应检查骨密度,必要时可考虑双磷酸盐类药物治疗

● 大部分接受芳香酶抑制剂治疗的患者会出现肌肉与骨骼的不良反应。可对症治疗(乙酰氨基酚、锻炼)或改为芳香酶抑制剂与三苯氧胺交替治疗。

表 33-1 乳腺癌的口服药物治疗

类别,药物治疗	剂量和剂型	监测	副作用、反应(代谢)
抗雌激素药物			
三苯氧胺 *(他莫昔芬)	20mg/d,口服	每年进行一次视力检查和子宫内膜癌筛查	血栓形成、骨髓抑制、引发子宫内膜癌;避免使用可降低三苯氧胺活性的药物,包括氟西汀、帕罗西汀、度洛西汀
托瑞米芬(法乐通)	60mg/d,口服	定期血常规、肝功能、肾功能、血钙、眼底检查	提高华法林效应
芳香酶抑制剂			
阿那曲唑(瑞宁得)	1mg/d,口服	定期血常规、肝功能、肾功能、血脂、血钙、骨密度	潮热、恶心、呕吐、阴道干燥、关节痛、肌痛、骨质疏松等
依西美坦(阿诺新)	25mg/d,口服	同上	同上
来曲唑(弗隆)	25mg/d,口服	同上	同上

*:若 CrCl<10ml/min,可减少剂量

辅助化疗

● 手术后辅助化疗可降低复发风险,尤其是在 10 年复发风险 >10% 的情况下。雌激素受体少或缺乏的乳腺癌患者更获益。联合应用激素辅助治疗和化疗可使雌激素受体或孕激素受体阳性的乳腺癌患者的复发率再降低 5%~10%。

双磷酸盐类药物

● 唑来膦酸每 6 个月 1 次静脉注射 4mg,可以有效预防芳香化酶抑制剂引起的骨相关事件。临床试验证明,唑来膦酸辅助治疗除了能预防骨质丢失外还能降低骨转移的发病率,推迟骨转移发病时间。

外阴疾病(vulvar disease)

非肿瘤性

外阴硬化性苔藓

中老年女性中常见,约占外阴良性疾病 1/3,并可发展至肛周(砂漏样改变)。病灶为白色或粉色的斑点或丘疹,可融合;无症状或瘙痒、疼痛、性交困难。诊断必须依据活检。是外阴上皮内瘤变的前期改变之一。4%~5% 发展为扁平细胞癌。治疗:0.05% 丙酸氯倍他索外用 q12~24h,8~12 周;然后逐渐减量至停用。建议长期随访。

鳞状增生

高出皮肤的白色角质化病灶,与外阴上皮内瘤变难以区别,必须活检除外恶性病变。治疗:0.05% 二丙酸倍他米松,外用 6~8 周,其后如果症状仍持续存在,予 1% 氢化可的松外用。建议长期随访。

肿瘤性

外阴上皮内瘤变

多见于绝经后女性;无症状或瘙痒;角化病灶处可有色素脱失或色素沉着;常呈多灶性生长;阴道镜检

查并对可疑病灶进行活检确诊。根据不典型增生程度对病变进行分级。采用外科或烧蚀治疗。5% 咪喹莫特乳膏局部用对于人类乳头瘤状病毒（papillomavirus，HPV）阳性患者通常有效。

外阴恶性病变

半数患者 >70 岁。80% 为鳞状细胞癌，其他有黑色素瘤、肉瘤、基底细胞癌及腺癌。对任何可疑病灶进行活检。根治手术为首选治疗。

阴道脱垂（vaginal prolapse）

定义

分娩及其他增加腹内压力的原因降低结缔组织和肌肉对生殖器官的支撑力，导致脱垂。

表现

盆腔压力增加、背痛、尿便失禁、直肠排便不尽。即使在轻度脱垂时也可能出现症状。常用的阴道脱垂程度分级（ACOG）：

- ◇ Ⅰ度：脱垂至阴道中段
- ◇ Ⅱ度：脱垂接近处女膜
- ◇ Ⅲ度：脱垂达处女膜缘
- ◇ Ⅳ度：脱垂超过处女膜

治疗

取决于脱垂的程度及受累器官；无症状则无需治疗。

- 雌激素及 Kegel 锻炼法对轻度脱垂有效。
- 症状加重可以考虑子宫托或手术治疗。Ⅳ度脱垂者需要手术。
- 存在解剖缺陷的患者也需要手术治疗。对于性生活不活跃的衰弱老人手术封闭阴道是一种简单的治疗方法。

绝经后出血(postmenopausal bleeding)

定义

绝经 1 年后阴道出血。

处理原则

除外恶性疾病,明确出血原因,对症治疗。

- 如下患者需要评估:

◇ 联合雌－孕激素治疗 12 个月后出血的女性。

◇ 周期性激素替代治疗患者的非预期出血(例如孕激素治疗第二周以外的出血)。

◇ 单用雌激素的女性发生任何时间的出血。

- 检查外生殖器、会阴、直肠。

- 如果考虑是子宫内膜来源,经阴道超声检查测量子宫内膜厚度(内膜 <5mm 可以除外恶性病变),可疑时行子宫内膜活检。当子宫内膜改变不能得到明确诊断时,行分段诊断性刮宫。

(吴　瑾)

第 34 章

眼 部 疾 病

年龄相关白内障 (age-related cataract)

多见于 50 岁以上的人群,随年龄增加其发病率升高,80 岁以上的老年人白内障患病率为 100%。分为 3 种类型:皮质性,核性及后囊下性。临床分为初发期、膨胀期、成熟期和过熟期。

治疗

- 减少紫外线暴露。
- 初发期:可进行显然眼光以矫正视力。
- 膨胀期:此期少数患者可出现晶状体体积增大,致前房变浅,从而出现继发性青光眼。此期患者应立即就医,行白内障摘除 + 人工晶体植入术。
- 未成熟期(初发期和膨胀期)视力(VA)< 0.4 时可行白内障摘除术。目前多采用小切口无缝线超声乳化白内障吸除术 + 人工晶体植入。
- 成熟期:可行白内障囊外摘除术(extracapsular cataract extraction,ECCE),因切口较大手术需要缝线。

年龄相关黄斑变性 (age-related macular degeneration,AMD)

50 岁以上发病,双眼先后发病或同时发病,进行性损害视力。临床分为萎缩型(干性),约占 90%,和新生血管型(湿性)黄斑变性,约占 10%。

危险因素

年龄、吸烟、肥胖等。

临床症状

● 萎缩型老年性黄斑变性患者可出现视物变形，双眼程度相近，易被误认为眼睛"老化"。

● 渗出型黄斑变性表现为突然单眼视力下降、视物变形或出现中央暗点，另一眼可能在较长时间后出现症状，晚期患者可出现中心视力严重下降。

眼底表现

萎缩型老年性黄斑变性

早期可出现眼底后极部大小不一的黄白色类圆形玻璃疣，可有融合，色素上皮增生或萎缩，中心凹光反射消失，后极部色素紊乱，进一步出现边界清晰的地图样萎缩区，晚期该区内脉络膜毛细血管萎缩，可见到裸露的脉络膜大血管。

渗出型老年性黄斑变性

可见眼底后极部视网膜下出血、渗出，有时可见灰黄色病灶，即视网膜下新生血管膜。出血位于神经上皮下或色素上皮下，后者颜色暗红甚至黑色，边缘略红，同时可有浅层鲜红色出血。晚期黄斑出血机化，形成盘状瘢痕。

治疗

干性 AMD 治疗

● 维生素 E:50~100mg,tid(最大剂量不超过150mg,tid)。

● 锌剂;叶黄素制剂。

● 饮食补充:补充 β 胡萝卜素、维生素 C、锌、n-3 多不饱和脂肪酸。可通过食用深海鱼类,颜色鲜艳的蔬菜水果。

湿性 AMD 的药物治疗

● 抗血管内皮生长因子(VEGF)药物:临床应用雷

珠单抗(Lucentis)玻璃体腔内注射,目前国际标准治疗模式为每月1次,连续治疗3次,此后按需治疗。大部分可维持视力,但改善者较少。

● 光动力疗法:静脉注射光敏剂维替泊芬(Verteporfin),并通过激光光凝使视网膜下新生血管萎缩。

自查方法

● 用 Amsler 方格可发现眼底问题,可用于监测病情变化。

● 干性 AMD 患者应经常使用 Amsler 表格自我监测,发现异常提示可能变为湿性 AMD,需及时就诊。

老视(presbyopia)

随着年龄增长,晶状体逐渐硬化、弹性减弱,睫状肌功能逐渐减低,从而引起眼调节功能逐渐下降。常于 40~45 岁开始出现近距离阅读困难。影响因素有屈光不正(未行矫正的远视者较早发生,近视者较晚发生),用眼方法(近距离精细工作者易出现)等。

治疗

到医院眼科进行显然验光,一般3年应重新验光。

糖尿病性视网膜病变(diabetic retinopathy, DR)

患者因高血糖所致眼部微血管病变,慢性低度炎症及神经元凋亡而造成的视力下降,是国外致盲的重要危险因素之一。

病程与眼底病变的关系

糖尿病病程超过10年者,无论年龄大小,眼底病变发生率均增高,病程10~14年者发生 DR 约为26%,15年以上约为63%。我国糖尿病患者 DR 患病率达44%~51.3%。

眼底表现

我国将糖尿病视网膜病变分为单纯型和增殖型,共六期。

单纯型(Ⅰ~Ⅲ期)

Ⅰ期:红色病损,眼底可见微动脉瘤或出血斑片。

Ⅱ期:眼底可见黄色斑片——"硬性渗出",同时可有Ⅰ期眼底改变。

Ⅲ期:眼底可见白色棉絮斑,即"软性渗出",为毛细血管无灌注区(capillary nonperfusion area,NPA),同时可有Ⅰ、Ⅱ期眼底改变。

增殖型(Ⅳ~Ⅵ期)

Ⅳ期:眼底可见新生血管或并有玻璃体出血。

Ⅴ期:眼底有新生血管机化改变。

Ⅵ期:眼底出现牵拉性视网膜脱离。

治疗

- 个体化控制血糖,合并高血压、血脂异常患者同时治疗血压、血脂达标。

- 定期复查眼底:无眼底改变者8~10个月复查,有眼底病变者遵医嘱。

- 药物治疗:改善视网膜微循环,如口服复方丹参滴丸,羟苯磺酸钙,肠溶阿司匹林等。

- 激光治疗:适应证为眼底4个象限出现红色病损或NPA大于4个视盘直径(PD),大于2个象限静脉串珠样改变,大于1个象限的视网膜微血管异常。

青光眼(glaucoma)

原发性青光眼是主要的青光眼类型,一般为双侧性,两眼可先后发病,严重程度也常不相同。依据前房角解剖结构的差异和发病机制不同分为闭角型青光眼和开角型青光眼两类,临床过程、早期筛查及治疗原则明显不同。

原发性闭角型青光眼

是我国最常见的青光眼类型,是由于解剖原因(前房浅,房角窄,眼球轴长较短,形成晶状体位置相对偏前)导致房水流出受阻,造成眼压升高的一类青光眼。老年人由于晶状体混浊、晶状体体积增大,使原本浅前房和窄房角的情况更为加剧。

发作期临床表现

● 轻度眼胀、头痛、恶心、雾视、夜间看灯有虹视。

● 急性发作时眼部表现为眼压急剧升高,视力下降,球结膜水肿,睫状充血或混合充血,角膜水肿,瞳孔散大,对光反应迟钝。

● 眼底常因角膜水肿而难以窥见。

● 眼球坚硬,指测眼压 50mmHg 以上。裂隙灯可见角膜上皮水肿,角膜后虹膜色素沉着,房水闪辉,虹膜水肿、隐窝消失。

● 时间略久的青光眼可见虹膜色素脱落和扇形萎缩,晶状体前囊下可呈现灰白色斑点状、粥斑样混浊。

治疗

● 缩瞳治疗:1%~2% 毛果芸香碱,急性发作时 5 分钟内滴眼 4~6 次,此后 4 次 / 日维持。未发作眼亦应同时使用。

● 如局部用药不能控制,可予甘露醇静脉输液治疗,注意肾功能,糖尿病患者慎用。

● 待眼压控制后,可行激光虹膜周切术,对侧眼处于临床前期时亦应同时行预防性手术治疗。

● 手术治疗:小梁切除术等滤过性手术。

● 如伴随明显的白内障,应行晶体摘除、人工晶体植入及前房角成形术。

原发性开角型青光眼

临床症状

患者无不适感,常在不知不觉中视野缩小,视力丧失,常被喻为"光明的偷盗者"。

眼部表现

● 眼前节常表现为正常,眼底可出现视盘凹陷的进行性扩大和加深,视盘杯盘比大及视网膜神经纤维层缺损。

● 视野检查可见典型的青光眼视野——视盘凹陷的进行性扩大和加深。早期可有视网膜神经纤维层缺损,可表现为尖端朝向视盘或与视盘接触的暗色楔形缺损,局限性的盘沿变窄以及视盘杯盘的切迹。有些可表现为视盘表面或其附近的小线状或片状出血。

● 病程逐渐进展,视盘的杯凹逐步扩展,最终导致杯盘比增加。

● 如患者出现眼压增高、杯盘比增大、视野缺损三条症状中的两条,则应建议眼科专科就诊。单纯杯盘比大,早期无视野缺损,有时不易判断是否为青光眼时,常需要随访视盘凹陷是否加深。

治疗

● 治疗目的是尽可能减少视力的丢失。

● 药物治疗:首选药物 β 受体阻滞剂(如卡替洛尔),其他药物包括 α 受体阻滞剂(酒石酸溴莫尼定),碳酸酐酶抑制剂(布林佐胺),前列腺素衍生物(曲伏前列素、贝美前列素),神经保护药物(甲钴胺片)也可应用。

● 若不能控制,必要时行手术治疗,如激光降眼压,滤过性手术。

急性结膜炎 (acute conjunctivitis)

为急性流行性传染性眼病,通常由病毒或细菌感染引起,查体可见结膜充血及分泌物。

眼部症状

病毒性急性结膜炎

分泌物少或仅有少许水样分泌物,严重时可伴有结膜下小片出血,耳前淋巴结肿大常见,刮除物及分泌物中可见单核细胞。

细菌性急性结膜炎

分泌物多,可有脓性分泌物。刮除物及分泌物中可见细菌和中性粒细胞。

治疗

- 病毒性结膜炎:1% 阿昔洛韦滴眼液,q6h,更昔洛韦眼膏,qn。
- 细菌性结膜炎:含有抗生素的滴眼液,如左氧氟沙星滴眼液,q6h,或氧氟沙星眼液,qn。
- 治疗 3 天后复诊。
- 注意隔离,避免感染。

干眼综合征(dry eye syndrome)

又称干燥性角结膜炎,指任何原因引起的泪液质和量异常或动力学异常导致的泪膜稳定性下降,并伴有眼部不适,导致眼表组织病变为特征的多种疾病的总称。

病因

- 水样液缺乏性干眼:由泪腺功能低下所致,可为先天(先天性无泪腺症)或后天(自身免疫病、感染、外伤、药物毒性等)因素造成。
- 黏蛋白缺乏性干眼:如 Stevens-Johnson 综合征、眼类天疱疮、沙眼、化学伤所致。
- 脂质缺乏性干眼:睑板腺功能障碍引起。
- 泪液动力学异常:如眼睑缺损、内外翻等致瞬目不完全,泪液不能均匀分布。

临床表现

- 眼疲劳、异物感、干涩感,其他症状有烧灼感、眼胀感、眼痛、畏光、眼红等。
- 眼部可见球结膜血管扩张,球结膜失去光泽,增厚、水肿、褶皱,泪河变窄或中断,有时在下穹窿见微黄色黏丝状分泌物,睑裂区角膜上皮不同程度点状脱落。

- 早期轻度影响视力,病情发展可出现丝状角膜炎,晚期出现角膜溃疡、角膜变薄、穿孔,偶有继发感染。

- 角膜瘢痕形成后严重影响视力。

治疗

- 轻度:人工泪液制剂,q6h;睡前用润滑作用的眼膏;热敷加眼睑按摩。

- 中度:人工泪液制剂,q6h;睡前用润滑作用的眼膏;可逆性封闭下泪小点。

- 重度:上述治疗措施联合;上、下泪小点封闭;置入泪液缓释剂;局部使用免疫抑制剂(环孢素,他克莫司);保持眼部湿润环境,减少蒸发;睑缘缝合或颌下腺移植。

老年人眼科注意事项

- 突发视力下降应马上到有眼科专科的医院就诊。

- 需要每年进行视力及视野功能检查。

◇ 中心视力:常用国际标准视力表。

远视力:标准照明,被检者的视线要与1.0行平行,距离视力表5m。单眼自上而下辨认"E"字缺口方向。如被检者不能辨认表上最大视标时,可嘱被检者向视力表靠近,直至看清0.1,记录为:0.1× 距离(m)/5。如在1m处仍看不到0.1,则辨认指数、手动、光感等,按检查情况记录视力。

近视力:检查距离一般为30cm。对于屈光不正者,要改变检查距离才能测得最好近视力。以能看清的最小一行字母作为测量结果。

◇ 周边视力(视野):视野粗测采用对照法,即面对面检查法,Amsler 方格,如有异常,建议眼科检查。

● 必要时散瞳进行眼底检查。

● 美国预防服务工作组(the U.S.preventive services task force)建议每年进行视力检查。约 1/3 新出现的失明患者可通过有效治疗来避免。

全身用药的眼部副作用(症状,体征)

● 胺碘酮:眩光,视物模糊,角膜改变,视神经病。

● 抗胆碱能药物:近视力模糊,闭角型青光眼(罕见)。

● 双膦酸盐:巩膜炎(可能是眼葡萄膜炎),眼痛,红眼,视物模糊。

● 卡马西平和苯妥英:中毒剂量时有视物模糊,复视,眼震。

● 顺铂:视神经炎,视盘水肿,球后视神经炎,皮质盲。

● 糖皮质激素:白内障,青光眼。

● 地高辛:视物黄色及橙色、灰白色,视物闪烁感。

● 乙胺丁醇、异烟肼、羟氯喹和氯喹:色觉丧失,视觉敏锐性及视野缺失。

● 米诺环素:颅内压增加,视盘水肿,视物模糊,视力丧失。

● 烟酸:视野缺损,黄斑病变。

● 西地那非:视觉中出现彩色,光敏感性增加,视物模糊,有报道出现非动脉炎性缺血性视神经病变与使用 PDE-5 抑制剂有关。

● 他莫昔芬:剂量累积到 100g 时可能引起视网膜病,有时少至 7g 也可引起病变(视物模糊,黄斑水肿)。

● 托吡酯:急性闭角型青光眼(眼痛,视物模糊,红眼)。

● 长春新碱:第 6 脑神经麻痹(睑下垂,复视,外展神经失调)。

(曾　平;叶俊杰审阅)

参考文献

1. David BR,Keela AH,James TP,et al.Geriatrics at your Fingertips 19th American Geriatrics Society.

2. 葛坚.眼科学(供8年制及7年制临床医学等专业用).第2版.北京:人民卫生出版社,2010,

第 35 章

听 力 问 题

听力减退（hearing loss）

定义

- 最常见的老年性感觉障碍。

- 听力减退与增龄相关,30%~47% 的 65 岁以上老年人存在老年性耳聋。虽然是一种良性疾病,但是却妨碍交流,影响生活质量,可以造成社会隔离。流行病学研究显示,听力减退与抑郁、认知功能障碍以及行动能力下降之间存在相关性。

筛查评估

- 注意对话过程中有无问题。

- 询问有无听力异常。

◇ 平常与人交谈中您有听力问题吗?

◇ 您使用助听器吗?

- 耳语测验:站在患者身后一臂长的距离,遮蔽非测试耳,充分呼气,用耳语声说出包含数字及字母的 3 个词(如 6-K-2),并让患者复述;如患者不能完整复述,则检测另一组,如患者不能复述 6 组中的至少 3 组,则提示听力减退。

- 请筛查阳性患者去五官科就诊。

- 电测听:记录各频率的听力损失的分贝数;确定听力损失类型(见下述的分类);确定是单侧还是双侧听力损害。

分类(表35-1)

混合性听力减退比较常见,中枢听觉系统障碍可在其他耳部病变的基础上合并发生。

表35-1 听力障碍的分类

	感音神经性聋	传导性耳聋	中枢听觉系统病变
病理	耳蜗或蜗后病变(第Ⅷ脑神经)	外耳、中耳向内耳传导通路病变	中枢神经系统病变、言语识别减退
韦伯尔试验[a]	远离患侧	偏向患侧	正常
音叉试验[b]	正常	患侧异常	正常
听力图/听力测试	气导与骨导阈值相当	气导阈值高于骨导	单纯语音听力测试正常,但言语识别减退
常见病因	● 年龄相关的老年性耳聋(高频受损,言语辨别率下降),较常见 ● 噪音暴露 ● 听神经瘤 ● 梅尼埃病(高频与低频均下降) ● 耳毒性药物	● 耵聍 ● 耳硬化症 ● 类风湿关节炎 ● Paget病 ● 银屑病 ● 骨瘤 ● 外生骨疣 ● 鳞状细胞癌	● 痴呆 ● 脑卒中 ● 老年性耳聋 ● 可能为正常老化

注:a. 骨导偏向试验(Weber test):将C256音叉击响后置于颅中线前额,比较两侧耳骨导听力的强弱。正常人骨导声响居中,无偏向;传导性耳聋的骨导偏向患侧;感音神经性耳聋的骨导偏向健侧。b. 音叉试验(Rinne test):将C256音叉击响振动后,检查一侧耳的气导听力和骨导听力。正常人气导声响较骨导声响强,即(+);传导性耳聋者骨导声响较气导强,即(−);感音神经性耳聋者听力虽然减退,但气导强于骨导,即(+)

处置

● 清除耳垢/耵聍:软耵聍可用注射器冲洗出,吸管或小勺取出;干硬耳垢需先用药使其变软以便于清除。

● 听力丧失的康复和治疗见表35-2。

表35-2 不同程度听力丧失的康复治疗和疗效

听力丧失程度	丧失分贝数	理解困难的程度	放大器及其他需要的设备
轻微	16~25	无	无
轻度	26~40	正常说话	在特定场合需要助听器或中耳植入物
中度	41~55	大声讲话	常常需要助听器或中耳植入物
中~重度	56~69	仅能理解放大的语音	所有交流都需要助听器、电声刺激或中耳植入物
重度	70~90	对放大的语音也理解困难	电声刺激或人工耳蜗
极重度	≥91	对放大的语音也理解困难	人工耳蜗和(或)读唇语,听觉康复、手语或视觉信号

听觉辅助装置

● 助听器:适用于大多数听力减退者(注意:如果语言辨别率低于50%,使用助听器效果差)。

● 耳蜗植入(需耳鼻喉科会诊)。

与听力损害者的交流技巧

● 说话前引起听者注意

● 尽可能去除背景噪音。

● 让患者坐在墙前面,有助于反射声波。

● 使听者能看到讲者的口唇。

⋄ 面对面说话,距离听者 0.6~1.0m。

⋄ 不要用手或物品遮住口唇。

⋄ 讲者面对光线,不要背对光线。

● 说话要缓慢、清晰,避免大声喊叫;使用较低音调交流,短语结束时要停顿片刻。

● 对着较好侧耳朵讲话。

● 如果听者不理解,可改变用词而不是重复。

● 把词语写出来,或用手势。

● 请听者重复他/她所听到话语的意思。

● 询问听力障碍者,他/她认为的最佳交流方式。

对于不愿意或不接受使用助听器的患者

设定合适的预期值,告知患者,同时在调试助听器期间给予持续性的帮助。

● 助听器无法达到正常的听力,只是辅助装置。

● 助听器通常需要几个月的调试期,需要经常去听力学专科复诊。

● 要报告出现的问题:如在特殊嘈杂的环境下收听或理解语言困难,不会使用助听器,助听器佩戴不适。

● 主动询问患者对助听器的感受。

● 如果可以,建议听力学家主动随访新近佩戴助听器的患者。

● 让家属也了解适应助听器的过程。

● 定期检查耳垢及其他病理问题。

处理衰弱及共病老人听力损害的技巧

● 在团队老年综合评估中纳入听力评估。

● 评估视力,并尽可能提高视力。

● 评估并治疗躯体、认知及情感障碍。

● 对于佩戴助听器手工灵巧度有问题的患者,可考虑更换助听器佩戴方法,如耳后式或耳内式。

● 对于听力障碍导致进行性认知功能下降的患者

✧ 为防止助听器丢失,可以通过尼龙线,一端系在助听器,另一端系在患者衣服上。

✧ 教育照护者如何正确使用助听器。

✧ 如果患者不能使用助听器,可考虑使用简易放大器(pocke talker,接受器放在兜里,连接耳机)或其他听力辅助装置。

● 对于出现老年综合征的患者评估听力功能并给予纠正。

耳鸣(tinnitus)

定义

无外界声刺激时感觉到声音;患者对声音的描述可以帮助判断耳鸣的原因。

有一些耳鸣是正常的,通常不超过5分钟,1周不多于1次。

持续超过5分钟,超过每周1次则称为病理性耳鸣。

常见的引起耳鸣的原因

● 听觉系统异常:老年性耳聋,耳硬化症,前庭神经鞘瘤。

● 肌筋膜异常:颞下颌关节异常,挥鞭损伤(颈椎过度屈伸损伤),颅颈部疾病。

● 血管异常:动脉血管,动静脉分流,副神经节瘤,静脉嗡嗡声,高心输出量状态。

● 神经系统异常:镫骨肌痉挛,腭肌肌阵挛。

● 咽鼓管扩张。

评估

● 检查外耳道有无耳垢、外耳炎或内耳炎症;如有,治疗后再评估。

● 如果查体,检查者能听见耳鸣声,则应请耳鼻喉科会诊。

● 检查可能导致或加重耳鸣的相关药物,如NSAIDs、阿司匹林、抗生素(红霉素)、袢利尿剂(呋塞米)、化疗药、奎宁等。

● 评估耳鸣的严重程度,询问耳鸣是否影响到工作或生活。

● 除非评估结果提示老年性耳聋或肌筋膜异常,应建议患者就诊耳鼻喉科。

治疗

● 首先考虑如下问题:佩戴助听器解决听力损伤,治疗颞下颌关节异常。

● 如患者仍主诉耳鸣,对症治疗包括:

◇ 认知行为疗法:改善生活质量,治疗抑郁。

◇ 对于中 – 重度感觉性听力损伤的患者建议植入人工耳蜗,75% 的患者耳鸣可改善。

(康　琳)

常用英文缩写

AAA：abdominal aortic aneurysm，腹主动脉瘤

ACC：American college of cardiology，美国心脏病学会

ACEI：angiotensin converting enzyme inhibitor，血管紧张素转换酶抑制剂

ACIP：advisory committee on immunization practices，（美国疾病控制与预防中心的）免疫咨询委员会

ACP：advanced care planning，预先医疗计划

ACS：acute coronary syndrome，急性冠脉综合征

AD：Alzheimer′s disease，阿尔茨海默病

ADs：advanced directives，生前预嘱

ADA：American diabetes association，美国糖尿病协会

ADH：antidiuretic hormone，抗利尿激素（精氨酸加压素）

ADL：activities of daily living，Katz ADL，日常生活活动能力

AEDs：anti-epileptic drugs，抗癫痫药物

AGS：American geriatric society，美国老年医学学会

AHA：American heart association，美国心脏病协会

ALS：Amyotrophic Lateral Sclerosis，肌萎缩侧索硬化症

AMD：age-related macular degeneration，年龄相关黄斑变性

AMI：acute myocardial infarction，急性心肌梗死

APAP：N-acetyl-para-aminophenol，对乙酰氨基酚

APTT：activated partial thromboplastin time，活化部分凝血活酶时间

ARB：angiotensin receptor blocker，血管紧张素受体阻滞剂

ATS：American thoracic society，美国胸科学会

BMI：body mass index，体重指数

BMS：burning mouth syndrome，灼口综合征

BNP：brain natriuretic peptide 脑钠肽（B type natriuretic peptide，B 型尿钠肽）

BOO：bladder outlet obstruction，膀胱出口梗阻

BPH：benign prostate hyperplasia 良性前列腺增生

BPPV：benign paroxysmal positional vertigo，良性发作性位置性眩晕

BUS：B-type ultrasonic scan，B 超检查

CABG：coronary artery bypass grafting，冠状动脉旁路手术

CAD：coronary artery disease，冠状动脉（粥样硬化）性心脏病

CAG：chronic atrophic gastritis，慢性萎缩性胃炎

CAM：confusion assessment method 意识混乱评估方法（谵妄的评估法）

CAP：community acquired pneumonia，社区获得性肺炎

CCB：calcium channel blocker，钙离子拮抗剂

CD：clostridium difficile，C difficile，艰难梭状芽孢杆菌

CDT：clock drawing test，画钟测试

CGA：comprehensive geriatric assessment，全面的老年医学评估

CKD：chronic kidney disease，慢性肾脏疾病

CNS:central nerve system,中枢神经系统

COPD:chronic obstructive pulmonary disease, 慢性阻塞性肺病

COX-2:cyclooxygenase-2,环氧化酶-2

CPAP:Continuous Positive Airway Pressure,持续正压气道通气

CR:creatinine,肌酐

CrCl:creatinine clearance,肌酐清除率

CSAS:central sleep apnea syndrome,中枢性睡眠呼吸暂停综合征

CSH:central sleep hypopnea,中枢性睡眠低通气

CTA:CT angiography,CT 血管造影(血管重建)

CTD:connective tissue disease,结缔组织病

CTnI:cardiac troponin i,心肌肌钙蛋白 I

CVD:cardiac vascular disease,心血管疾病

CXR:chest X-ray,胸片

DBS:deep brain stimulation,深部脑刺激

D-dimer:D- 二聚体

DLB:dementia with Lewy body,路易体痴呆

DNI:do not intubate,不做气管插管

DNR:do not resuscitate,不做心肺复苏

DR:diabetic retinopathy,糖尿病视网膜病变

DSA:digital subtraction angiography,数字剪影血管造影

DVT:deep vein thrombosis,深静脉血栓

ECG:electrocardiogram,心电图

EFRHF:ejection fraction reduced heart failure,射血分数减低的心力衰竭

EFPHF:ejection fraction preserved heart failure,射血分

数保留的心力衰竭

EN：enteral nutrition，肠内营养

EPO：erythropoietin，促红细胞生成素

ERCP：endoscopic retrograde cholangio-pancreatography，经内镜逆行胰胆管造影

FD：functional dyspepsia，功能性消化不良

FDA：food and drug administration，（美国）药品食品管理局

FI：fecal incontinence，便失禁

FOBT：fecal occult blood test，粪便潜血试验

FRS：face rating scale，（疼痛）面部表情评分

GABA：gamma-aminobutyric acid，γ 氨基丁酸

GCA：giant cell arteritis，巨细胞动脉炎

GDS：geriatric depression scale，老年抑郁评分量表

GERD：gastroesophageal reflux disease，胃食管反流病

GFR：glomerular filtration rate，肾小球滤过率

HADS：hospital anxiety and depression scale，医院焦虑抑郁量表

HbA1c：glycosylated hemoglobin，糖化血红蛋白

HDL-C：high-density lipoprotein cholesterol，高密度脂蛋白胆固醇

HF：heart failure，心力衰竭

HIT：heparin-induced thrombocytopenia，肝素诱导的血小板减少症

HIV：human immunodeficiency virus，人免疫缺陷病毒

HP：helicobacter pylori，幽门螺杆菌

HPV：human papilloma virus，人乳头瘤病毒

HRT：hormone replacement therapy，激素替代治疗

H_2RA：H_2 receptor antagonist，H_2 受体拮抗剂

IADL：instrumental activities of daily living scale，Lawton IADLs，工具性日常生活活动能力量表

IBS：irritable bowel syndrome，肠易激综合征

IBW：ideal body weight，理想体重

ICD：the international statistical classification of diseases，国际疾病标准编码

ICF：international classification of functioning，disability and health，国际功能、残疾和健康分类

ICU：intensive care unit，加强（重症）监护病房

IDSA：infectious diseases society of America，美国感染病协会

IE：infective endocarditis，感染性心内膜炎

INR：international normalized ratio，国际标准化比值（凝血指标）

iPTH：integral parathyroid hormone，全段甲状旁腺激素

JNC：joint national committee，（美国控制高血压）联合国家委员会

LDL-C：low-density lipoprotein cholesterol，低密度脂蛋白胆固醇

LMWH：low molecular weight heparin，低分子肝素

LUTS：lower urinary tract symptoms，下尿路症状

MCI：mild cognitive impairment，轻度认知功能损害

MET：metabolic equivalent，代谢当量

MDIs：metered dose inhalers，定量吸入器

MGUS：monoclonal gammopathy of undetermined significance，意义未明的单克隆免疫球蛋白血症

MHT：menopause related hormone therapy，绝经相关激素治疗

MINI-COG：MINI-COG TM 痴呆筛查量表

MNA：mini-nutrition assessment，微营养评定法

MNA-SF：mini-nutrition assessment short form 微营养评定-简化版

MM：multiple myeloma，多发性骨髓瘤

MMI：methimazole，甲巯咪唑

MMSE：mini-mental state examination，简易精神状态检查

MSLT：multiple sleep latency test，多次小睡潜伏时间试验

MRA：magnetic resonance angiography，磁共振血管成像

MSA：multiple system atrophy，多系统萎缩

NIH：national institute of health，（美国）国家卫生研究院

NOF：national osteoporosis foundation，（美国）国家骨质疏松基金会

NRS：numeric rating scales，（疼痛的）数字分级评分

NRS2002：nutritional risk screening-2002，营养风险筛查 2002（欧洲肠外肠内营养学会，ESPEN 提出的一种营养不良风险筛查的工具）

NS：natural saline，生理盐水

NSAIDs：non-steroidal antiinflammatory drugs，非甾体抗炎药

NYHA：New York heart association，纽约心脏病协会

OA：osteoarthritis，骨关节炎

OAB：over active bladder，膀胱过度活动症

OGTT：oral glucose tolerance test，口服糖耐量试验

OIC：opioid-induced constipation，阿片类药物引起的便秘

ONJ：osteonecrosis of the jaw，下颌骨坏死

ONS：oral nutritional supplements，经口营养补充剂

OP：osteoporosis，骨质疏松

OSAS：obstructive sleep apnea syndrome，阻塞性睡眠呼吸暂停综合征

OSH：obstructive sleep hypopnea，阻塞性睡眠低通气

OTC：over-the-counter（drug），非处方药

PAD：peripheral arterial disease，外周动脉疾病

PCA：patient controlled analgesia，患者自控镇痛

PE：pulmonary embolism，肺栓塞

PEG/PEG-J percutaneous endoscopic gastrostomy/with jejunal extension tube，内镜辅助下的胃/空肠造口

PHN：postherpetic neuralgia，疱疹后神经痛

PHQ-9：（patient health questionaire-9）患者健康问卷（9个条目，快速抑郁评估）

PICC：peripherally inserted central catheter，经外周置入中心静脉导管

PMC：pseudomembranous colitis，假膜性肠炎

PPI：proton pump inhibitor，质子泵抑制剂

PPS：palliative performance scale，缓和医疗行为量表

PSA：prostate specific antigen，前列腺特异性抗原

PSG：Polysomnography，多导睡眠图

PT：physical therapy，躯体治疗

PTCA：percutaneous transluminal coronary angioplasty，经皮腔内冠状动脉成形术

PTU：propylthiouracil，丙硫氧嘧啶

PVR：post-void residual（volume），残余尿

QoL：quality of life，生活质量

RA：rheumatoid arthritis，类风湿关节炎

REM：rapid eye movement，快速动眼期

RLS：restless leg syndrome，不宁腿综合征

RPE：rating of perceived exertion，自觉用力程度分级

SAS：sleep apnea syndrome，睡眠呼吸暂停

SAS：self-rating anxiety scale，Zung 焦虑自评量表

SDS：self-rating depression scale，Zung 抑郁自评量表

SSD：subsyndromal depression 亚综合征型抑郁

SHEA：the society for healthcare epidemiology of America，美国卫生保健流行病学协会

SIADH：syndrome of inappropriate antidiuretic hormone，抗利尿剂激素不适当综合征

SNRI：serotonin and noradrenaline reuptake inhibitor，5-羟色胺和去甲肾上腺素再吸收抑制剂

SSRI：selective serotonin reuptake inhibitor，选择性 5-羟色胺再摄取抑制剂

TC：total cholesterol，总胆固醇

TCAs：tricyclic antidepressants，三环类抗抑郁药

TCT：thin prep cytologic test，基液薄层细胞检测

TG：triglyceride，三酰甘油

THA：total hip arthroplasty，全髋关节置换术

TIA：transient ischaemic attack，短暂性脑缺血发作

TJR：total joint replacement，全关节置换术

TMP/SMZ：trimethoprim/sulfamethoxazole，甲氧苄氨嘧啶/磺胺甲基异噁唑（复方新诺明）

TSH：thyroid stimulating hormone，促甲状腺激素

UI：urinary incontinence，尿失禁

USPSTF：U.S.preventive services task force，美国预防服务任务组

UTI：urinary tract infection，泌尿系感染

VA：visual acuity，视力

VAS：visual analogue scales，疼痛视觉模拟评分

VD_3：vitamin D_3，维生素 D_3

$VitB_{12}$：vitamin B $_{12}$，维生素 B $_{12}$

VitC：vitamin C，维生素 C

WHO：world health organization，世界卫生组织

β –RB：β –receptor blocker，β 受体阻滞剂

常用药物用法缩写

bid:每日 2 次

im:肌内注射

iv:静脉使用(静脉滴注)

po:口服

qd:每日 1 次

qn:睡前 1 次

q*h:每 * 小时 1 次

sc:皮下注射

tid:每日 3 次

索引